CONCEPT EXPLORATION AND PRACTICE OF GYNECOLOGICAL LAPAROENDOSCOPIC SINGLE-SITE SURGERY

妇科单孔腹腔镜手术理念探索与实践

主 编 陈继明 刘 芳 刘海燕
主 审 狄 文

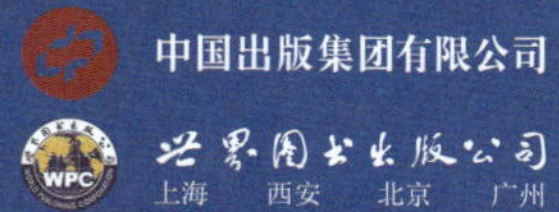

图书在版编目（CIP）数据

妇科单孔腹腔镜手术理念探索与实践 / 陈继明, 刘芳, 刘海燕主编. -- 上海 : 上海世界图书出版公司, 2025. 2. -- ISBN 978-7-5232-1689-7

Ⅰ. R713

中国国家版本馆CIP数据核字第2024D80F27号

书　　名　妇科单孔腹腔镜手术理念探索与实践
　　　　　Fuke Dankong Fuqiangjing Shoushu Linian Tansuo yu Shijian
主　　编　陈继明　刘　芳　刘海燕
主　　审　狄　文
责任编辑　陈寅莹
装帧设计　兰亭数码图文制作有限公司
出版发行　上海世界图书出版公司
地　　址　上海市广中路88号9-10楼
邮　　编　200083
网　　址　http://www.wpcsh.com
经　　销　新华书店
印　　刷　河北鑫玉鸿程印刷有限公司
开　　本　787mm×1092mm　1/16
印　　张　16.5
字　　数　400千字
版　　次　2025年2月第1版　　2025年2月第1次印刷
书　　号　ISBN 978-7-5232-1689-7/R・752
定　　价　180.00元

编 委 名 单

主 编 简 介

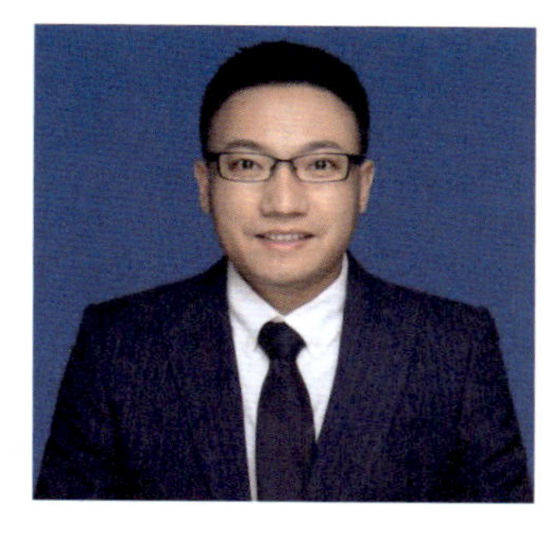

陈继明，医学博士，主任医师，教授，博士研究生导师，博士后合作导师。

南京医科大学常州临床医学院妇产科学教研室主任，南京医科大学第三附属医院妇科副主任兼病区主任，河南大学附属商丘市立医院妇产科特聘专家，西宁市第三人民医院柔性引进人才兼妇科业务主任。中国老年保健协会功能修复分会副主任委员，国际微无创医学会青年委员会副主任委员，世界内镜医师协会妇科内镜协会江苏省专家委员会副会长，中国老年学和老年医学学会妇科分会青年委员会副主任委员，中国老年保健协会更年期与妇科内分泌分会青年委员会副主任委员，中国医疗保健国际交流促进会妇产医学分会常务委员，中国成人教育协会继续医学教育委员会腔镜国际培训中心常务委员，中国医药教育协会生殖内分泌科普培训中心常务委员，中国老年保健协会更年期与妇科内分泌分会常务委员，中国人口文化促进会肿瘤患者关爱工作委员会常务委员，中华预防医学会生育力保存分会生殖内分泌学组委员，江苏省医学会妇产科分会肿瘤学组副组长，江苏省医师协会妇产科分会妇科肿瘤学组副组长，江苏省抗癌协会妇科肿瘤分会青年委员会副主任委员，江苏省医学会妇科肿瘤分会委员，江苏省医师协会妇产科医师分会委员，江苏省老年医学学会妇科分会常务委员，江苏省研究型医院学会妇科肿瘤分会常务委员，江苏省妇幼保健协会妇科内分泌与绝经分会委员，江苏省流产后关爱专家指导委员会委员；*European Journal of Gynaecological Oncology* 及 *Clinical and Experimental Obstetrics & Gynecology* 专刊客座主编，*Frontiers in Endocrinology* 助理编辑，《中国计划生育与妇产科杂志》常务编委，《中国感染控制杂志》、*Journal of Gynecology and Obstetrics*、*Traditional Medicine Research*、*Cancer in Females*、《国际妇产科前沿》、《现代药物与临床》等杂志编委，《手术电子杂志》优秀编委，《中华腔镜外科杂志》通讯编委，《中国药科大学学报》、《药物评价研究》、《实用妇科内分泌》、*Cancer Advances*、*Medicine Advances* 等杂志中青年编委，《中华肿瘤防治杂志》《中国肿瘤外科》《中国临床新医学》《重庆医学》《安徽医药》等杂志特邀审稿专家。

荣获“江苏省临床重点专科学科带头人”“江苏省妇幼健康重点人才”“青海省千人计划昆仑英才”“江苏省‘333工程’高层次人才”“江苏省卫生拔尖人才”“常州市‘十四五’卫生健康高层次人才”“常州市青年医学创新人才工程培养对象”“中国

影响力医生”“中国红十字基金会公益先锋人物”“中国老年保健协会先进个人”“常州市医学会先进个人”“健康报社首批青年医生全明星成长计划入选者”，“院十佳青年医务工作者”“院十佳党员创新人才”“院十佳患者信赖的医务工作者”“院临床科研型人才（A类）”“杏霖妇科内分泌研究院优秀科普讲者”等称号。荣获省市等各级医学新技术奖一等奖和二等奖共7项，获国家发明专利2项，实用新型专利2项。主持科研项目近20项，执笔或参与制订指南和共识10余篇。作为主编、副主编或编委出版学术著作10余部，以第一作者或通讯作者身份发表论文200余篇，其中被SCI收录论文近50篇。在全国各类手术演讲比赛中荣获冠、亚、季军等奖项50余项（次）。曾获第九届中国妇产科网手术视频比赛全国总决赛冠军（2021）；第八届中国妇产科网手术视频比赛全国总决赛亚军（2020）；第十一届子宫内膜异位症规范化手术全国总决赛季军（2019）；中国医师协会妇产科医师分会（COGA）全国优秀壁报一等奖（2020）；第二届全国妇科内分泌骨干力量科普辩论赛“最佳团队奖”（2018）；江苏省妇产科学学术辩论赛“最佳风采奖”（2019）；江苏省妇产科学科普登台秀“一等奖”（2018）；“她健康——中国好医声”科普演讲比赛“一等奖”（2016）；“她健康——中国好医声”科普演讲比赛“最佳团队奖”（2016）等。带领团队获《中华妇产科杂志》主办的“非凡妙手”总决赛亚军/最佳团队奖（2024）。

主 编 简 介

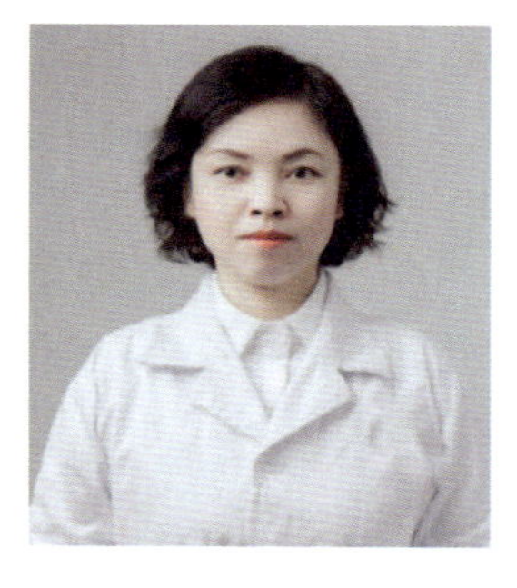

刘芳，医学博士，主任医师，硕士生导师、博士后联合培养导师。南方医科大学第五附属医院妇科主任，省级临床重点专科学科带头人。

担任国家自然科学基金评审专家，中国医师协会妇产科分会委员，中国整形美容协会性功能障碍整复与康复治疗专委会常务委员，中国优生科学学会阴道镜和宫颈病理学分会（CSCCP）委员，中国医药教育协会妇科肿瘤分会委员，中国老年保健协会更年期与妇科内分泌分会委员，中国研究型医院学会妇科肿瘤学分会青年委员，广东省医师协会妇科内镜医师分会第二届委员会委员，广东省卫生经济学会妇产科分会副主任委员，广东省民族医药协会女性盆底功能障碍疾病专委会副主委，广东省中西医结合学会微创外科专委会常委。

从事妇科医教研工作10多年，在妇科恶性肿瘤和盆底功能障碍性疾病外科治疗方面有丰富的临床经验，常规开展腹腔镜宫颈癌保留神经根治术、早期卵巢癌腹腔镜全面分期手术、晚期卵巢癌卷地毯手术等，擅长妇科良性疾病的单孔腹腔镜各类手术，熟练开展阴式手术和各类盆底重建手术。多次在全国单孔腹腔镜手术视频大赛中获得优异成绩。参与编写单孔腹腔镜技术专家共识1篇。主持参与国家自然科学基金3项，省厅级以上科研课题5项。发表论文20多篇。

主 编 简 介

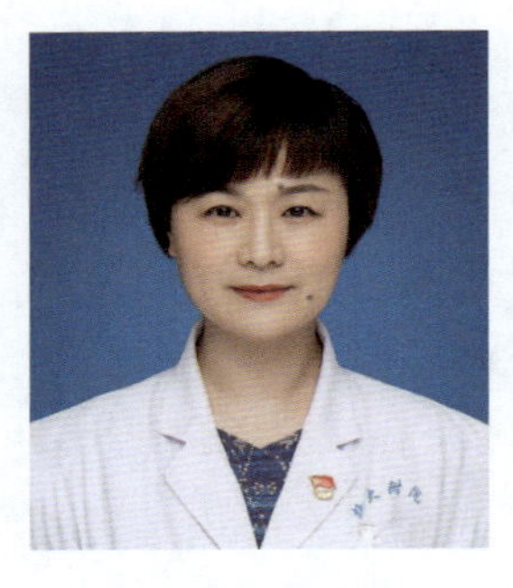

刘海燕，主任医师，硕士研究生导师。扬州大学附属医院妇产科副主任（主持工作）、妇科主任，妇产科教研室主任。担任世界华人医师协会妇产科NOTES微创委员会委员，世界内镜医师协会妇科内镜江苏省专委会常务理事，中国医师协会妇产科分会第三届青年委员，江苏省医学会妇产科分会第一届青年委员，江苏省医学会妇科肿瘤分会第二届委员，江苏省医学会妇产科分会第十届宫颈疾病防治学组委员，江苏省抗癌协会妇科肿瘤专业第五届委员，江苏省研究型医院学会妇科肿瘤学分会委员，江苏省医师协会妇产科医师分会第三届委员会宫颈疾病学组委员，中国老年保健协会妇科内分泌学组委员，扬州市医学会妇产科分会第五届委员。从事妇产科临床教学20多年，擅长妇科常见病、多发病的宫腹腔镜微创/无创手术治疗及肿瘤规范化治疗，近年熟练开展并推广经自然腔道单孔腹腔镜妇科良恶性疾病的手术治疗。目前主持省厅级课题2项；发表学术论文20多篇，其中被SCI收录4篇；获批国家实用新型专利1项；荣获扬州市新技术引进一等奖2项、二等奖3项及科技进步三等奖1项。

前言

“芳林新叶催陈叶，流水前波让后波。”历史的车轮滚滚向前，新生的事物层出不穷，新的技术亦蓬勃发展。近些年，随着医疗技术的飞速进步及医务人员技能的不断提升，腹腔镜技术有了突飞猛进的发展。为了追寻更小的切口及迎合患者对美容的需求，单孔腹腔镜手术应运而生。单孔腹腔镜手术主要分为经自然腔道内镜手术（nature orifice transluminal endoscopic surgery，NOTES）及经脐单孔腹腔镜手术（transumbilical laparoendoscopic single-site surgery，TU-LESS）。与传统腹腔镜手术相比，单孔腹腔镜手术在遵循无瘤技术的同时，具有创伤小、术后疼痛轻、伤口美容效果佳等特点，而且研究已初步证实其在妇科疾病治疗方面的可行性、安全性。

自2012年开展第一例妇科单孔腹腔镜手术以来，笔者所在团队对妇科单孔腹腔镜手术进行了诸多反思和改进，更有很多理念的创新。十余年来团队不敢懈怠，不断实践，迄今已发表妇科单孔腹腔镜手术论文60多篇，其中SCI论文10多篇，担任主编、副主编或参编妇科单孔腹腔镜手术专著5部，获省市等种类医学新技术奖7项，获批国家发明专利2项、实用新型专利2项。在全国种类手术演讲比赛中荣获冠、亚、季军等奖项50多次。点滴成绩的取得，是团队孜孜不倦、执着追求的结果，同时离不开无数兄弟姐妹的支持和帮助。

正是先行者们的辛勤探索和不懈努力，妇科单孔腹腔镜技术才逐渐被应用于临床并逐步获得发展，且技术日益成熟。然而单孔技术虽好，但存在某些不足：操作相对困难、学习时间长。因此，临床医师不断提出新的观点、理念，探索新的手术模式，不断优化手术程序，以解决目前面临的难题。笔者所在团队也围绕妇科单孔腹腔镜手术的理念创新、路径优化、技术优化、程序优化等方面进行了诸多思考和总结。在此，对这些经验和感悟进行系统归纳和总结，汇编成册，以期对妇科单孔腹腔镜技术的进一步推广、应用有所裨益。

本书力求以经验总结为基础，以论文格式为蓝图，充分展示妇科单孔腹腔镜手术的理念创新及临床应用。本书不仅有手术案例的详细展现，还有术者的思考感悟和理念升华。本书还提供了教材以外的知识信息、实用经验和创新理念，可供对妇科单孔腹腔镜手术感兴趣的临床医师、医学生阅读学习，尤其适用于已经开展妇科单孔腹腔镜手术、已有一定单孔技术基础的广大妇科医师参考借鉴。

参与本书编写的团队人员不仅有来自全国三级甲等教学医院的专家学者，还有来自基层医院对妇科单孔手术痴迷热爱的资深主任。他们不仅有着丰富的妇科单孔腹腔镜手术的临床经验和研究经历，而且始终保持着高度的工作热情和严谨的工作态度。笔者所在团队主编的《妇科单孔腹腔镜手术视频集锦》《妇科单孔腹腔镜手术临床案例荟萃》已相继出版发行，与本书结合参考阅读，可以相得益彰、事半功倍。同时，团队执笔的《妇科单孔腹腔镜手术镜下与体外联合操作模式临床应用专家共识》已发表面世，相信这些成果和资料的汇总对促进妇科单孔腹腔镜手术的快速、健康发展有着积极的作用和意义。在此，笔者由衷感谢所有编写人员的不辞辛苦、不畏艰难和默默奉献，尤其要感谢本书主审上海交通大学附属仁济医院狄文教授对我们的大力支持和无私帮助。

由于时间仓促、编者水平所限，虽几经审阅，仍难免存在不足。期待广大妇产科同道及读者能就书中疏漏之处慷慨指教，在此深表感谢。

陈继明

2024年4月8日

目　录

妇科单孔腹腔镜手术基础技巧

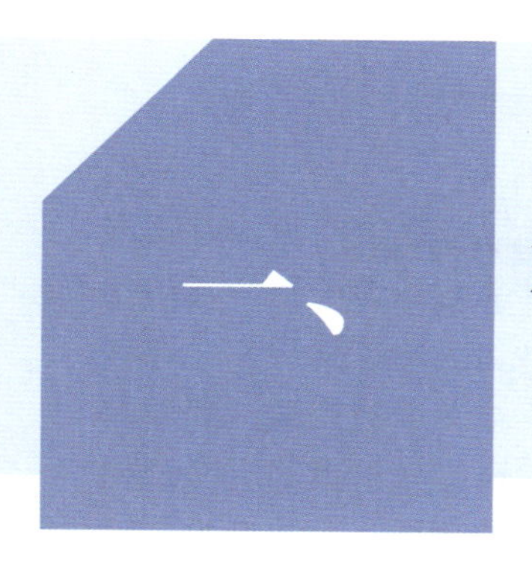

一、妇科单孔腹腔镜手术常用设备及器械

随着对微创与美感的不断追求，单孔腹腔镜手术（LESS）在不断地发展与完善。目前，经脐单孔腹腔镜手术已较为普及。与传统腹腔镜手术相比，单孔腹腔镜手术可能更为微创、美观，可有效减轻患者术后疼痛，促进术后患者康复。脐孔是人体的一个天然皱褶，从脐孔入路建立通道，可以在安全操作的前提下保证更小的创伤，缩短术后住院时间，同时由于瘢痕皱缩会隐藏于脐孔的天然皱缩中，伤口愈合可达到"无痕"的效果。单孔腹腔镜手术在其他国家已经有50年的历史，在输卵管切除等良性疾病中广泛应用，甚至近几年在恶性肿瘤的治疗中也取得了巨大的成功。在我国，单孔腹腔镜手术的发展从1981年开始，自2016年走向规范化，近几年得到了飞速的发展。目前，单孔腹腔镜手术在我国广泛应用于妇科疾病中的良性疾病，在恶性疾病中的应用近几年逐步有报道。单孔腹腔镜手术经脐建立手术通路，腔镜镜头及腹腔镜器械均从这一通道进出，导致单孔腹腔镜手术有以下局限和难点：腹腔镜操作器械与腹腔镜镜头之间因操作空间狭小、相互影响干扰，形成"筷子效应"，因此单孔腹腔镜手术的操作时间可能比传统腹腔镜及经腹手术的时间要长，手术难度系数也相应增高，对手术所需的设备与器械的要求及依赖性也相应增加，同时需要术者拥有更高的手术技能。"工欲善其事，必先利其器"，合适的设备与手术器械是手术医师进行单孔腹腔镜手术的必要条件，也是保证单孔手术成功的第一要素。以下主要介绍单孔腹腔镜手术中所需的设备与器械，以供准备开展单孔腹腔镜手术的单位和医师参考。

（一）妇科单孔腹腔镜手术中的常用设备

妇科单孔腹腔镜手术常用设备主要包括影像设备、气腹设备、能量设备等。影像设备作为术者双眼的延伸，可对体内组织结构进行照明、信号采集与处理、图像显示；气腹设备可为腹腔镜手术创造操作空间，制造手术"战场"；而能量设备就像战争时所用的武器，在腹腔镜手术中的应用十分广泛。

1. 单孔腹腔镜手术的影像设备

影像设备可帮助术者观察腹腔环境并完成相应的手术操作。影像设备主要包括冷光源、腹腔镜（摄像头）、摄像主机、监视器等。

（1）冷光源：冷光源的作用是给腹腔镜手术提供照明。为了避免光照所产生的热量灼伤组织，腹腔镜使用的是冷光源，滤去了可产生热量但对照明没有作用的红外光，将能量集中转换为可见光，更适用于长时间的手术。常见的冷光源主要有氙灯与LED灯。

氙灯冷光源的亮度优于LED冷光源，但是LED灯泡的寿命长于氙灯。

1）氙灯冷光源：具有控制功能的氙灯冷光源，开启设备集总控制功能时，可实现在主机或腹腔镜（摄像头）上直接控制冷光源的亮度，并可提供手动光源控制与自动光源控制两种功能选项。手动光源控制即人工调节冷光源亮度。自动光源控制指在一定亮度范围内，设备通过判断内镜镜头端到组织间的距离，自动调节冷光源的亮度，即当内镜镜头端靠近组织，冷光源亮度自动调小，以降低光照对组织的损伤与术野的反光；相反，当内镜镜头远离组织时，冷光源亮度自动调大，保证术野光照充足。自动光源控制功能给手术的安全提供了保障，大大提高了手术效率与优化了术者体验。

2）LED冷光源：具有控制功能的LED冷光源，光照亮度可接近氙灯冷光源，且灯泡寿命长达30 000小时。当它与摄像系统搭配，开启设备集总控制功能时，也可实现在主机或腹腔镜（摄像头）上直接控制冷光源的亮度（图1-1）。

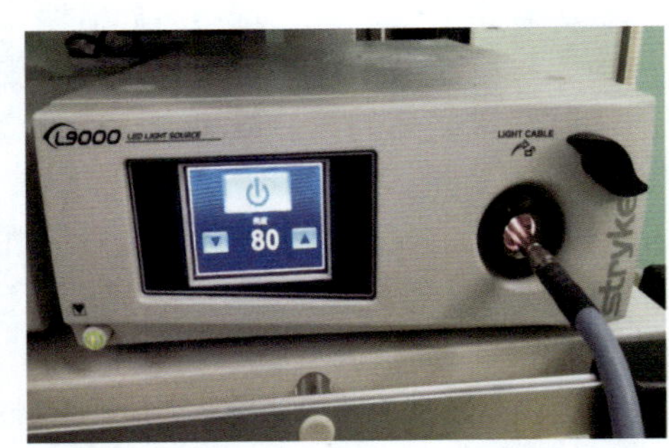

图1-1 腹腔镜冷光源

（2）腹腔镜（摄像头）：在单孔腹腔镜手术中，主刀及扶镜手的操作都是通过同一个入路进入腹腔，主刀及扶镜手的位置很近，容易互相干扰，即产生所谓“筷子效应”。若要减少主刀与扶镜手之间的干扰，除了手术技巧之外，一定程度上还需借用合适的操作器械，包括光学镜、导光束及手术器械。此外，光学腹腔镜还需搭配摄像头使用，高清或全高清的摄像头可以清晰地显示解剖细节，为良好的手术操作创造条件。

1）2D腹腔镜：根据形状，摄像头可以分为标准型、直型、钟摆型等。腹腔镜手术中较常用的是标准型摄像头。标准型摄像头前端有三个环，分别为卡镜环、对焦环和光学变焦环。其中卡镜环可以将腹腔镜与摄像头固定在一起；金色的对焦环可实现在不同距离观察组织的精准对焦；蓝色的光学变焦环可以调节镜头的远近，实现观察组织时拉近或放远。

2）3D腹腔镜：基于“双眼视差”原理，即人的左、右眼分别观看到物体的左、右两个角度的画面，再通过大脑合成形成立体视觉。3D腹腔镜与2D腹腔镜最大的不同就在于3D腹腔镜前端安装有两个图像传感器，模拟人的双眼，对左、右眼所见画面分别进行采集，再通过主机处理和3D监视器呈现，带给术者3D视野。3D电子腹腔镜为一体化设计，修长、轻巧、灵便，重量轻，同时可一键进行2D、3D图像切换，方便快速掌握。尤其导光束与数据线并列于内镜末端，直型设计可为术者提供最大的操作空间与较好的操作灵活性，对单孔腹腔镜操作的帮助尤为明显。此外，高品质钛金属外壳可支持高温高压灭菌。

（3）摄像主机：摄像主机是腹腔镜影像设备的核心，是决定图像质量的最重要设备。腹腔镜采集到的图像信号处理是通过摄像主机来实现的，根据处理信号的不同分为2D摄像主机和3D摄像主机。

1）2D摄像主机：摄像主机的控制核心是CCU（camera control unit），可实现图像信号的处理与控制。最新影像平台全高清影像主机采用创新的模块化设计，具备五大影像增强功能、双路影像、1080P刻录等技术优势。

2）3D摄像主机：单孔腹腔镜手术所用的摄像主机除了常规2D摄像主机外，也可利用3D摄像主机。3D摄像主机与3D电子腹腔镜结合，可以呈现3D图像。三维立体信息较原有二维图像更能增加深度信息，还原真实的体内环境，帮助术者准确判断解剖位置，减少误操作，尤其是减少对血管、神经的误损伤。同时，3D摄像主机的立体成像有助于术者进行精细地组织分离及精准地缝合打结，可有效缩短手术时间，使手术更加高效。此外，3D腹腔镜可帮助术者更加容易地辨认组织结构，降低复杂手术的难度。设备易于掌握，可有效地缩短适应曲线。

3）4K超高清影像系统：全高清的4倍清晰度，更纯净的画质，更少的噪点，更接近人眼视觉的丰富色彩，有助于手术操作（图1-2）。

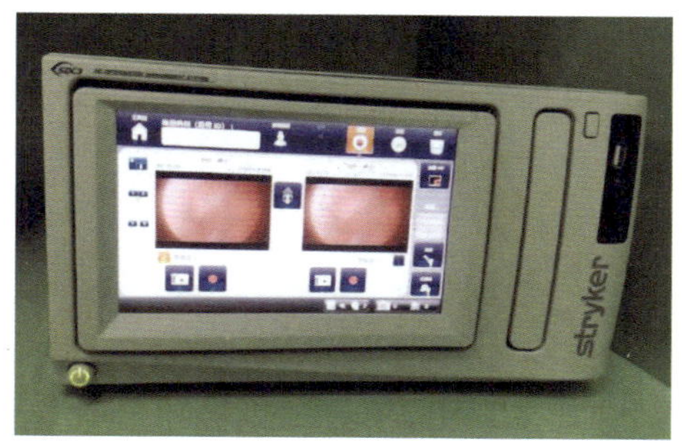

图1-2　4K超高清影像系统

（4）监视器：监视器连接摄像主机以显示图像信号，根据显示图像维度不同分为2D医用监视器和3D医用监视器。前者仅能显示2D图像，后者可显示2D、3D图像（图1-3）。

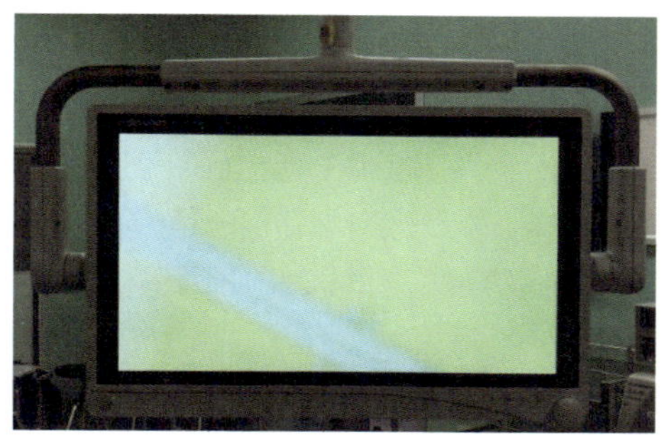

图1-3　监视器

2. 单孔腹腔镜手术的气腹设备

与传统的腹腔镜手术一样，足够稳定的盆腹腔手术操作空间是保证手术顺利进行的有利条件，这一点在单孔腹腔镜手术中尤为重要。气腹设备利用气体冲入盆腹腔，“拓宽”手术空间，使手术视野更加清晰。目前医院常用的气腹系统主要由气腹机、二氧化碳存储源、气体输出连接管道组成。现阶段的气腹机主要采用CO_2气体构建气腹，这是由CO_2气体的特性决定的。由于腹腔镜手术，尤其是单孔腹腔镜手术的时间一般较长，CO_2气体为脂溶性气体，在血液及组织中的溶解度为氧气的10倍，而且CO_2是机体正常新陈代谢的产物，容易经肺泡排出，形成气栓的概率极小，安全性高。另一方面，CO_2气体价格便宜，容易获得。因此，CO_2气体是临床使用最为广泛、安全系数最高的气腹气体。气腹机上设有压力控制器、气体流量、进气量等显示窗与按钮，可根据手术需要来设定腹腔内压力和进气量。良好的气腹建立和维持要求气腹机具有快速充气、迅速补气及安全监视的功能，同时具有自动加温装置，CO_2气体进入腹腔前可加温至37℃。行腹腔镜手术时可以根据需要将最高气腹压力设定为12～15mmHg，流速可设定于0至最大值之间。气腹压力设置合理时，高流速一般不会产生任何不良反应（图1-4）。

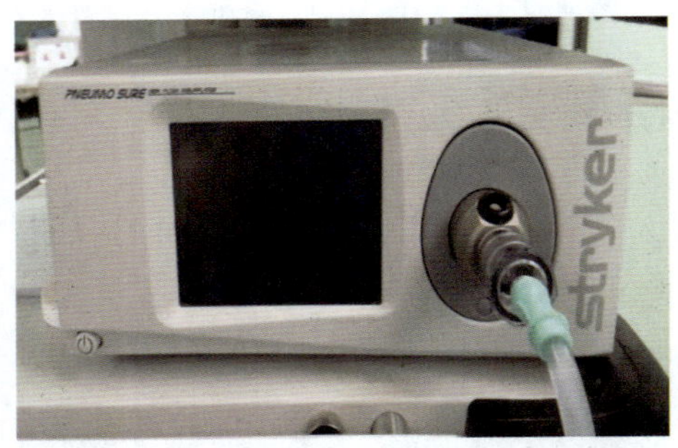

图1-4 气腹机

3. 单孔腹腔镜手术的能量设备

单孔腹腔镜手术使用的能量设备主要有高频电刀、超声刀、结扎束血管闭合系统（ligasure）等，用于手术中切割和止血。单孔腹腔镜手术中有效使用智能的能量器械，采用电凝与电切功能相结合的手术器械，将收到事半功倍的效果。成熟的腔镜外科医师熟练运用能量器械往往更便捷、更安全，可有效提高手术效率。

（1）高频电刀：高频电刀是单孔腹腔镜手术中用于切开、凝固止血的常用设备，以高频电流形式产生能量，电流频率为500～750kHz，产生的热量可蒸发细胞水分，引起组织蛋白变性、干燥后产生凝固效应，温度进一步升高，从而产生炭化、凝固和切开效果。可以根据手术的需要选择不同的电刀、电凝或混合电刀。高频电刀有单极、双极、单双极混合一体三种，目前使用的高频电刀多为单双极混合一体型（图1-5）。

1）单极电凝：单极电凝的工作原理为220V、50Hz低压低频电流通过高频电流发生器转变为高压高频电流（电压高于1kV，频率为0.3～5MHz）。电流分为电切电流和电凝电流。电切电流为高电流低电压的连续正弦波，组织温度瞬间升高，可达到100～200℃。电凝电流为高电压低电流的间断正弦波，组织温度的升高控制在100℃以

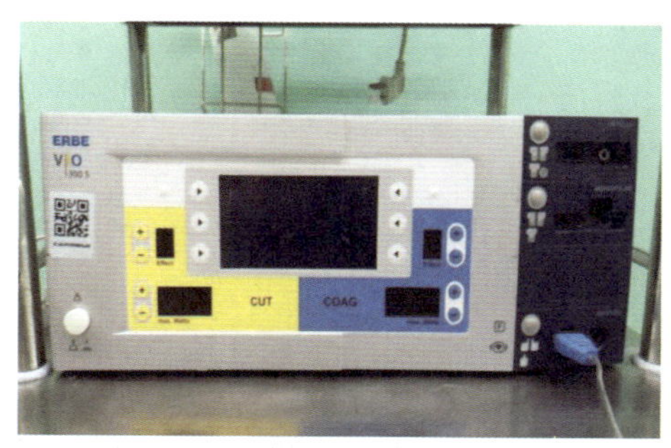

图1-5　高频电刀主机

内，使细胞内的水分蒸发、组织变干变硬，以达到止血的目的。单极电凝的烟雾较大，在单孔腹腔镜手术中应及时排出烟雾，避免手术视野模糊不清。

2）双极电凝：双极电凝的工作原理为高频电流通过钳口内组织一端流至另一端，不需要负极板。双极电凝损伤率小于单极，但是热辐射（5～10mm）仍可能导致并发症。双极电凝钳应与周围组织（膀胱、输尿管和肠管）保持适当间隙（最好＞5mm），避免热损伤。双极电凝输出功率应控制在30～50W，选择适宜的电极接触面积和通电时间。双极电凝止血效果好，可以闭合5mm以上的血管，在单孔腹腔镜手术中应用广泛，但双极电凝缺乏切割功能。

（2）超声刀：超声刀的工作原理为电能转换为机械能，通过刀头的振荡摩擦产生热能作用于组织（80～100℃）。超声刀具有凝血和切割同时完成、刀头温度低、侧向热传导少、无电流刺激等特点，且产生水汽少，产生烟雾较少，在单孔腹腔镜手术中具有一定的优势。超声刀可封闭5mm血管，对邻近组织热损伤小（＜2mm）。超声刀应与周围组织保持适当间隙，最好＞2mm，以避免热损伤。新型超声刀具有新一代智能组织感应技术，增强了凝血功能，按压绿键可以有效实现凝切一体化；在宫颈癌手术中可以有效处理宫旁血管，在单孔恶性肿瘤的手术中优势明显。新型超声刀配合加长的更精细的锥形刀头、防粘的涂层和提高的钳口压榨力，可使精细手术操作流程更加流畅（图1-6和图1-7）。

（3）结扎束血管闭合系统（ligasure）：Ligasure的工作原理为结合实时反馈技术和智能技术，使血管壁胶原蛋白和纤维蛋白溶解变性，血管壁熔合形成透明带，产生永久性管腔闭合。Ligasure的特点：脉冲调制技术调整输出电流、电压，实现能量输出的可控性，侧向热传导距离仅1～2mm；可完全闭合7mm以内的动静脉血管，达到缝扎强度；可完全闭合组织束，可用于韧带处理；刀头抓持和分离组织能力较弱，故不适用于精细组织的分离（图1-8）。在单孔腹腔镜手术中，合理利用ligasure凝切一体、效果可靠的特点，可以有效减少器械更换，提高手术效率。

单孔腹腔镜手术能量器械选择搭配：可

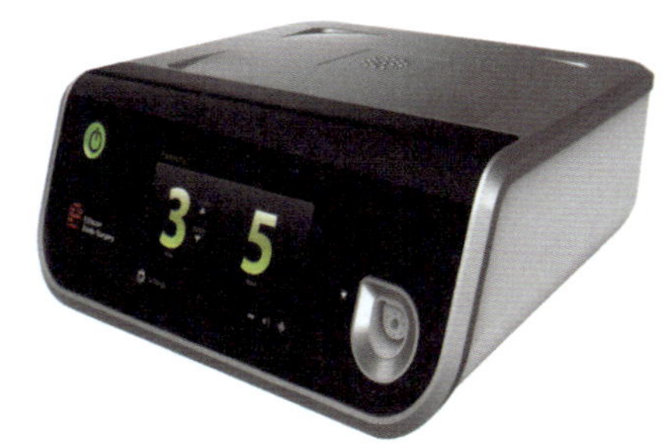

图1-6　超声刀主机

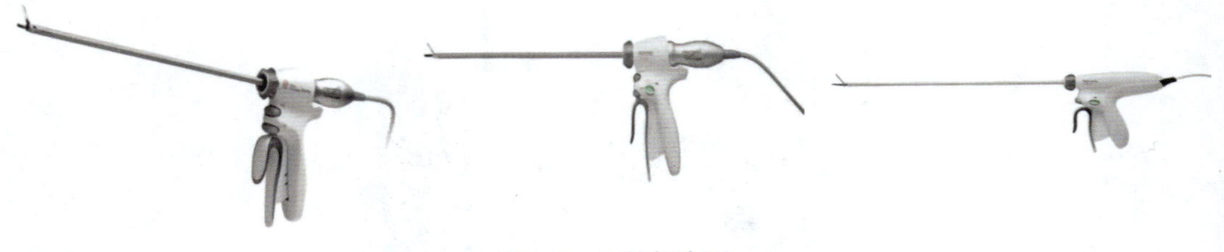

图 1-7　三款超声刀

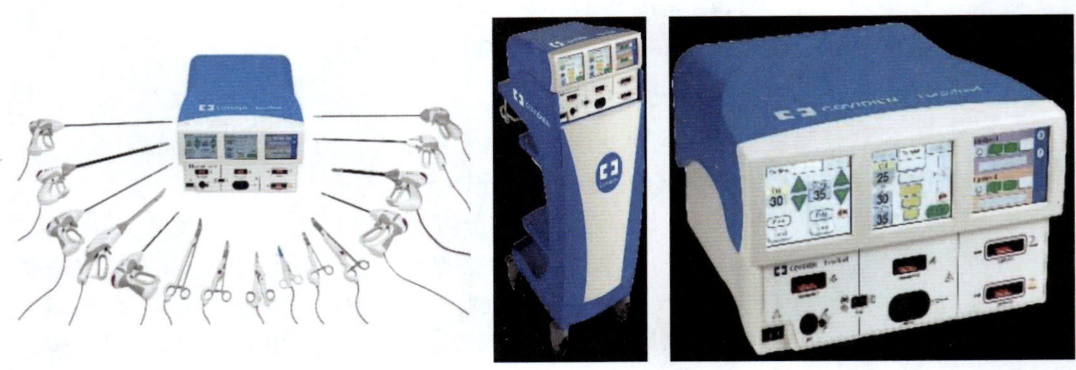

图 1-8　Ligasure主机

以根据LESS手术情况进行合理的选择。妇科良性疾病LESS：①输卵管/附件切除：ligasure，双极/超声刀，双极＋剪刀。②卵巢囊肿剥除：双极。③子宫肌瘤剥除：（单极）＋双极＋超声刀。④子宫切除：单极＋双极＋超声刀（ligasure）。妇科恶性疾病LESS：单极＋双极＋超声刀（ligasure）。迷你切口LESS/V-NOTES：超声刀（ligasure）/双极。

单孔腹腔镜手术中应用能量器械的注意事项：①充分了解能量器械基本原理：LESS手术时，能量器械的选择很重要。比如处理血管用ligasure＋双极＋超声刀；分离间隙用超声刀。一些可能引起严重并发症的操作，如宫颈癌打输尿管隧道时，超声刀的安全性高于单极电刀；安全区域为切开肌瘤/阴道残端：单极便捷，超声刀便捷同时无烟雾。②LESS手术视野相对欠佳：在使用能量器械时容易造成误伤，故手术时镜头务必对准器械操作野（减少烟雾很关键，因此超声刀优势明显）。③LESS手术缺乏助手帮忙：出血时往往止血相对困难，超声刀可分清组织层次，找准组织间隙，减少出血，甚至预防出血。大部分能量器械对直径＜3mm的血管可以直接闭合止血；对较大的血管（直径5～7mm），ligasure闭合止血更稳妥。④及时清理焦痂，保证器械工作效率：为了预防焦痂黏附降低能量器械效率，要及时清理超声刀头或电凝钳叶。单/双极电凝钳长时间使用后余热较高，在碰触重要组织前应注意进行冷却处理。⑤LESS止血不便：能量器械在切割血供丰富的脏器时速度不宜过快，最好使用中低挡能量慢慢进行。过快的切割可能会止血不彻底而致出血。⑥LESS排烟不畅：相对于单双极，超声刀/ligasure减少烟雾更有优势。⑦LESS器械更换不便：凝切一体更便捷，如超声刀/ligasure（迷你，V-NOTES）。⑧优化能量器械的组合：进一步优化器械组合，充分发挥分离、切割、止血作用。例如，超声刀＋双极；超声刀＋ligasure（双极＋剪刀）。

（二）妇科单孔腹腔镜手术中的常用器械

在妇科单孔腹腔镜手术操作中，为了有效减少术者与助手之间、器械与器械之间的干扰，应选择合适的手术器械，包括光学镜、导光束、导光束转换头、手术操作器械等。

1. 光学镜

（1）普通光学镜：普通腹腔镜手术中使用的是长度为31cm的光学镜。对于一般的单孔腹腔镜手术，普通光学镜就可以胜任；对于盆腔较深的患者，采用加长光学镜及加长器械，手术时会更加得心应手。

（2）加长光学镜：加长的光学镜为42cm、50cm。加长的光学镜有助于错开摄像头、导光束及主刀器械之间的距离，减少主刀与扶镜手之间的相互干扰。有时在单孔腹腔镜手术时采用长短器械并用的方式，可以有效降低“筷子效应”。

（3）变色龙腹腔镜：变色龙腹腔镜通过模拟变色龙眼睛转动灵活、视野广阔的特点，达到视角可变。它通过灵活调节旋转手柄达到调整视角的目的，使手术术野无死角，同时可以保证腹腔镜视野下的高亮度、大视野及质量佳的图像。变色龙腹腔镜与超高清摄像系统配合使用可以呈现优异的图片品质。

（4）微型光学镜：普通腹腔镜手术使用的大多是直径10mm的镜头，当10mm镜头用于单孔腹腔镜手术时，镜体占据单孔通道的截面面积是直径5mm镜头的5倍，因而加长的5mm镜头应运而生，也更有优势。此改进不仅减小了镜体占据的单孔通道空间，同时也减少了光纤和扶镜手对操作者手柄的阻挡。

2. 导光束/导光束转换头

一般在腹腔镜手术中，导光束与光学镜成90°，导光束会占用一部分摄像头上方的空间。单孔腹腔镜手术通过使用带转弯接头的导光束或者导光束转接头，可以将导光束转换为与光学镜平行的角度，达到节省空间、减少干扰、降低“筷子效应”的目的。

3. 直型接口导光束

导光束连接腹腔镜的接口为直型设计。单孔腹腔镜手术通过直型接口导光束与直型设计的3D腹腔镜配合使用，可实现导光束与腹腔镜呈平行角度，达到节省空间、减少干扰的目的。

4. 手术器械

单孔腹腔镜手术可用的手术器械总体分为两类：直器械和带弯器械。另外，在传统经脐单孔腹腔镜的基础上，采用大小0.5～1cm的迷你微切口，使手术切口完全局限于脐轮范围以内，并在腹腔内手术操作结束后行脐整形术，使脐孔结构恢复为自然凹陷状态，其美容效果更好，但微切口单孔腹腔镜手术需要更为精细的微型器械。

（1）带弯器械：带弯器械虽然可以在一定程度上减少器械在腹腔内的相互干扰，但是会增加操作难度，需要更长的学习曲线，所以并无明显优势，故目前大多数医师不太习惯也不愿使用带弯器械进行单孔腹腔镜手术（图1-9）。

（2）直器械：直器械无须重新适应，学习更加快速，且适用于绝大多数单孔腹腔镜手术（图1-10至图1-14）。

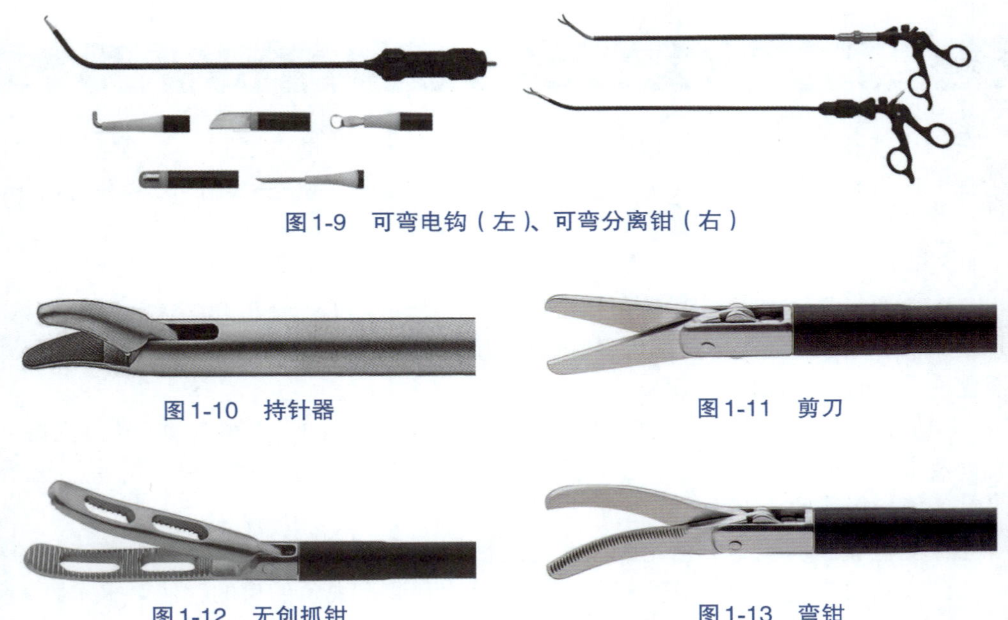

图1-9 可弯电钩（左）、可弯分离钳（右）

图1-10 持针器

图1-11 剪刀

图1-12 无创抓钳

图1-13 弯钳

（3）加长器械：单孔腹腔镜手术的手术器械有常规器械与加长器械，常规器械一般长36cm，而加长器械为43cm。一般的单孔腹腔镜手术采用常规器械即可完成，而采用常规器械与加长器械“一长一短”交叉使用，可以有效减少或避免两手之间的相互干扰，从而降低“筷子效应”（图1-15至图1-17）。

（4）微型器械：微切口单孔腹腔镜手术由于相较于传统单孔腹腔镜手术入路更加狭小，因此只能选用微型腹腔镜手术器械（图1-18）。目前市场上可供使用的3mm微型腔镜器械抓持力明显不足，不利于精细手术操作。微型手术器械的局限可能导致微切口单孔妇科手术难度更高，手术操作更难达到精准。针对微切口单孔腹腔镜手术器械存在的局限性，笔者认为应尽快设计开发性能更加稳定、抓持力更强的微型腹腔镜操作器械，以满足微切口LESS的器械需求，使微切口单孔腹腔镜技术得到更快更好的发展。

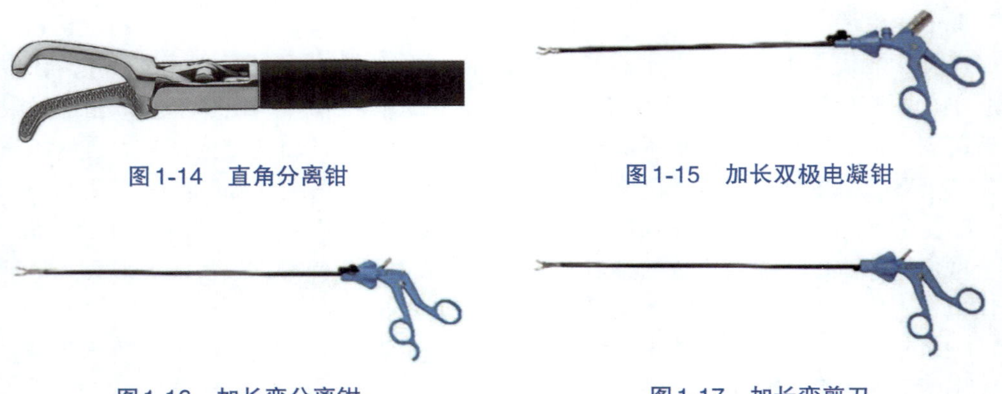

图1-14 直角分离钳

图1-15 加长双极电凝钳

图1-16 加长弯分离钳

图1-17 加长弯剪刀

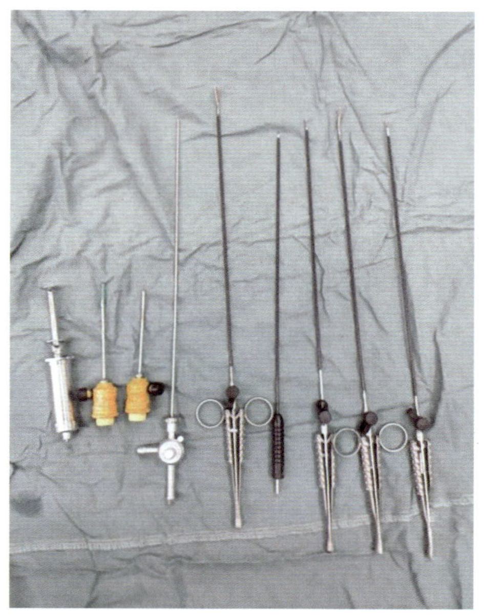

图1-18 微型器械图

5. 妇科单孔腹腔镜手术的缝合材料

理论上，在单孔腹腔镜技术熟练的情况下，一般的缝合线能满足绝大多数单孔腹腔镜手术的缝合需要。但是，由于单孔腹腔镜手术主要依赖单人操作，无助手协助，采用倒刺线可以有效降低缝合难度，故在临床上应用较多。相应的倒刺线有鱼骨线、螺旋线。鱼骨线粗且张力大，在单孔腹腔镜手术中主要应用于子宫肌瘤创面的缝合与子宫成形。螺旋倒刺线相对柔软纤细，一般应用于子宫切除后阴道残端的缝合及卵巢囊肿剥除之后卵巢成形的缝合。单孔腹腔镜手术中脐孔入路成形或阴道入路成形十分关键，5/8弧鱼钩针应用于深部组织缝合时，进出针更加方便，因此在术中应用广泛（图1-19）。

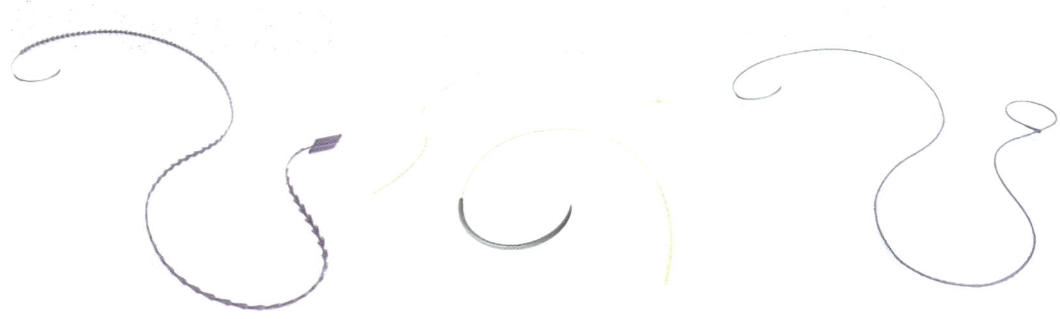

图1-19 缝合材料图

6. 其他妇科单孔腹腔镜手术器械

（1）“如意钩”：在单孔腹腔镜手术中，需要将单孔入路平台Port保护套送入腹腔建立手术操作平台，徒手放置不甚方便；尤其是行经阴道单孔腹腔镜手术时，自阴道放置Port保护套更为困难。采用切口保护套推送器“如意钩”可以起到事半功倍的效果（图1-20）。

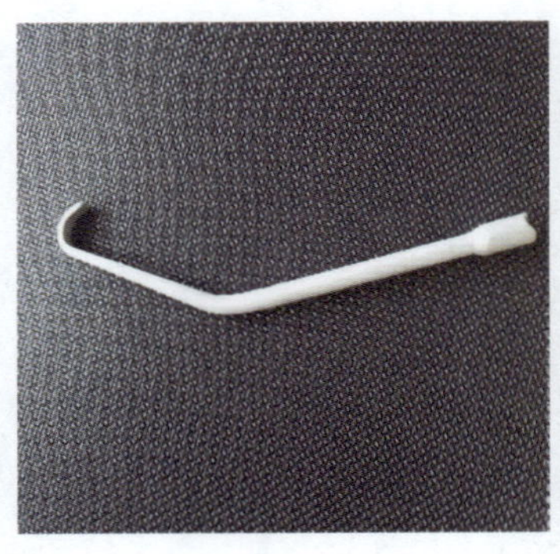
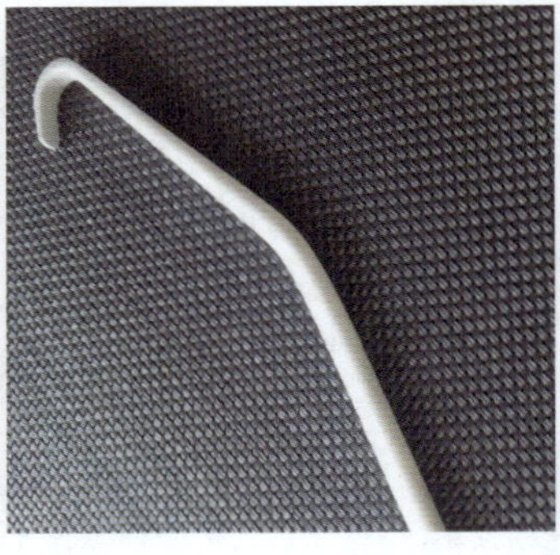
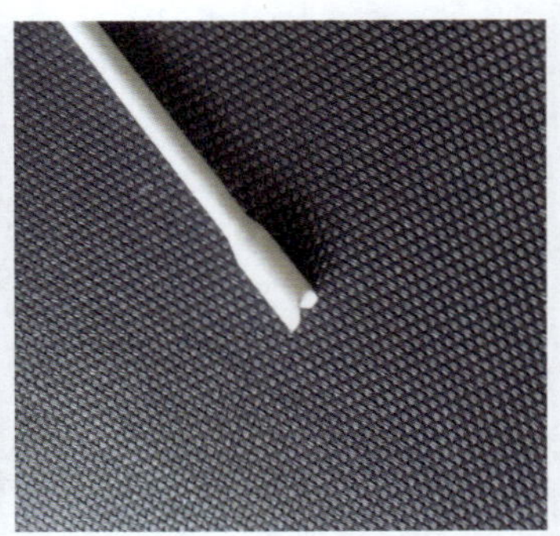

图1-20 如意钩

（2）一次性使用无菌举宫固定器：举宫器的使用可以有效促进单孔手术的顺利开展。但是在单孔腹腔镜恶性肿瘤的手术中，尤其是宫颈癌手术时，传统的举宫器可能挤压肿瘤，导致不良的临床结局。因此，减少或避免对肿瘤组织的挤压是新式举宫器研发的方向。一次性使用无菌举宫固定器是一款多功能的妇科腹腔镜专用器械，独特的一体化设计，既可有效减少对子宫组织的挤压，也可多角度调节子宫方位，具有举宫、摆宫、固定、输卵管给药、通液及阴道封堵避气等功能，该产品为妇科腹腔镜手术提供了较好的手术视野，同时操作省力、安全便捷（图1-21）。

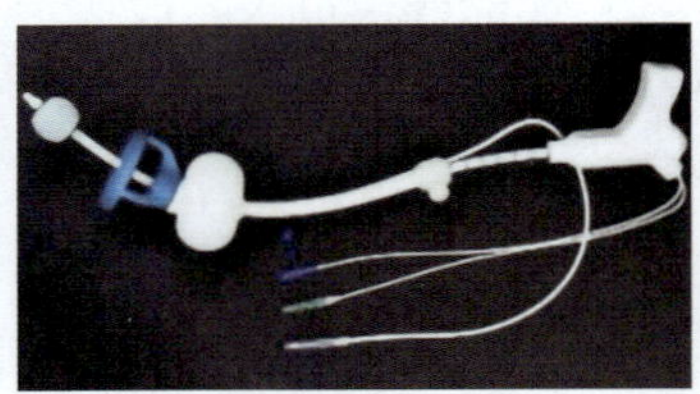
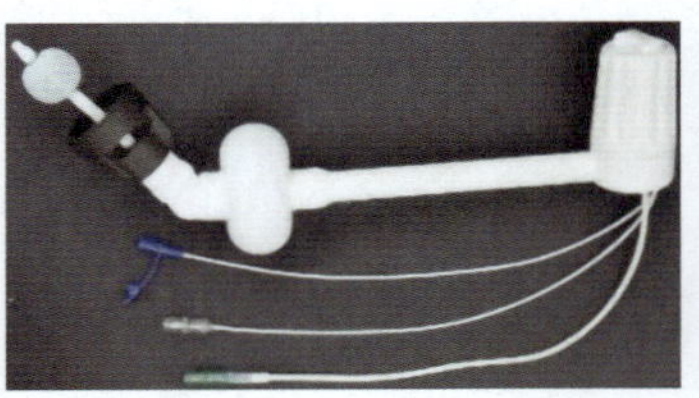
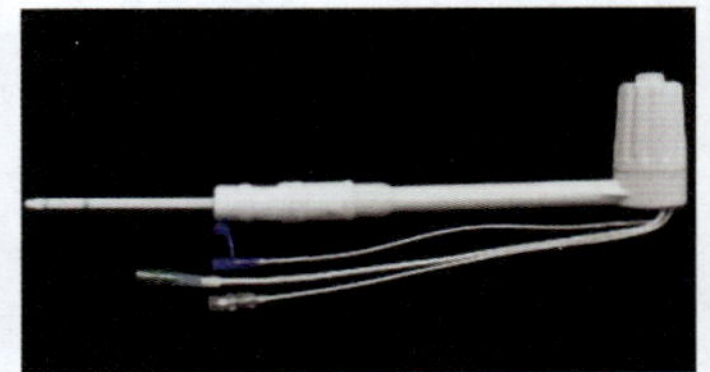

图1-21 一次性使用无菌举宫固定器

（3）一次性使用内镜标本取物袋：该产品由纳物袋、张开装置、外套管、外套管手柄、内套杆、内套杆手柄、结扎绳和拉环组成。一次性使用内镜标本取物袋选材精良、设计精巧：收集袋薄膜采用医用高分子材料，柔软透明、不易破损，便于术中操作；柔软的记忆合金钢丝张开装置可将收集袋袋口张开，一次性或分次取出手术切除物置。其是手套、塑料袋等自制取物袋的优良替代品，有利于内镜手术中各类切除物（恶性肿瘤、囊肿、病变组织、避免病理残留浓性切除物及子宫内膜等）的取出，避免病理残留。环氧乙烷无菌，可一次性使用（图1-22）。

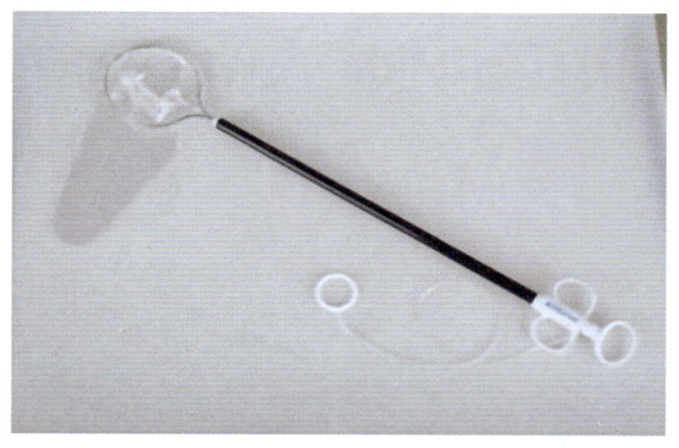
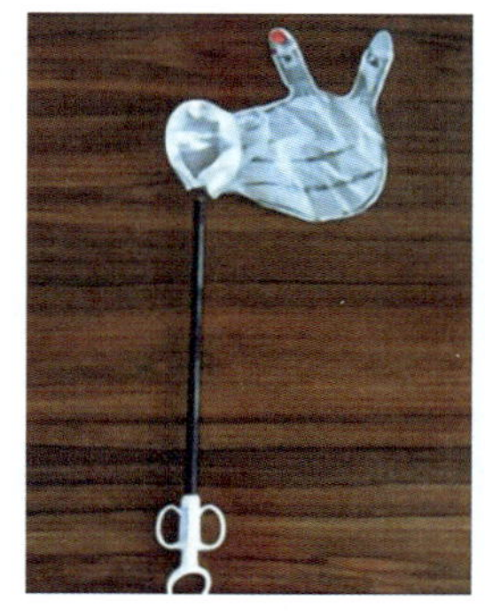
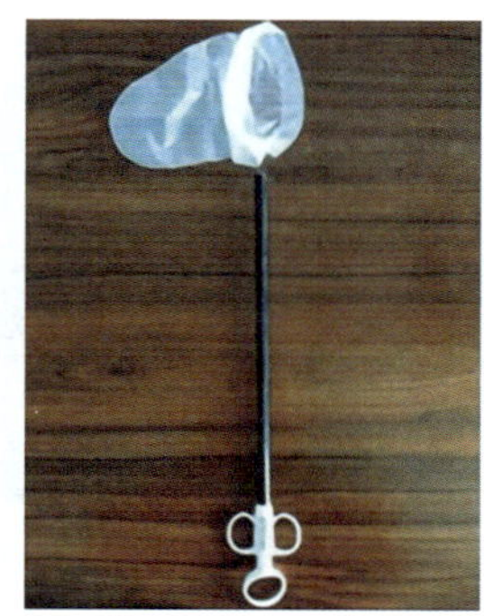

图 1-22　一次性使用内镜标本取物袋

（陈继明　杜　雨　蔡华萍　徐　琳　贾秋成）

参考文献

[1] 孙大为. 妇科单孔腹腔镜手术学［M］. 北京：北京大学医学出版社，2015：16-47.
[2] 孙大为. 经阴道腹腔镜手术的探索与实践［M］. 北京：清华大学出版社，2019：41-55.
[3] 梁志清. 妇科肿瘤腹腔镜手术学［M］. 北京：人民军医出版社，2012：1-21.
[4] 刘开江. 妇科腹腔镜手术图解［M］. 北京：人民卫生出版社，2018：1-15.
[5] 刘开江. 妇科肿瘤腹腔镜手术中超声刀应用技巧及副损伤防治［J］. 中国实用妇科与产科杂志，2016，32（7）：608-613.
[6] 冷金花，戴毅. 合理利用能量器械，提高手术效果和安全性［J］. 中国实用妇科与产科杂志，2016，32（7）：601-603.
[7] 康山. 妇科肿瘤腹腔镜手术中单极电刀应用技巧及副损伤防治［J］. 中国实用妇科与产科杂志，2016，32（7）：613-616.
[8] 梁志清，邓黎. 妇科腔镜手术中能量设备的进化与应用［J］. 中国实用妇科与产科杂志，2016，32（7）：604-607.
[9] 熊光武. 妇科单孔腹腔镜手术器械选择［J］. 中国实用妇科与产科杂志，2019，35（12）：1324-1326.

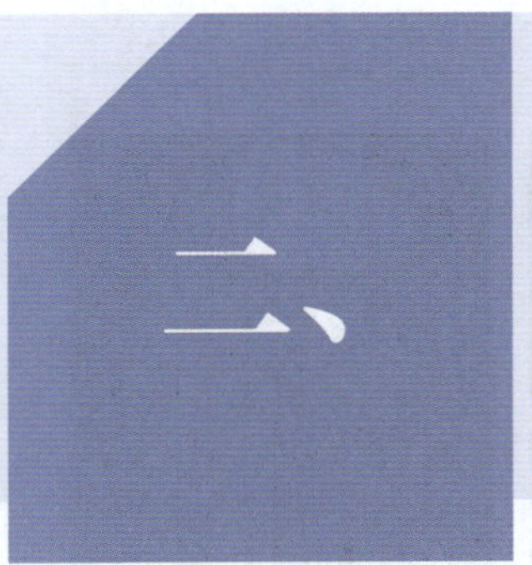

妇科单孔腹腔镜手术不同入路的构建与重建

【提要】 单孔腹腔镜手术在妇科越来越普及，但对大多数医师而言，如何构建手术入路和重建入路是最基本也是最重要的问题。本文结合临床经验及相关资料总结概括了各种单孔腹腔镜手术入路的构建与重建。

【关键词】 单孔腹腔镜手术；妇科手术；手术入路

随着妇科腹腔镜微创手术的不断发展，越来越多的患者要求微创化的治疗，同时对手术质量提出了更高的要求。相较于传统开腹手术与经典的腹腔镜手术，经自然腔道内镜手术（natural orifice transluminal endoscopic surgery，NOTES）被称为“第三代外科手术”。NOTES是采用内镜设备经自然体腔如口腔、食管、胃、结（直）肠、阴道、膀胱等通道进入盆腹腔、胸腔进行手术操作。其中，经脐单孔腹腔镜手术（laparoendoscopic single-site surgery，LESS）已成为微创外科研究的新热点，因其能基本达到腹部无瘢痕，美容效果好，故而受到患者尤其是年轻女性患者的青睐[1，2]。国内外大量文献已报道[3，4]经脐单孔腹腔镜输卵管切除术。相对于其他体腔，经阴道进行内镜下操作损伤正常内脏器官的可能性更小。而妇产科医师对女性阴道及盆腔的解剖更加熟悉，因而经阴道内镜手术在妇产科乃至外科的应用具有广阔的前景。经阴道单孔腹腔镜手术（vagina-natural orifice transluminal endoscopic surgery，V-NOTES）是经阴道这一自然腔道的微创手术。作为一种全新的微创治疗方式，V-NOTES除了具有传统阴道手术的微创优势外，还有效克服了阴道手术暴露及操作困难的缺点，具有手术视野清晰、操作方便的优点。与传统开腹手术或多孔腹腔镜手术相比，V-NOTES的最大优点为术后腹壁无瘢痕、疼痛轻、恢复快，美容效果好。目前，单孔腹腔镜手术已在部分三甲医院开展，若能在广大基层医院应用推广，则能让更多患者获益。但对基层医院来说，如何建立手术入路平台是一个重要问题。基于此，许多学者探索了多种入路方式模拟专用平台进行单切口腹腔镜手术操作，主要包括单切口的经筋膜入路、外科切口保护圈连接自制手套等方法。作者团队自2012年逐步开展单孔腹腔镜手术，从异位妊娠手术开始，在缺少专用单孔入路平台设备及专用单孔手术器械的情况下，自行设计了一种单孔三通道穿刺法，模拟专用入路平台的工作通道，并采用常规腹腔镜手术器械，用于治疗输卵管异位妊娠患者，取得了良好的临床效果，并逐步过渡到更为复杂的手术。随后几年，尝试了多种单孔腹腔镜手术入路方式，现已初步取得了一些成绩[5-8]。以下对经脐入路、经阴道入路及经腹壁瘢痕入路予以介绍。

（一）妇科单孔腹腔镜手术经脐入路

1. 筋膜入路单孔三通道穿刺法

在脐轮上方取长15～20mm的弧形切口（图2-1），或沿脐孔正中取纵向切口（图2-2），切开皮肤及部分皮下组织，但不切透至腹膜以免放置的Trocar之间存在间隙而漏气。置入3个Trocar，分别于切口中间或上方放置10mm Trocar，旁边再依次放置2个5mm Trocar，整体呈倒三角形排列以减少"筷子效应"的干扰而利于操作。其中，中间的10mm Trocar用于放置腹腔镜，并连接气腹管充入CO_2气体形成气腹；旁边2个5mm Trocar用于放置操作钳进行操作。术中取标本时，作者团队设计制作了一种带线的手套标本袋（图2-3），其上预先留置较长的手术缝线，待手术标本套装成功后，手术缝线可较好地发挥牵引与指示作用，并将标本套袋边缘牵拉出腹腔外（图2-4），不需要增加或扩大标本取出通路。标本取出后，用3-0或4-0可吸收线逐层缝合脐孔组织进行脐孔再造成形，注意不留腔隙，成形后脐孔与原脐孔基本无异（图2-5），并可利用一侧5mm穿刺孔放置腹腔硅球引流管（图2-6）。

2. 外科切口保护圈连接自制手套入路

取脐部单切口，垂直逐层切开皮肤、浅筋膜及腹膜进入腹腔，置入4～5cm规格切口保护圈（图2-7），外接外科无菌手套，手套袖口套扎于保护圈外侧，用丝线固定。剪开手套3个指尖，置入2个5mm Trocar及1个10mm Trocar用丝线结扎固定，并连接气腹管建立人工气腹（图2-8和图2-9）。置入10mm的30°腹腔镜镜头及传统腹腔镜器械进行操作。具体手术方式与传统腹腔镜基本相同。切除的标本经入路一次性完整取出。最后，用3-0或4-0可吸收缝合线逐层缝合脐部切口。

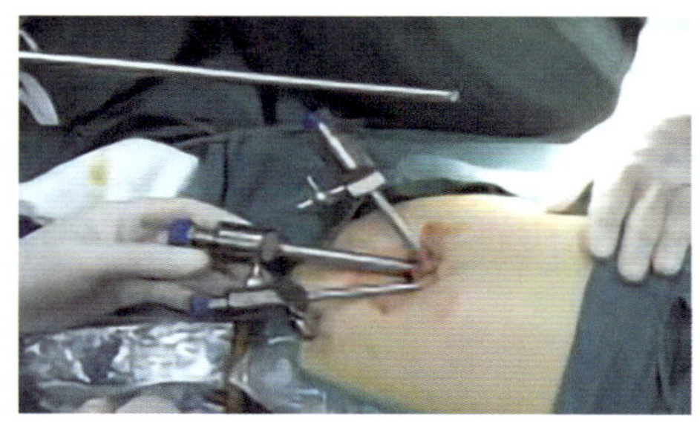

图2-1　脐轮上方弧形切口

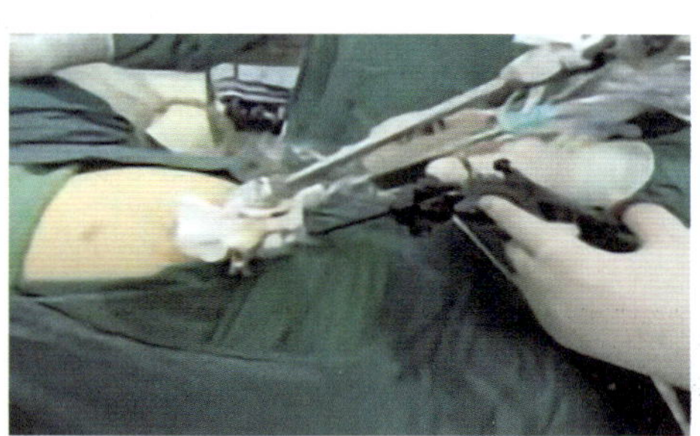

图2-2　脐正中切口构建通道

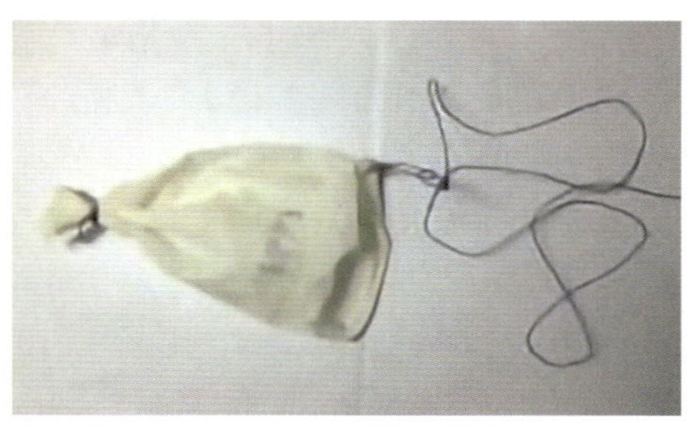

图2-3　自制标本袋

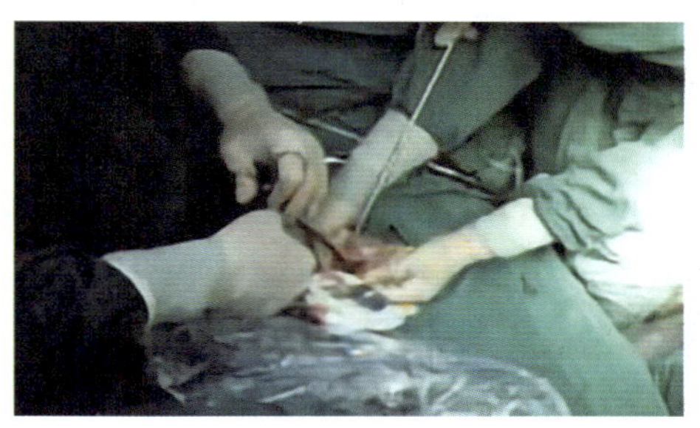

图2-4　取出标本

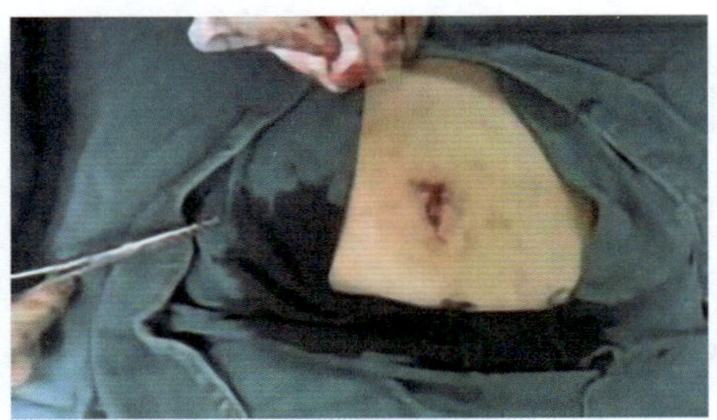

图2-5 脐孔再造成形后

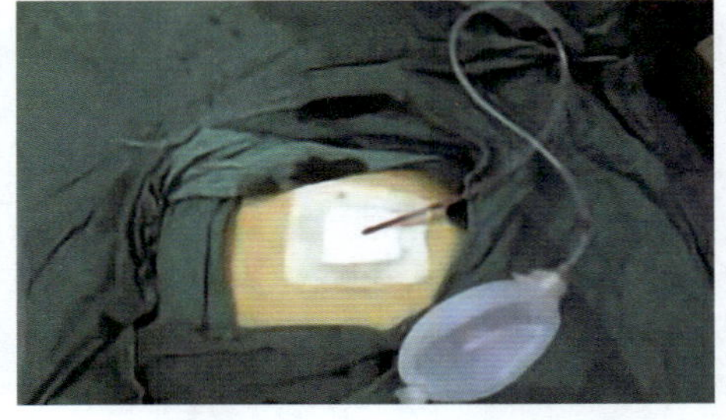

图2-6 放置腹腔硅球引流管

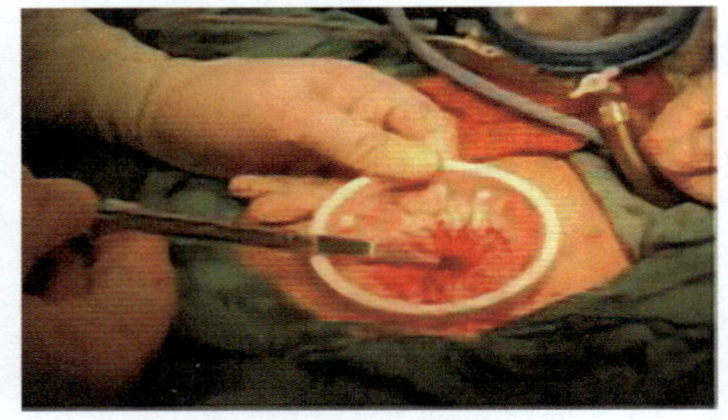

图2-7 连接切口保护圈

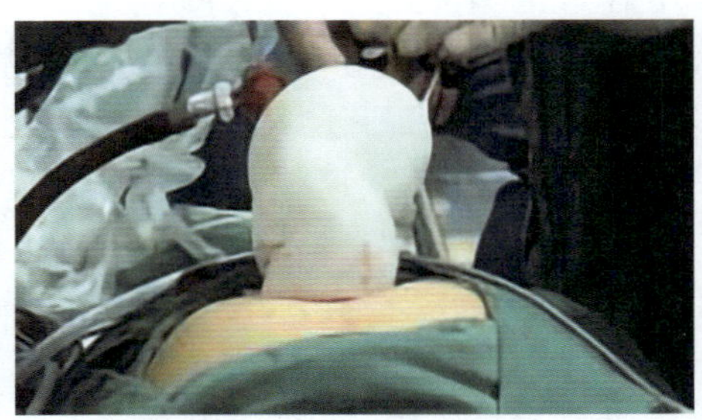

图2-8 微切口单孔腹腔镜

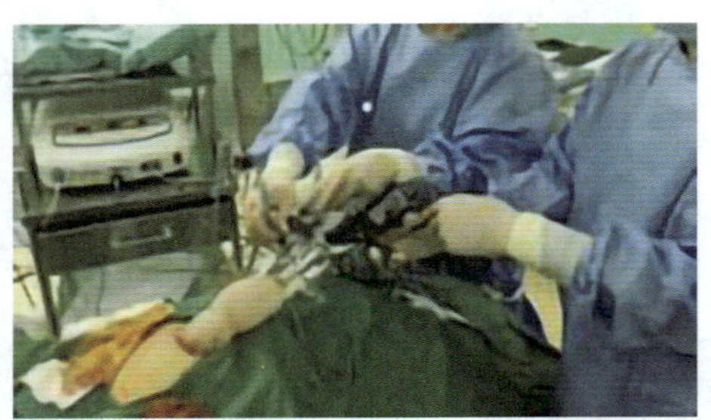

图2-9 手套入路单孔腹腔镜

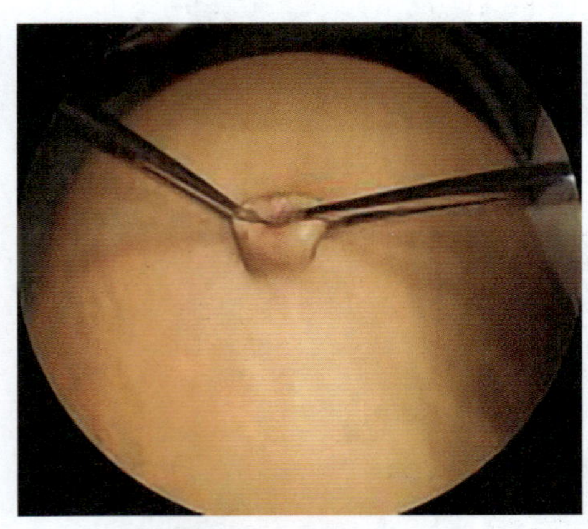

图2-10 提拉脐孔两侧

3.单切口单通道入路

术者及助手各持组织钳从两侧提拉脐孔（图2-10），增加腹壁至肠管的距离，防止误伤肠管。手术刀纵行垂直切开脐孔及上下缘，切口长1.5～2.0cm，逐层切开皮肤皮下各层直至腹腔（图2-11）。以示指、中指或弯钳钝性扩张切口深部组织（图2-12），于腹膜前间隙放置切口保护圈（图2-13和图2-14），在保护圈上连接单孔专用Port（图2-15），连接气腹平台充入CO_2气体至压力达12～15mmHg（1mmHg＝0.133kPa）。从操作孔置入10mm的30°腹腔镜镜头及传统腹腔镜器械进行操作。具体手术步骤与传统腹腔镜手术基本相同。切除后的手术标本经切口保护圈直接完整取出。最后用2-0可吸收线连续缝合浅筋膜组织（图2-16），再用4-0可吸收线间断缝合脐孔（图2-17），重塑脐孔结构及形状（图2-18）。

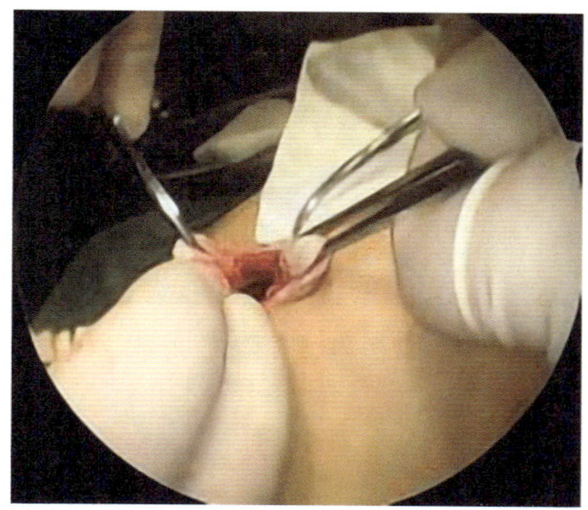

图2-11　逐层切开脐孔至腹腔

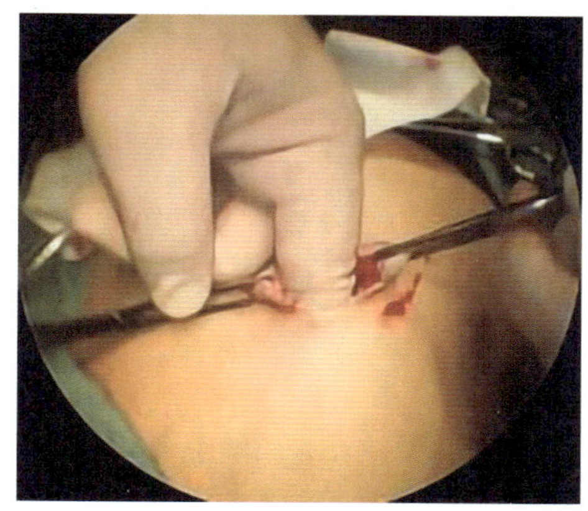

图2-12　钝性扩张切口深部组织

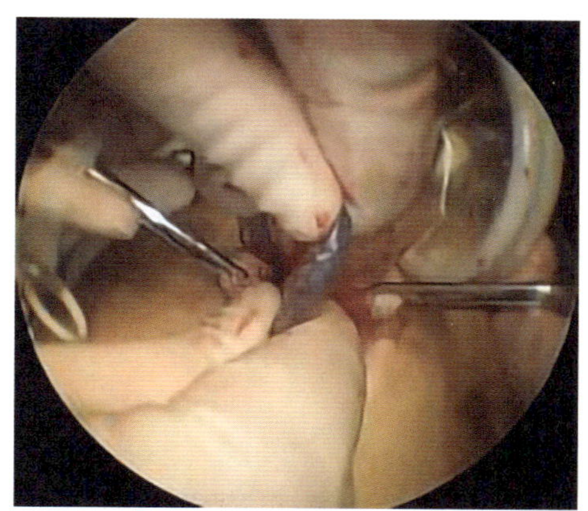

图2-13　置入切口保护圈

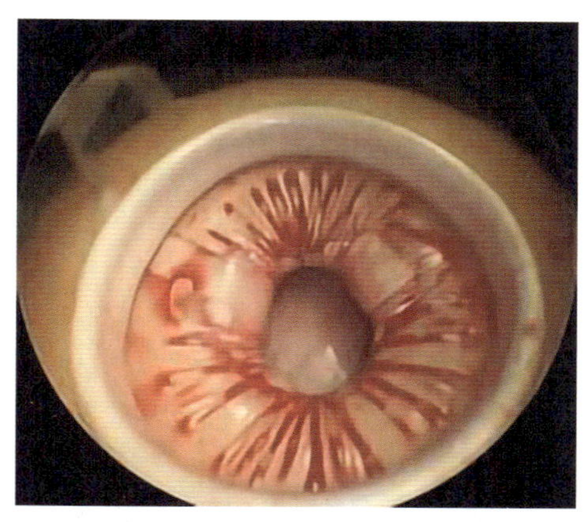

图2-14　安装好切口保护圈

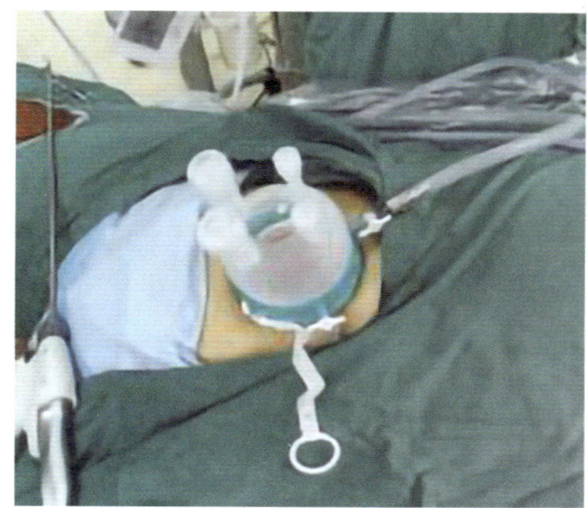

图2-15　安装Port

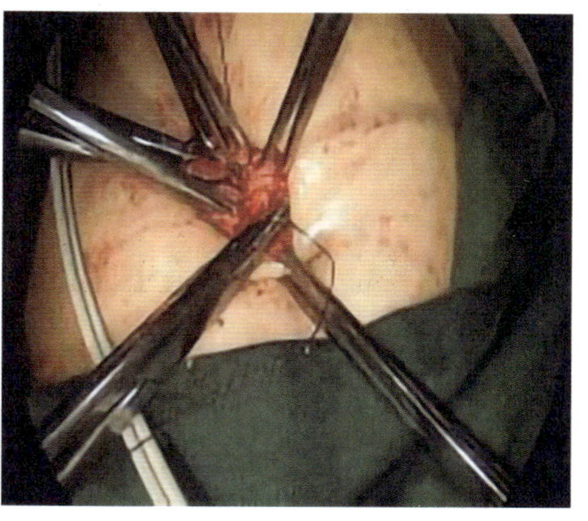

图2-16　缝合浅筋膜组织

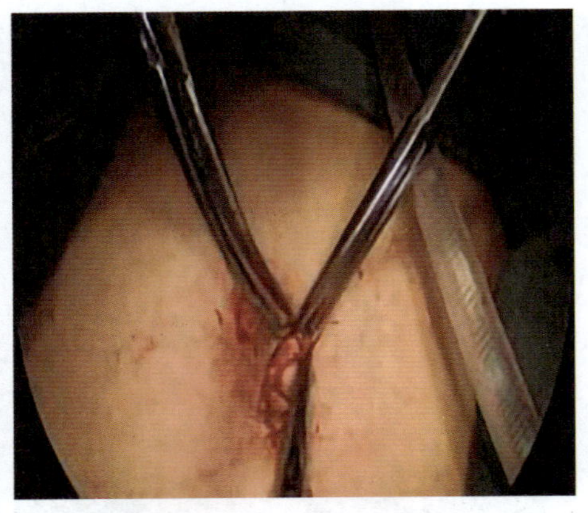
图2-17 缝合脐孔

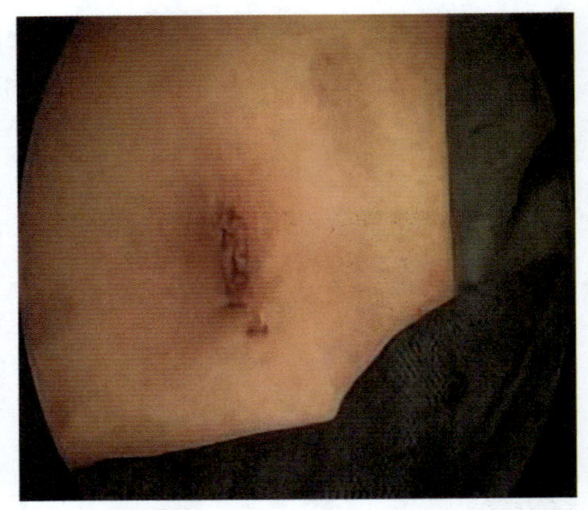
图2-18 重建后脐孔形态

4. 迷你切口单孔腹腔镜手术入路

使用组织钳提拉脐孔两侧（图2-19），在脐部正中脐轮内部取长度为5～10mm的纵切口，确保切口不超出脐孔的上下边缘，以保证美容效果。切开皮肤、皮下组织至腹膜，采用小弯血管钳将一次性切口保护圈放置于切口内以撑开切口（图2-20和图2-21）。将一次性手套腕部套在切口保护圈上并以丝线固定密封（图2-22）。手套各指端剪开小口，置入专用5mm Trocar并用丝线固定（图2-23），其中拇指位置Trocar用于放置微型腹腔镜镜头，并连接气腹机充入CO_2气体形成气腹，旁边2个Trocar放置微型操作钳进行手术操作。采用迷你切口进行单孔腹腔镜手术时，手术操作空间更加局限，"筷子效应"必然更加明显。手术结束后，小切口保护圈需要通过腹腔镜镜头指引，采用小弯血管钳夹取保护圈内侧缘（图2-24）。取出保护圈，以2-0可吸收缝合线"8"字缝合浅筋膜组织（图2-25），用4-0可吸收缝合线间断缝合脐孔2～3针进行整形，重塑脐孔形状（图2-26）。迷你单孔腹腔镜专用器械见图2-27。

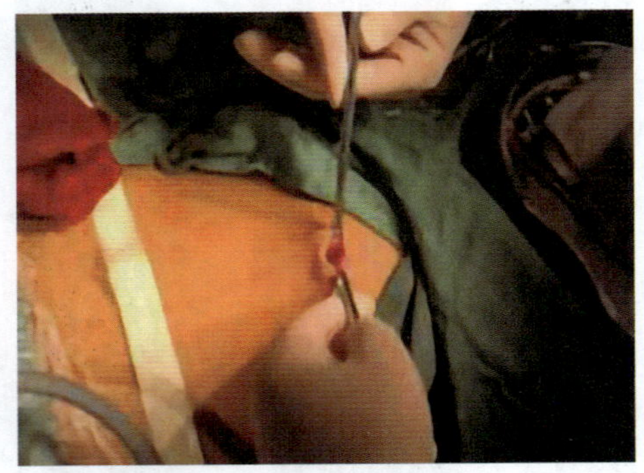
图2-19 组织钳提拉脐孔两侧

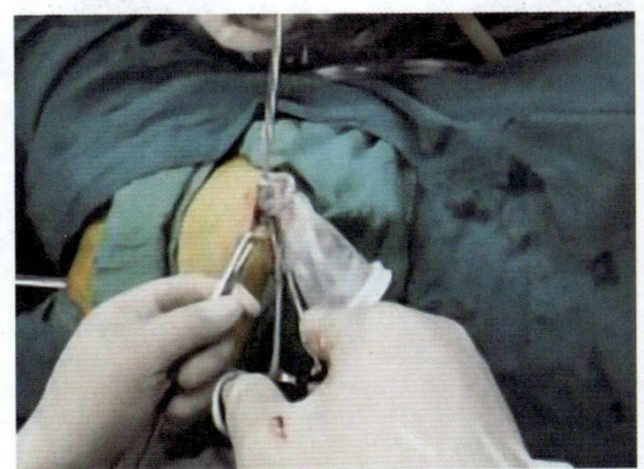
图2-20 置入切口保护圈

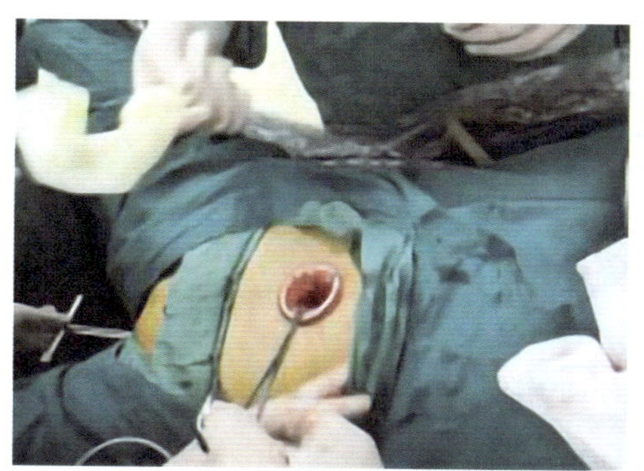
图2-21 安装好切口保护圈

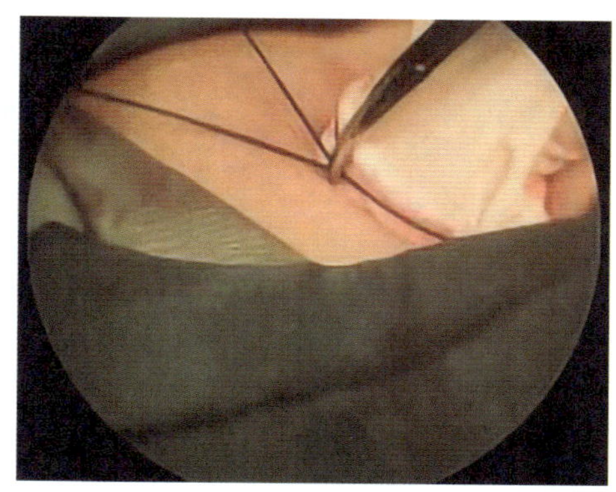
图2-22 用丝线固定手套

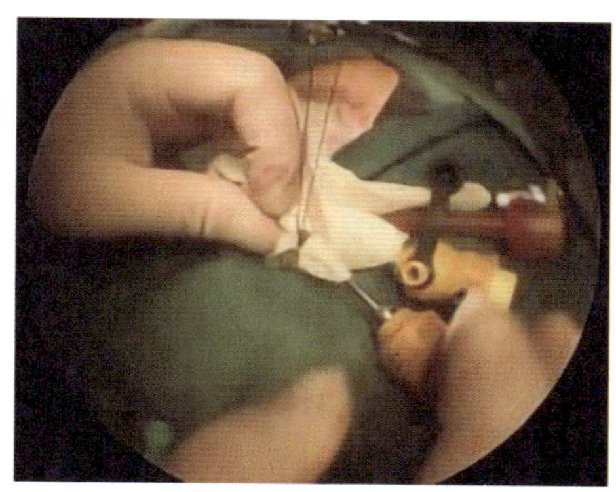
图2-23 固定迷你单孔Trocar

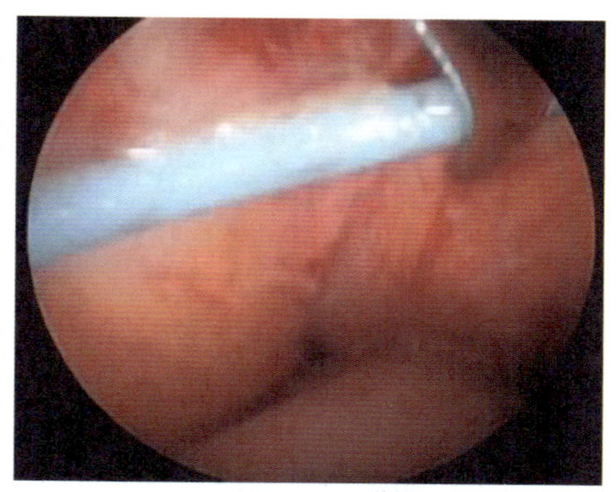
图2-24 取切口保护圈

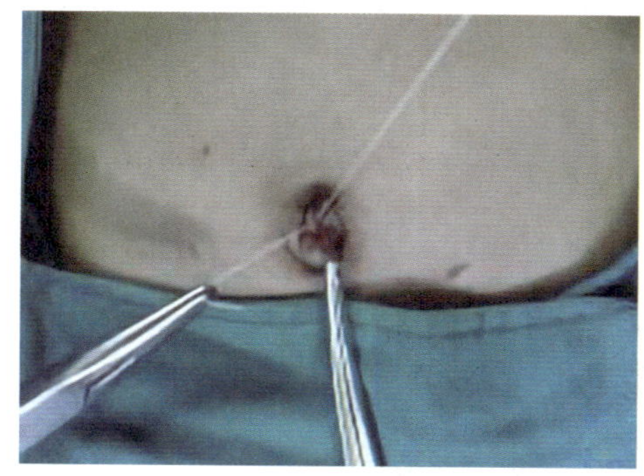
图2-25 缝合重塑脐孔

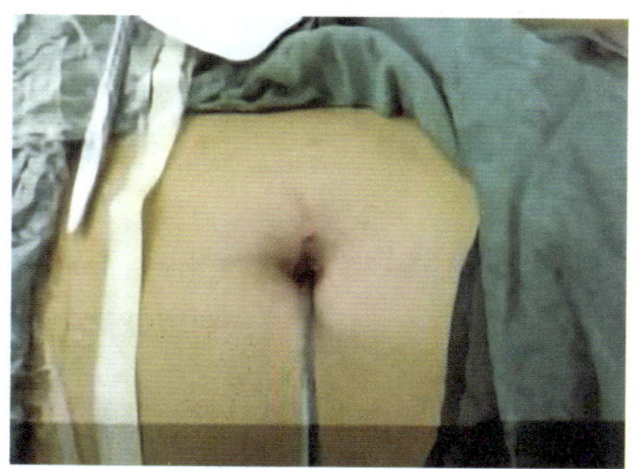
图2-26 缝合后脐孔形态

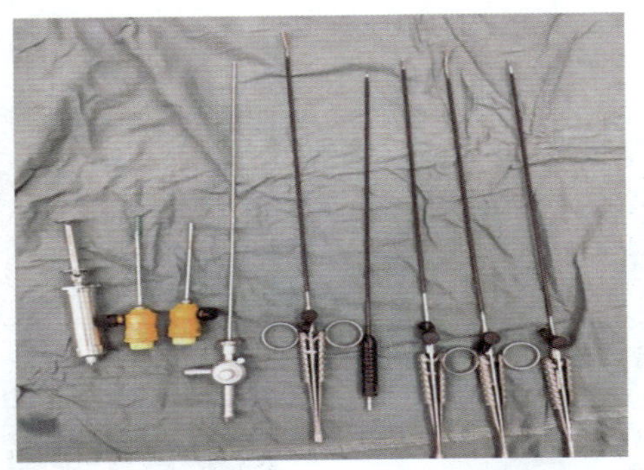

图2-27 迷你单孔腹腔镜器械

5.悬吊式无气腹单孔腹腔镜手术入路

麻醉满意后，于脐部纵行切开脐孔及脐轮上下缘，长约1.5cm，逐层切开皮下组织进入腹腔，用手指或血管钳钝性分离切口内粘连组织等以扩大操作空间。可手持弯钳协助置入一次性切口保护圈，形成操作孔洞。置入30°腹腔镜镜头，判断手术所需牵引腹壁器械，显露要求较高时可使用免气腹手术牵开器协助显露视野（图2-28和图2-29），显露要求简单时利用甲状腺拉钩提拉腹壁即可（图2-30）。本术式入路及关腹步骤大致同单切口单通道单孔腹腔镜手术。

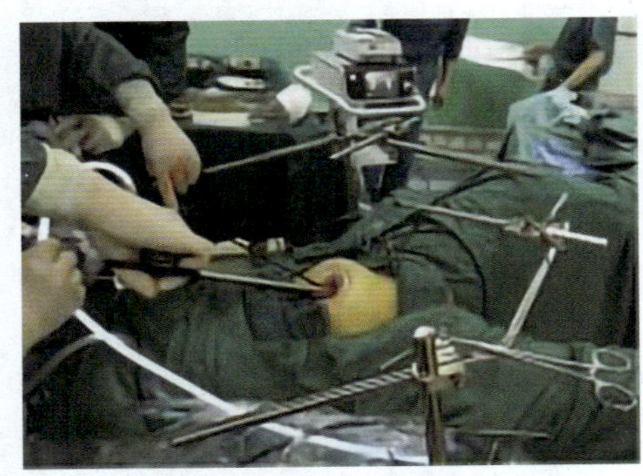

图2-28 免气腹手术牵开器

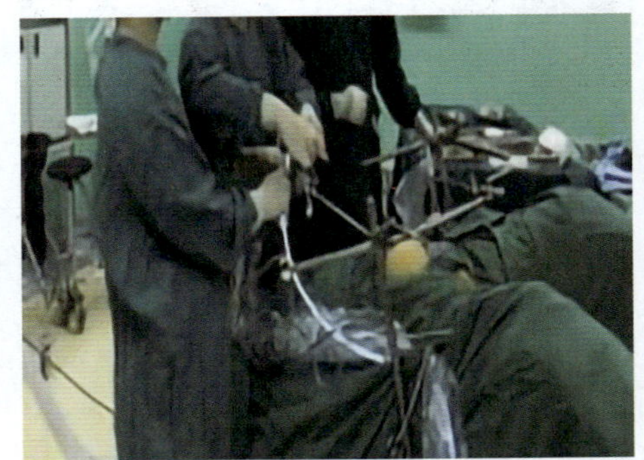

图2-29 操作免气腹手术牵开器

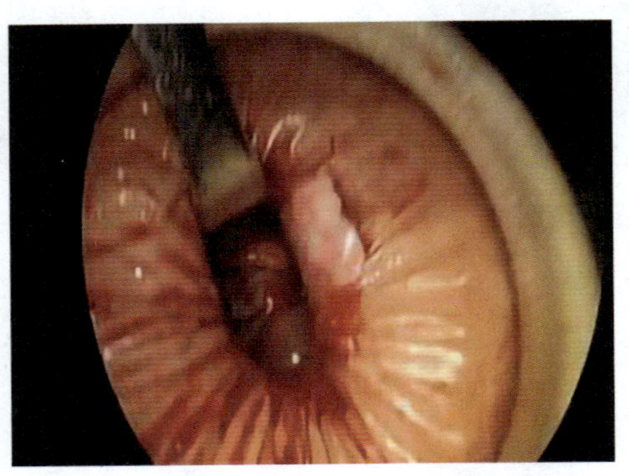

图2-30 甲状腺拉钩提拉腹壁

（二）妇科单孔腹腔镜手术经阴道入路

1.经阴道前入路的构建与重建方法

常规消毒铺巾后，用组织钳钳夹宫颈前后唇（图2-31），采用生理盐水在宫颈上约1cm注射形成水垫（图2-32），在膀胱宫颈附着处稍下方切开，找准膀胱宫颈间隙，上推膀胱组织直至找到反折腹膜。剪开腹膜，用4号丝线缝合标记。进入腹腔，以卵圆钳推送经阴道单孔手术专用Port，建立手术通道（图2-33和图2-34），充入CO_2气体形成气腹（压力维持在12～15mmHg）。置入腹腔镜探查盆腹腔，通过Port通路放置手术操作器械进行手术。术中标本可直接从Port取出（图2-35）。术毕取出保护圈及Port，用可吸收线逐层关闭腹膜及穹隆，最后关闭通道（图2-36）。

2.经阴道后入路的构建与重建方法

常规消毒铺巾后，用宫颈钳或组织钳钳夹宫颈后唇，充分上提宫颈并显露阴道后穹隆。在宫颈下方1.5～2.0cm处做一小切口，气腹针水平穿刺进入腹腔，将阴道后穹隆处的切口向两侧延长至3～4cm，进入盆腹腔，置入阴道专用Port，建立气腹。术毕取出保护圈及Port，用可吸收线逐层关闭腹膜及穹隆，最后关闭通道。

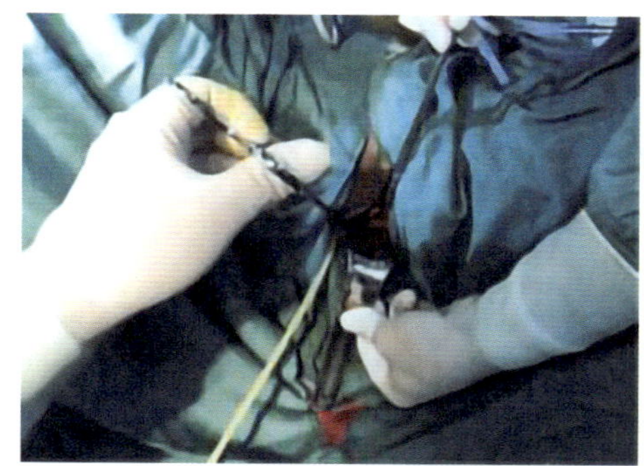

图2-31　组织钳提拉宫颈

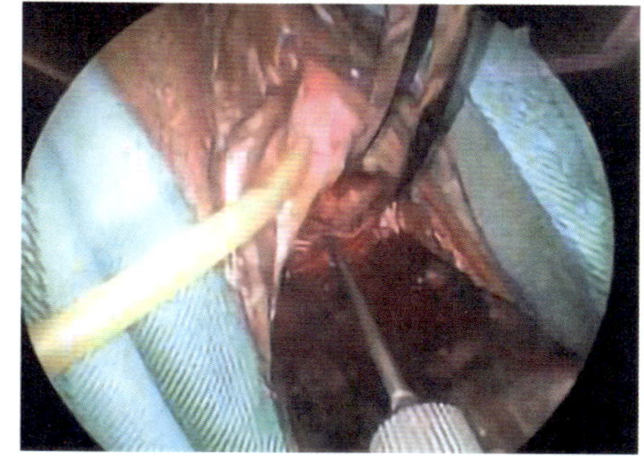

图2-32　生理盐水注射水垫

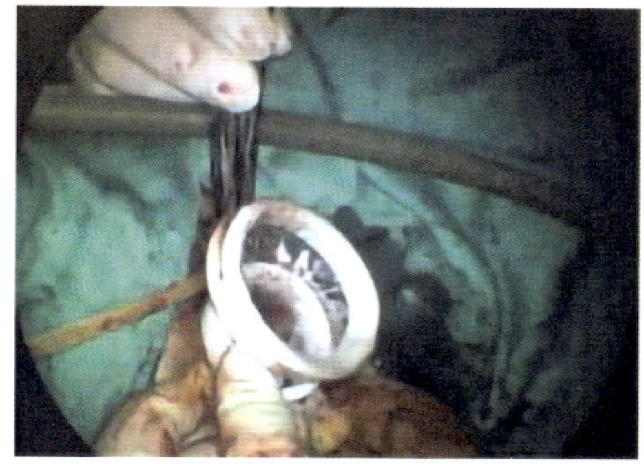

图2-33　切口保护圈及阴道环

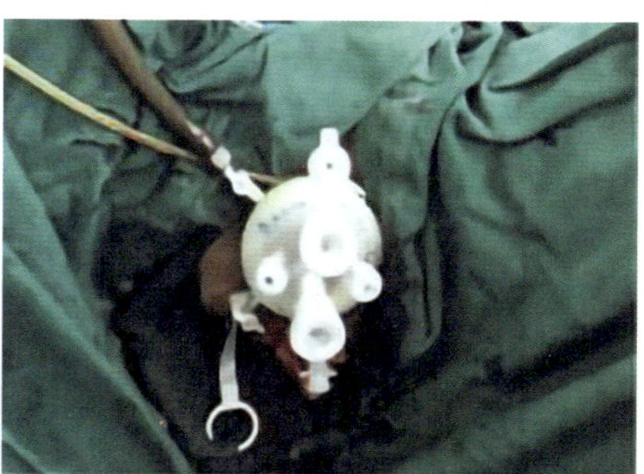

图2-34　置入专用Port

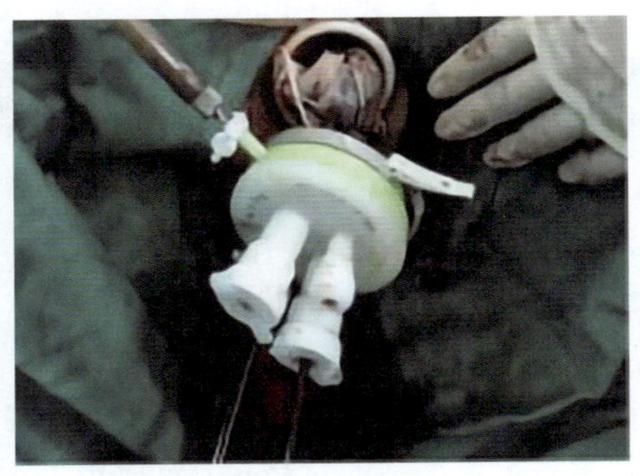

图2-35 取出标本

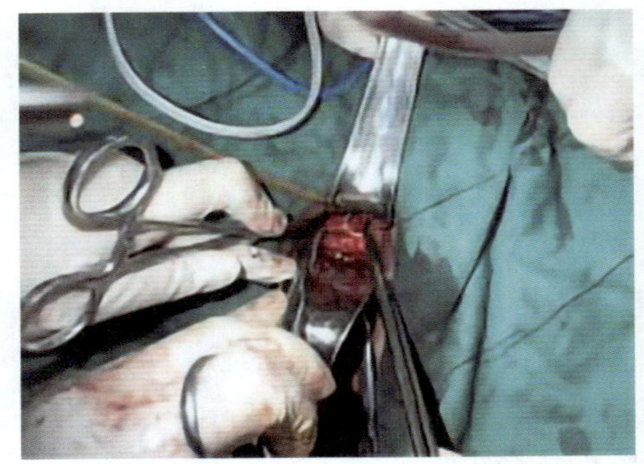

图2-36 关闭入路

（三）妇科单孔腹腔镜手术经腹壁瘢痕入路

麻醉后患者取膀胱截石位。取原瘢痕与腹壁正中线交点下段，切开瘢痕皮肤约1.5cm（图2-37和图2-38），以电刀逐层小心切开皮下各层组织至腹腔（图2-39），用手指或血管钳钝性扩张切口内部粘连，置入切口保护圈，扩张手术操作空间（图2-40和图2-41）。置入单孔腹腔镜专用Port（图2-42），连接气腹平台充入CO_2建立气腹（压力维持在12～15mmHg）。置入30°腹腔镜镜头及腹腔镜器械进行手术。具体手术步骤与单切口单通道方法基本相同。术毕取出切口保护圈后，用可吸收缝合线逐层缝合切口（图2-43和图2-44）。缝合后切口隐藏于原瘢痕内（图2-45）。

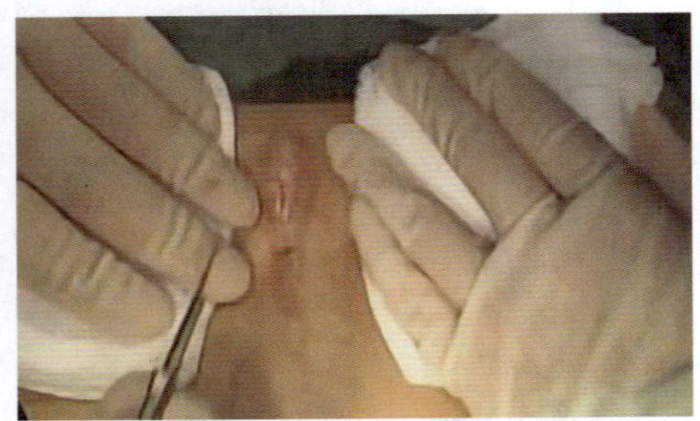

图2-37 切开原瘢痕下段

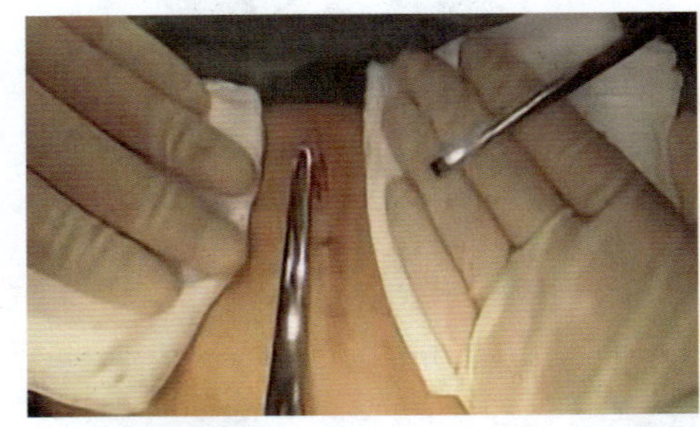

图2-38 切口长约1.5cm[9]

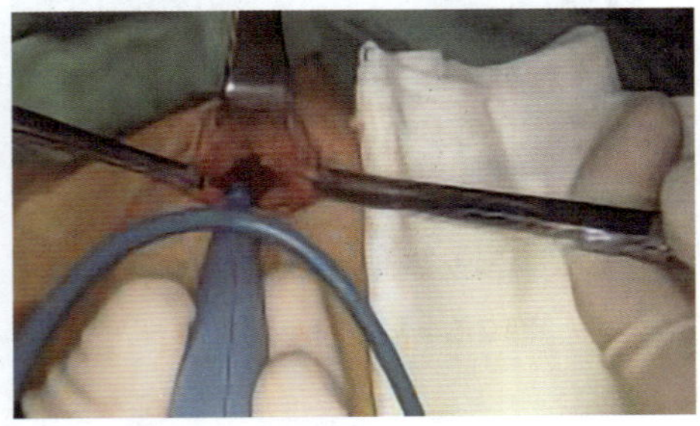

图2-39 逐层切开皮下各层组织

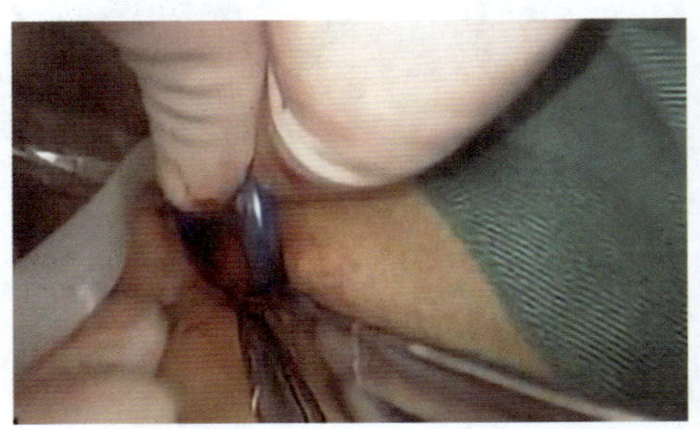

图2-40 放置切口保护圈

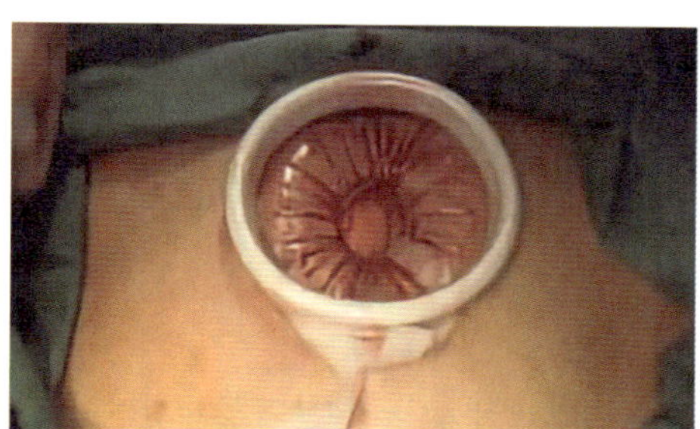
图2-41 安装切口保护圈[9]

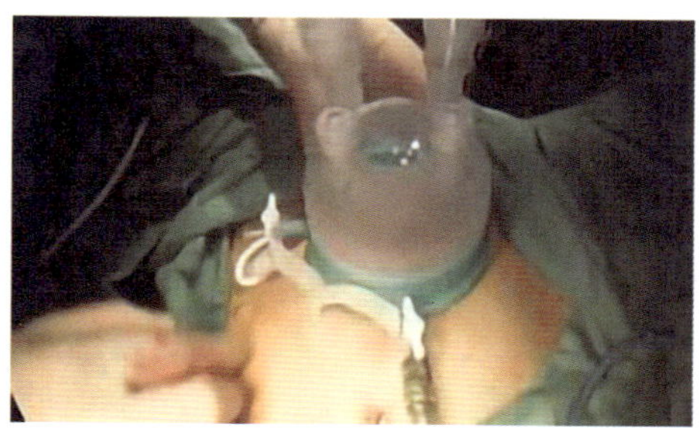
图2-42 安装专用Port

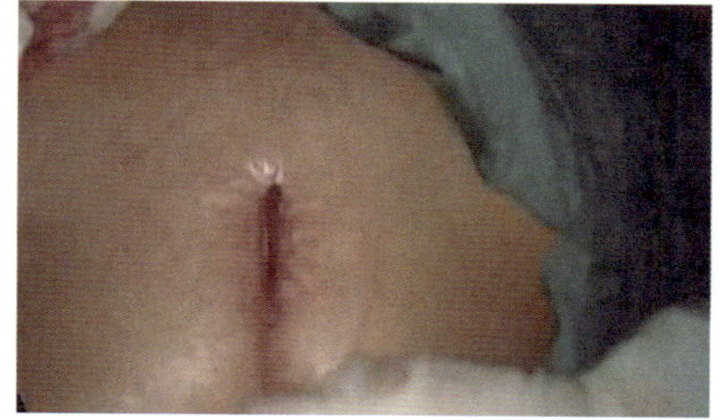
图2-43 取出保护圈后的切口

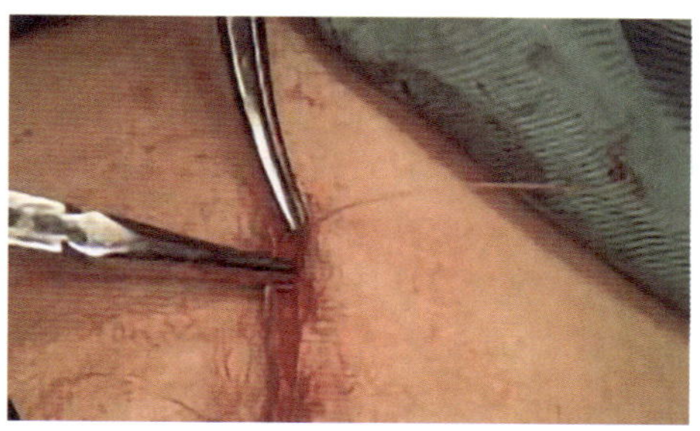
图2-44 逐层缝合切口

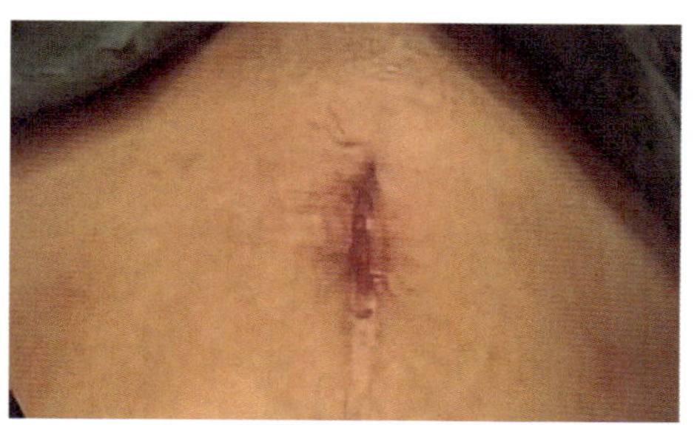
图2-45 缝合后切口形态[9]

（四）总结与分析

随着对微创化的不断追求，单孔腹腔镜技术在不断改进。不仅在妇科领域，其他专科领域单孔腹腔镜术式的精进也都未曾停止[10-15]。单孔腹腔镜手术具有术后瘢痕少、恢复快等优点，较传统腹腔镜手术创伤更小，但是总费用可能高于传统腹腔镜手术。随着目前多级诊疗机制及医疗联合体（医联体）政策的实施[16]，基层医院应该承担起更为重要的角色，顺应学科微创发展趋势开展单孔腹腔镜技术，在提高医疗水平的同时使更多患者获益。影响单孔腹腔镜手术在基层医院开展的因素较多，其中手术操作及入路构建难度高是两个主要因素。操作困难主要是由于“筷子效应”及“同轴平行”的存在。“筷子效应”可通过长期的训练及操作时的小技巧来应对。“同轴平行”可通过使用30°腹腔镜镜头代替0°腹腔镜镜头及经验的积累来解决。关于单孔腹腔镜手术入路的构建，不同入路均有各自的特点与注意事项，简要分述如下。

1. 筋膜入路单孔三通道穿刺法

该术式入路由于不完全切透至腹膜，术后减少了切口疝的发生率。标本取出困难的问题可采用常规手术手套制作成专用标本套袋加以解决。采用自制的专用带线手套标本袋，手术标本均可成功从原手术穿刺孔内取出。该方法简单实用且经济实惠，可以有效提高手术标本取出的成功率。

2. 外科切口保护圈连接自制手套入路

该术式入路可用于无专用单孔Port时，可使用手套剪开示指、中指及小指三个指尖连接传统腹腔镜穿刺Trocar，用丝线固定手套于保护圈后注入CO_2气体。非专用Port存在漏气风险，频繁取出标本也较为不便，但成本较专用Port低。手术时手套较软或手套长度不合适均会影响手术操作。由于单孔腹腔镜手术切口小而少，术后瘢痕隐藏于脐孔，美容效果好，自制手套成本低廉，制作相对简单，可用于广大基层医院开展单孔腹腔镜技术，促进我国妇科及外科单孔腹腔镜手术的发展。

3. 单切口单通道入路

该术式是目前单孔手术的主流入路，通过直视下进腹，可以避免传统腹腔镜穿刺时误伤肠管的可能。单孔腹腔镜手术对于患者的选择有着一定的要求，肥胖而腹壁过厚及盆腔重度粘连等患者均不适于行单孔腹腔镜手术。术中只使用Port上的三个操作孔，术中视野的显露依赖于举宫器的使用。专用Port的使用可减少构建入路的时间，术中取出标本也更为方便快捷。标本套袋后取出遵守了“无瘤原则”，尤其是处理子宫肌瘤时可以避免旋切器的使用，减少了子宫肌瘤腹腔种植的可能[17-19]。

4. 迷你切口单孔腹腔镜手术入路

该术式设计的理念与背景为：普通单孔腹腔镜手术仍然需要在脐孔部位切开15～30mm的切口，可能会破坏脐孔的正常形态，或多或少在脐孔部位留下瘢痕；同时，脐孔正常结构的完全切开及缝合，有可能增加脐部切口疝的发生。如果能进一步缩小切口，保持脐孔形态、结构不被破坏，一方面可以增强美容效果，另一方面可能会进一步减少脐部切口疝的发生。基于此理念，作者团队在熟练开展传统经脐单孔腹腔镜手术的基础上进一步缩小脐部切口，采用5～10mm的迷你切口行单孔腹腔镜手术，获得了更好的美容效果与患者满意度。目前虽然有相应的微型器械及Trocar，但仍缺乏配套的微型Port，对该技术的推广造成了一定的困难。因此，应重视微型单孔Port及微型器械的研发，以进一步促进微型切口单孔手术的推广与发展。

5. 悬吊式无气腹单孔腹腔镜手术入路

该入路可以在直视下进腹，从而避免穿刺Trocar时对肠管及大血管造成损伤，不仅操作灵活，条件允许时还可以将手术部位提拉出切口，在直视下利用外科器械操作。普通腔镜手术及其余单孔腹腔镜术式术中均需建立CO_2气腹腔，以扩大手术操作空间。但长时间充入CO_2气体会增加如皮下气肿、气体栓塞、高碳酸血症、纵隔气肿等并发症的发生率，对于耐受性差的老年患者、心肺功能不全患者或者合并妊娠状态且要求继续妊娠的女性患者等应重点关注气腹的不良影响。对此类患者而言，悬吊式无气腹单孔腹腔镜手术的优势显而易见，不仅可以避免CO_2气体充入后引发的相关并发症，还拥有单孔腹腔镜手术创伤小、术后恢复快及美容效果好等优点，因此应用后取得了良好的治疗效果与患者满意度。

6. 单孔腹腔镜妇科手术经阴道入路

基于V-NOTES的诸多优点，目前其临床应用已越来越普遍。V-NOTES具有得天独厚的美容效果，受到众多临床医师与患者的欢迎，并且已在多家医院开展。但是，V-NOTES是近几年发展起来的先进术式，相较于传统开腹及腹腔镜手术具有更大的难度。由于手术器械与手术技术的限制，V-NOTES的应用目前尚处于探索阶段。该术式对主刀医师的技术有较高的要求，术者必须具有非常熟练的阴式手术及传统单孔腹腔镜手术的基础。

7. 单孔腹腔镜妇科手术经腹壁瘢痕入路

随着剖宫产术式的逐渐成熟，行剖宫产手术终止妊娠的女性较前增多。无论是横切口还是竖切口，伤口愈合后都会留下瘢痕。若患者曾做过经腹外科手术，在腹部也会遗留瘢痕。对于腹部已有瘢痕的患者，因其他病因需要再次行腹部手术时，若各方面符合要求，可选择腹壁瘢痕作为入路，术后切口愈合形成的瘢痕与原瘢痕重合，隐藏于原瘢痕中，从而达到相对"美容"的效果。但因患者有手术史，经腹壁瘢痕入路无法避免盆腔粘连。剖宫产瘢痕位于下腹部，较脐孔更接近子宫及附件，术中可配合举宫器将子宫及附件抬起或将囊肿提拉至切口外，以方便操作。建立入路后，不仅需要术者有耐心，还需要其具有丰富的腹腔镜手术技巧及经验。

目前单孔腹腔镜术式与传统腹腔镜术式相比，已被充分证实具有安全性及可行性。但是单孔腹腔镜技术若想得到更好地推广，可能需要配套器械的改进。随着临床医师手术经验的不断积累，单孔腹腔镜手术可能会有更好的发展与应用前景。如今，微创理念的发展奠定了单孔腹腔镜术式的趋势，相信未来单孔腹腔镜手术在微创外科领域必将占据重要的一席之地。

（徐　琳　彭文举　花茂方　刘　芳　夏百荣）

参考文献

[1] 刘海元，孙大为，张俊吉，等.《妇科单孔腔镜手术技术专家共识》解读［J］. 中华腔镜外科杂志（电子版），2017，10（1）：1-6.

[2] 孔佳，李斌. 单孔腹腔镜技术在妇科手术中的应用［J］. 中国内镜杂志，2014，20（12）：1337-1339.

[3] 黄晓斌，谢庆煌，柳晓春，等. 经脐单孔腹腔镜与多孔腹腔镜输卵管切除术疗效比较［J］. 中国实用妇科与产科杂志，2015，31（8）：750-753.

[4] 施晓君，金秀凤，陆松春. 常规器械经脐单孔腹腔镜输卵管切除术41例分析［J］. 中国实用妇科与产科杂志，2014，30（7）：561-564.

[5] 陈继明，丁屹，杨璐，等. 单孔三通道法行单孔腹腔镜手术治疗妇科良性肿瘤［J］. 中华腔镜外科杂志（电子版），2014，7（5）：410-413.

[6] 陈继明，胡丽娜，刘俊玲，等. 单孔腹腔镜手术在子宫内膜癌中的应用初探［J］. 中华腔镜外科杂志（电子版），2018，11（5）：318-320.

[7] 陈继明，刘俊玲，陆冰颖，等. 5mm微切口单孔腹腔镜全子宫切除术初探［J］. 中华腔镜外科杂志（电子版），2019，12（2）：118-121.

[8] Chen JM，Gao HY，Ding Y，et al. Application of laparoendoscopic single-site surgery using conventional laparoscopic instruments in gynecological diseases［J］. Int J Clin Exp Med，2016，9（7）：

13099-13104.

[9] 秦真岳，鲍明月，陈继明，等. 经腹壁瘢痕入路单孔腹腔镜下输卵管再通术 [J]. 中国现代手术学杂志，2021，25（1）：55-59.

[10] 王晓樱，李妍. 改良经脐单孔腹腔镜子宫肌瘤剔除术 [J]. 中国微创外科杂志，2019，19（10）：919-921.

[11] 刘俊玲，曹颖，陈继明，等. 微切口单孔腹腔镜卵巢缝合术的方法初探 [J]. 中华腔镜外科杂志（电子版），2019，12（5）：298-300.

[12] 宋玉成，沈霖云，刘伟，等. 增加辅助孔的单孔腹腔镜根治性远端胃大部切除16例报告 [J]. 中国微创外科杂志，2019，19（10）：945-947.

[13] 明葛东，朱鸿喜，陈晨，等. 一针双线单孔单隧道腹腔镜疝囊高位结扎术 [J]. 中国微创外科杂志，2019，19（10）：929-932.

[14] 范登信. 超微通道单孔腹腔镜输尿管再植术在治疗小儿输尿管末端梗阻中的应用（附光盘）[J]. 现代泌尿外科杂志，2019，24（9）：693-695.

[15] 肖刚. 单孔腹腔镜手术中肝脏牵拉方法的应用进展 [J]. 中国微创外科杂志，2019，19（1）：72-76.

[16] 陈皓阳，闫如玉，高镜雅，等. 政策工具视角下我国医联体建设政策量化分析 [J]. 中国卫生经济，2019，38（11）：20-23.

[17] Seidman MA，Oduyebo T，Muto MG，et al. Peritoneal dissemination complicating morcellation of uterine mesenchymal neoplasms [J]. PLoS One，2012，7（11）：e50058.

[18] Park JY，Park SK，Kim DY，et al. The impact of tumor morcellation during surgery on the prognosis of patients with apparently early uterine leiomyosarcoma [J]. Gynecol Oncol，2011，122（2）：255-259.

[19] Miyake T，Enomoto T，Ueda Y，et al. A case of disseminated peritoneal leiomyomatosis developing after laparoscope-assisted myo-mectomy [J]. Gynecol Obstet Invest，2009，67（2）：96-102.

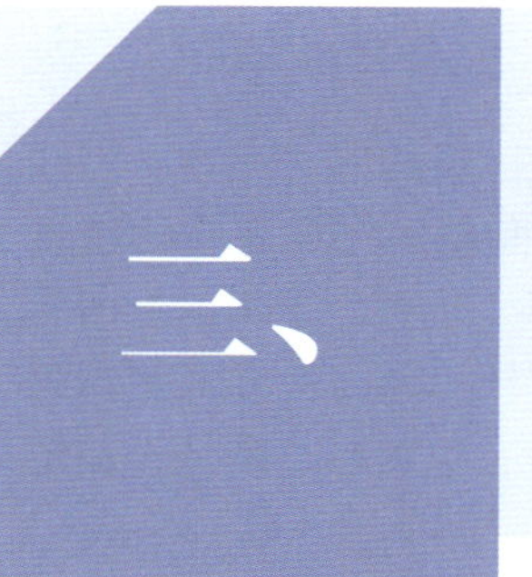

三、脐孔美学原理在妇科单孔腹腔镜手术入路构建与重建中的应用

【摘要】 脐是人体唯一存在的自然瘢痕，一直以来未得到足够重视。随着微创及美学理念的发展，脐成为单孔腹腔镜的常规入路，人们对脐的研究开始逐步深入，脐孔美学原理也逐渐发展起来。脐的特殊结构给手术缝合带来了困难，也使得手术切口存在感染、切口疝等并发症。临床需要的脐整形缝合方法不仅要能减少切口并发症，还要体现脐孔美学原理。本文简要阐述脐孔解剖学、脐孔美学原理及其在经脐妇科单孔腹腔镜手术入路构建与重建中的应用，以期对单孔腹腔镜妇科手术的推广有所裨益。

【关键词】 脐孔美学原理；经脐单孔腹腔镜手术；妇科手术；手术入路

单孔腹腔镜技术已在妇科领域得到广泛应用，这既符合手术微创化的发展趋势，也体现了美容化的人文理念。脐孔独有的位置及结构优势使其成为单孔腹腔镜手术的首选入路[1]。然而也正因为脐孔结构的特殊，所以经脐单孔腹腔镜脐部切口较难缝合且易发生感染、切口疝等并发症。笔者团队在熟练掌握经脐单孔腹腔镜手术操作技能之后，即开始探索如何进行脐部切口的整形：既能简单快速缝合切口减少并发症，又能高度还原肚脐本来的美。

（一）脐孔解剖学

脐孔是脐带残端脱落愈合后形成的人体唯一的自然瘢痕，是位于腹前壁中线上的皮肤凹陷，直径1.5～2cm，通常与髂骨最高点在同一水平线上，平第3、第4腰椎水平。随着年龄增长，腰椎间隙及椎体变窄，脐孔的位置逐渐下移，并且腹部脂肪的堆积及腹腔积液的产生也会使脐孔的位置发生变化。但临床上仍习惯将其作为人体重要的解剖标志，用以确定腹部的分区、腹腔内脏器及血管的定位。已有研究报道称大多数脐孔投影对应腹主动脉和右髂总动脉，并且随着体重指数的增加，脐孔投影点逐渐向腹主动脉分叉点下移[2]。

脐区凹陷的边界称为脐环，此处外覆皮肤，其下依次为腹白线腱膜、脐筋膜和壁腹膜。与正常的腹壁结构相比，这里缺少浅筋膜及肌肉，是腹壁的薄弱区。Asakuma[3]等对5具尸体的脐部进行解剖，在脐中央下方均发现了一个小的筋膜缺损，探针通过这个小的筋膜缺损很容易进入腹腔，进而提出了脐是隐蔽的自然腔道的观点，为腹腔镜手术气腹针穿刺点的选择提供了解剖支持。脐带在妊娠第4周开始发育。出生前，脐带内含2根脐动脉、1根脐静脉、1条脐尿管及卵黄肠管。出生后，卵黄肠管闭锁消失，2根脐动脉闭锁形成2条脐内侧韧带，部分闭锁的脐尿管遗迹以脐正中韧带的形式存在，左脐静脉则闭锁形成肝圆韧带。Dick[4]认为肚脐向内凹陷及向头侧倾斜的结构正是由这四条韧带共同形成的，并称脐部的凹陷为脐窝或脐孔。脐孔的底部为脐底，中央的突起称为脐乳突，最上部或最下部向前突出似帽檐称为脐檐[5]。Fathi[6]、Oh CS[7]等团队通过对多具尸体脐部的研究，详细描述了脐环与邻近韧带的各种形态学关系，强调了脐筋膜与肝圆韧带在脐疝中起到的保护作用。

（二）脐孔美学原理

当腹部被暴露，人们的视线几乎都本能地停留在脐部。它是人体中理想的黄金分割点，它的凹陷也衬托出腹部的曲线美。脐孔对于腹部的重要性就如同五官对于脸部一样，既是腹部美学的灵魂，也是人体美学上不可或缺的一部分。肚脐的形态多种多样，但尚无统一的分类方法。目前临床上常用的分类方法是依据Craig[8]等的研究，该研究随机选取174名女性，分别从30cm和50cm的距离拍摄脐部的照片，然后对这些照片进行描述、分类和评分。最终将脐部分成五型：T型、卵圆型、垂直型、水平型及扭曲型，各自占比分别为37%、22%、17%、14%和10%。其中T型、垂直型的脐部在美学吸引力上得分最高：T型脐的脐窝大小适中、深度充分、脐檐突出、脐沟朝下；垂直型脐的脐窝呈垂直的窄缝，脐檐不明显，脐沟向下。因此，实施脐整形术时，首先应忠于脐孔原来的样子，尽可能恢复脐部原型，其次还要考虑到大小适当，有一定的深度，脐孔周围稍突起，当然手术的瘢痕也应隐蔽在脐窝内。

（三）经脐妇科单孔腹腔镜手术切口种类选择

腹腔镜技术已经成为很多妇科疾病的标准术式，在妇科医师及患者对微创及美的极致追求下，经自然腔道的内镜手术逐渐登上舞台，而肚脐作为人体唯一的天然瘢痕也引起广泛的重视。经脐部相对于经腹部其他部位更易进入腹腔，而且脐位于腹部的中央，有利于手术操作，因此经脐单孔腹腔镜手术迅速发展。

1. 经脐单孔腹腔镜的入路平台

大致有3种[1]：①使用传统腹腔镜经脐多切口入路。②单一皮肤切口，配合多个筋膜切口入路。③脐部单一小切口，使用单孔腹腔镜专用Port入路，在临床开展较多。

2. 经脐皮肤切口的选择

可分为三种[9]：①纵向切口：最常见，以脐部瘢痕的最低点为中心纵向切开，一般2～4cm即可满足手术需要。②Ω形切口：沿脐轮弧形切开，根据手术需要选择开口向头侧或向会阴侧，该切口的弹性不及纵向切口，切口的总长度也长于纵向切口，有伤及腹直肌的可能，手术时应格外注意。③Y形切口：即以最低点为中心，朝3个方向切开，每个切口长约0.8cm，3个切口的夹角均为120°。该切口的扩张性最好，但因切缘不整齐，缝合整形较困难。

（四）经脐切口入路缝合方法

脐作为单孔腹腔镜手术的入路具有很多优点，但术后术者往往需要花费很长的时间及精力对脐进行整形缝合，并且已有多份文献报道[10]单孔腹腔镜手术术后切口疝的发生率要高于多孔腹腔镜手术术后。因此很多团队都在尝试脐部的各种整形缝合方法，以期简单快速地恢复脐孔的解剖层次及形态，既减少经脐单孔腹腔镜切口并发症的发生，又体现美学原则，隐藏手术瘢痕。

关小明等[17]建议将脐部切口分3层缝合：第1层，腹膜的缝合；第2层，筋膜层和皮下组织的缝合；第3层，4-0可吸收线皮内缝合皮肤组织。Park[11]等将138名接受单孔腹腔镜手术的患者随机分成两组，两组患者均先用可吸收线连续锁边缝合筋膜层，病例组只需行皮下组织的缝合，而对照组则行皮下组织及皮肤的两层缝合，结果发现两组患者的客观、主观瘢痕评价及对瘢痕美容的总体满意度无显著差异。在对照组中，有4名（5.7%）患者出现脐部切口并发症，需接受保守治疗甚至延迟缝合。可见，在单孔腹腔镜术后，筋膜层和皮下组织的缝合似乎足以关闭脐部切口；皮下组织缝合后再行皮肤缝合并不能改善术后美容效果，反而可能发生伤口愈合受损。

筋膜是脐部最牢靠的组织，在缝合脐部切口时要格外细心，务必要找到切口顶端，连续或间断缝合，不留空隙，以减少切口疝的发生。而皮下组织及皮肤的缝合在很大程度上决定了成形后脐的外观，因此临床上也出现了多种关于脐部皮下组织的缝合方法，以期还原脐部本来的样子。Matsui[12]等提出闭合腹膜和筋膜后，在脐底部两点分别行皮内缝合并打结，无须行皮下组织缝合，在行第二针皮内缝合时将第一针底部缝合线作为锚定线穿过第二缝线下，在第二针缝线打结时沿创面牵拉第一锚定缝线，随后剪断第一锚定线，然后将第二条缝线作为锚点穿过第三针皮内缝合线，如此反复逐层押线缝合切口。即使是脐窝很深的患者，这种简单的缝合技术也能取得较好的美容效果。郑莹[9]等则提出皮下脂肪较薄的患者若筋膜层缝合后切缘对合整齐，也可直接行皮内缝合。对于皮下组织相对较厚的患者，脐孔本就凹凸不平，筋膜层缝合后往往切缘并不整齐，此时需通过皮下组织的缝合来调整脐孔的形状，同时起到关闭皮下间隙的目的。由此，提出了定锚式脐部整形方法：筋膜层缝合后在其两侧顶端各预留一根缝线，随后在脐孔最低点及其上下5mm处分别间断缝合皮下脂肪层作为定锚线，暂不打结，接着用4-0可吸收线行连续皮内缝合；当皮内缝合出针点超过定锚点时，将同侧的预留线与定锚线打结，进行造坡；当皮内缝合出针点超过中点时，最低点的定锚线单独打结；通过这种定锚、造坡的方法来还原脐孔中间凹陷、周围突起的特殊结构[13]。

（五）脐孔美学原理的应用

虽然妇科单孔腹腔镜手术术后脐整形的方式各有千秋，但脐整形术追求的目标始终未变，即通过隐藏的脐部切口来达到经脐单孔腹腔镜的绝对无痕及美容效果，在减少脐部切口并发症的同时遵循脐孔的美学原理，还原脐孔天然的凹陷美。

1. 恢复脐部的凹陷

我国古代就有形容肚脐的诗句“一点春藏小麝脐”，也正是肚脐这个天然凹陷的存在才更衬托出腹部的曲线美，肚脐这一隐藏的结构及其美学价值也逐渐被人们认识并且重视[14]。临床上，医师在行脐整形术时也在探索如何给被手术破坏的肚脐造一个深浅适中的窝。腹膜及筋膜的缝合要点同开腹手术，讲究牢固不留间隙，而皮下组织及皮肤的缝合则不同于开腹手术依次平整对合，一般要先将脐部最低点的皮下组织间断缝合固定，以免后续缝合后不易暴露，并且也要给后续的皮内缝合留有余地，以便皮肤更好地对合。然而肚脐的美不仅在于它的凹陷，一定弧度的呈现才更能体现它的自然。不管是Matsui的逐层押线缝合，还是郑莹的定锚、造坡，都是为了使脐部的平整切口形成一定的弧度，尽可能还原为自然脐孔。

2. 缩小脐部的切口

腹腔镜的出现本就是微创理念的产物，而从多孔腹腔镜到单孔腹腔镜甚至微切口单孔腹腔镜[15]也都是微创理念的延伸。单孔腹腔镜手术之所以能够广泛开展，离不开术者操作技能的进步及手术器械的发展，更得益于它遵循的以更小创伤换更多健康的原则。以往经脐单孔腹腔镜手术需在脐孔处取1.5～3cm的切口，超越了脐轮的范围，破坏了脐孔的形态，最终还会留下肉眼可见的瘢痕。陈继明[16]等报道了5mm脐部微切口的单孔腹腔镜下全子宫切除术的初探，并取得了成功。将单孔腹腔镜脐部的切口局限于脐轮范围内，配合术后的脐整形术，将脐孔结构恢复到自然凹陷状态，将脐部的瘢痕做到真正的隐形，更加体现了医学发展的微创理念及人文关怀。

3. 分层对合

单孔腹腔镜脐部的切口小而深，术野显露困难，随着筋膜层的慢慢闭合，手术视野及可操作空间更加狭窄，很有可能会出现筋膜层缝合不全或者缝针损伤腹腔内脏器等情况，肥胖的患者则风险更大。因此在缝合筋膜层时，一般会先将筋膜层的两侧顶端间断缝合，通过牵拉上提顶端的两根缝线来显露术野、远离肠管，当筋膜层全层都精准缝合后再行打结固定。鱼钩针的使用也给单孔的缝合带来了便捷。同时，皮下组织及皮肤的对合对于恢复脐孔特有的形状至关重要。对于术后切口两边不对称者，在行脐整形缝合前可先修剪切口两侧组织，使其尽量保持对称，首先兜底缝合脐孔底部正中皮下组织，打结固定形成脐窝，然后依次向外对合皮下组织，通过逐层押线或者相邻缝线交叉打结等方法还原脐孔的弧度。

4. 争取一期愈合

以往的教科书多建议避免直接切开脐部，即使在今天，传统的开放型手术也经常选择绕脐的切口。脐孔特有的凹陷和皱褶使其更易藏污纳垢，且不易被清洗，常被认为是感染的源头。而脐又是单孔腹腔镜手术的常规入路，如何避免脐部的感染、加快切口愈合、减少瘢痕增生，成为脐整形术必须要面对的问题。切口感染与患者的基础状态息息相关，围术期的管理也至关重要。术前在不破坏脐孔皮肤的前提下对脐孔进行深度消毒；术中严格遵循无菌原则，充分止血，分层对合；术后勤换药，多查看，提高预警意识，做到早诊早治。

（六）结语与展望

任何理念的创新都源自现实的需求[17]。在经历了开腹手术带来的巨大创伤后，腹腔镜的出现似乎可以满足术者及患者对外科手术的美好愿望。医师的探索及创新从未停止，单孔腹腔镜的应用就是最好的证明。手术技能的不断提高、手术器械的不断发展，引领我们在微创及美容领域不断前行。但是任何技术在发展的初期都会出现各式各样的问题，我们需要做的就是认识它、熟悉它、完善它。脐孔美学原理的提出、应用也是单孔腹腔镜不断完善的过程，相信不断地创新与实践一定会让单孔手术真正实现其本身的价值及意义，也让更多的人感受到单孔的真谛不仅在于微创，更在于美观。

（唐雪栋　刘军秀　花茂方　刘海燕　王　丽）

参考文献

[1] 刘海元，孙大为，张俊吉，等.《妇科单孔腔镜手术技术专家共识》解读［J］. 中华腔镜外科杂志（电子版），2017，10（1）：1-6.

[2] 刘彦，顾波峰，杨力，等. 脐孔与腹膜后大血管解剖相对位置关系的探讨［J］. 中华医学杂志，2006，86（7）：450-452.

[3] Asakuma M，Komeda K，Yamamoto M，et al. A Concealed “Natural Orifice”：Umbilicus anatomy for minimally invasive surgery［J］. Surg Innov，2019，26（1）：46-49.

[4] Dick ET. Umbilicoplasty as a treatment for persistent umbilical infection［J］. Aust N Z J Surg，1970，39（4）：380-383.

[5] Baack BR，Anson G，Nachbar JM，et al. Umbilicoplasty：the construction of a new umbilicus and correction of umbilical stenosis without external scars［J］. Plast Reconstr Surg，1996，97（1）：227-232.

[6] Fathi AH，Soltanian H，Saber AA. Surgical anatomy and morphologic variations of umbilical structures［J］. Am Surg，2012，78（5）：540-544.

[7] Oh CS，Won HS，Kwon CH，et al. Morphologic variations of the umbilical ring，umbilical ligaments and ligamentum teres hepatis［J］. Yonsei Med J，2008，49（6）：1004-1007.

[8] Craig SB，Faller MS，Puckett CL. In search of the ideal female umbilicus［J］. Plast Reconstr Surg，2000，105（1）：389-392.

[9] 郑莹，熊光武，刘娟，等. 经脐单孔腹腔镜手术脐部切口管理专家共识（2022年版）［J］. 实用妇产科杂志，2022，38（3）：192-197.

[10] Antoniou SA，Morales-Conde S，Antoniou GA，et al. Single-incision laparoscopic surgery through the umbilicus is associated with a higher incidence of trocar-site hernia than conventional laparoscopy：a meta-analysis of randomized controlled trials［J］. Hernia：the Journal of Hernias and Abdominal Wall Surgery，2016，20（1）：1-10.

[11] Park SY，Kim KH，Yuk J，et al. Skin closure methods after single port laparoscopic surgery：a randomized clinical trial［J］. European Journal of Obstetrics & Gynecology and Reproductive Biology，2015，189：8-12.

[12] Matsui Y，Satoi S，Hirooka S，et al. Simple suturing technique for umbilical dimple wound after single-incision laparoscopic surgery［J］. Journal of the American College of Surgeons，2015，221

（4）：e61-e63.
[13] 施艳军，徐流凤，闵玲，等."定锚法"脐部整形在单孔腹腔镜术中的应用[J]. 实用妇科内分泌杂志（电子版），2018，5（36）：4-6.
[14] 查选平，邢新. 脐和脐整形术及其进展[J]. 实用美容整形外科杂志，2001，12（5）：256-259.
[15] 鲍明月，秦真岳，陈继明，等. 微切口单孔腹腔镜妇科手术现状与进展[J]. 中国实用妇科与产科杂志，2021，37（2）：264-267.
[16] 陈继明，刘俊玲，陆冰颖，等. 5 mm微切口单孔腹腔镜全子宫切除术初探[J]. 中华腔镜外科杂志（电子版），2019，12（2）：118-121.
[17] 关小明，张意茗，范晓东. 单孔腹腔镜技术的发展及展望[J]. 山东大学学报（医学版），2019，57（12）：5-9.

四、单孔腹腔镜子宫肌瘤剥除术子宫切口选择与缝合口诀

【摘要】 子宫肌瘤是女性生殖系统最常见的良性肿瘤，随着微创手术的发展，单孔腹腔镜技术逐步应用于子宫肌瘤剥除手术。单孔腹腔镜手术虽具有切口美观、恢复快、疼痛轻等优点，但存在一定的操作难度。子宫切口的选择是手术的基础，创面的缝合是手术的关键，在单孔腹腔镜下选择合适的切口并合理运用缝合技巧，可在降低术者操作难度的同时满足患者的微创要求，减少术中出血，提供更佳的预后，增加手术的安全性与可行性，为单孔腹腔镜下子宫肌瘤剥除手术的发展提供动力。

【关键词】 单孔腹腔镜手术；经脐；子宫肌瘤；切口选择；缝合技巧

随着外科手术技术的发展，微创手术技术已逐步成熟。在保证手术效果及安全性的前提下，追求更小的创伤、更佳的预后、更美观的切口逐步成为微创外科手术的最终目的。与开腹手术相比，普通多孔腹腔镜手术具有恢复快、创伤小、术中出血少、住院天数短等多方面优点[1]，在临床实践工作中已逐步取代开腹手术。近年来，随着微创外科技术的发展与成熟，人们对微创的需求逐步提升，在无痕理念的推动下，经自然腔道内镜技术逐步出现并运用于临床[2]。

纵观单孔腹腔镜手术发展史，单孔腹腔镜技术最初运用于胃肠和泌尿外科。2009年Saber[3]等成功进行了单孔腹腔镜下袖状胃切除手术。因其学习周期相对较长，存在一定的手术操作难度，故而发展缓慢[4]。单孔腹腔镜手术在20世纪的妇科领域最早运用于输卵管绝育术。1979年，Semm[5]等首次报道了单孔腹腔镜下子宫肌瘤剥除手术，开创了单孔腹腔镜技术在子宫肌瘤手术领域的先河。1981年，Tarasconi[6]将单孔腹腔镜手术运用于双侧输卵管切除。2018年，陈继明等[7]报道了将单孔腹腔镜手术运用于子宫内膜癌。2019年，Loïc等[8]报道了将单孔腹腔镜手术运用于妇科恶性肿瘤淋巴结清扫术。2020年，Xu等[9]报道了将单孔腹腔镜运用于会阴癌及阴道癌手术。可见单孔腹腔镜手术不仅可在妇科良性疾病中运用，还可在恶性肿瘤疾病中发挥价值。

脐部为天然瘢痕组织，经脐单孔腹腔镜手术使微创外科技术的美容效果得以充分体现，尤其对于妇科领域的患者群体，经脐单孔腹腔镜技术的发展对迎合女性逐渐提高的审美需求有着深远的意义。在保证手术效果及安全性的前提下，单孔腹腔镜手术较普通多孔腹腔镜手术具有创伤更小、恢复更快、切口更加美观等特点[10]。以下将对经脐单孔腹腔镜下子宫肌瘤剥除手术中的切口选择及缝合技巧做一综述。

（一）子宫肌瘤与子宫肌瘤剥除术概述

子宫肌瘤是女性生殖系统最常见的良性肿瘤，在育龄期女性中的发病率为10%～15%。近几年，该疾病的发病年龄逐步年轻化，已成为对女性身体健康造成危害的常见妇科疾病[11]。对于大多数有手术治疗指征且有保留子宫意愿的子宫肌瘤患者，子宫肌瘤剥除术是有效的治疗方法。传统的开腹子宫肌瘤剥除术具有直视下手术、手术视野开阔、操作难度低、不受瘤体大小/数目/位置限制等优势，然而开腹手术创伤大，对患者机体恢复造成不利影响，且术后瘢痕较明显，影响美观，难以符合女性人群逐渐增长的审美需求。腹腔镜手术符合微创外科发展的理念，在能够有效剥除肌瘤的同时，对创面进行双极电凝，减少对组织的机械性牵拉，更大限度地减少对正常组织血管的损伤，更加有利于术后恢复。随着近年来微创外科技术的迅猛发展，将单孔腹腔镜技术运用于子宫肌瘤领域在医疗技术相对成熟的区域已十分常见。

传统多孔腹腔镜完成子宫肌瘤剥除术通常需要3～4个孔，术中可较好维持手术区域组织内环境的稳定，且手术视野相对清晰，相对减少对周围组织脏器的损伤，疗效确切。但因其孔位较多，美观程度上仍显不足。脐部作为腹部组织最薄弱的区域，该部位无肌肉脂肪组织，分布的血管神经相对较少，为经自然腔道内镜手术（natural orifice transluminal endoscopic surgery，NOTES）奠定了基础。而经脐单孔腹腔镜手术（trans-umbilical laparoscopic-endoscopic single site surgery，TU-LESS）是基于NOTES发展而来的术式。手术的操作均在同一脐孔切口内完成，且切口愈合后的瘢痕能被天然的脐部所隐藏，尽可能保持了腹部皮肤的美观及完整性。由于LESS的脐部切口较传统腹腔镜手术（multi-port laparoscopic surgery，MPLS）的穿刺孔大，通常为1.5～2cm，较小的肌瘤能够直接从脐孔取出，较大的肌瘤也可置入标本袋后经脐孔切割后取出，故在标本取出方面存在极大的优势。但LESS的局限性及手术操作难度也十分明显。对术者而言，所有操作器械均由同一切口置入，操作器械和镜头均在同一“轴线”，难以形成传统多孔腹腔镜术中的三角关系，导致镜下缝合难度大，加之手术器械之间相互干扰，形成“筷子效应”，难以获得理想的视野，增加了手术难度，一定程度上延长了手术时间。从开腹手术发展到如今的单孔腹腔镜手术，创面的缝合始终是子宫肌瘤剥除术中的重点步骤，术中对切口的合理选择及利用合适的缝合技巧对切口进行有效缝合，是单孔腹腔镜子宫肌瘤剥除手术成功的关键。作者团队在多年开展单孔腹腔镜妇科手术的基础上，归纳总结了单孔腹腔镜子宫肌瘤剥除术的切口选择要点与单孔腹腔镜手术缝合技巧口诀。

（二）子宫肌层分布与血管走行

解剖对合、压迫止血、消灭无效腔、保留血供是外科缝合的基本原则。了解子宫肌层及血管的分布与走行，能够发现更加利于愈合、减少术中及术后出血的手术切口，为子宫肌瘤手术中的切口选择奠定理论基础。故对子宫肌层分布与血管走行进行探索，为改善子宫肌瘤手术的缝合及预后提供帮助。

1.子宫肌层分布

解剖学表明，子宫壁主要由浆膜层、筋膜层、肌层及黏膜层组成，平滑肌与结缔组织构成了子宫肌层，肌纤维外层为肌膜，胞质中为肌原纤维。子宫壁的结缔组织是由一种氨基酸长链组成的抗张力强度很高的无弹性胶原纤维和黏多糖构成的。与肌纤维垂直的弹性纤维分布在血管周围。子宫肌层较厚，非孕时厚0.8cm，主要分为三层，大体走行为外层多纵行，内层环行，中层多各方交织[12]。内层肌纤维环形排列，痉挛性收缩可形成子宫收缩环；中层肌纤维交叉排列，在血管周围形成“8”字形围绕血管，收缩时可压迫血管，有效制止子宫出血；外层肌纤维纵行排列，极薄，是子宫收缩的起始点。子宫肌纤维收缩具有节律性、对称性、极性的特点和缩复作用。节律性表现为宫体肌不随意、有规律的收缩；对称性，即宫缩起源于两侧宫角部，以微波形式向宫底中线集中，左右对称，再以2cm/s的速度向子宫下段扩散，约需15秒才均匀协调地扩展至整个子宫；极性表现为宫缩以宫底部最强、最持久，向下依次减弱；缩复作用，即宫体部平滑肌为收缩段，子宫收缩时肌纤维变短、变宽，间歇期肌纤维不能恢复至原长度，经反复收缩，肌纤维越来越短，宫腔内容积逐渐缩小。

纤维解剖证实，子宫肌肉的数层纤维实际上是一个整体，具有两个对立的与输卵管相连接的肌肉系统，呈螺旋状排列，从子宫角部开始，由外向内、由上向下地右旋和左旋，在子宫体中部犬牙交错，越近子宫颈越趋平行的环状。以剖宫产手术为例，在子宫下段先切开2～3cm的切口，再以手指向两侧钝性分离肌肉，可降低对肌纤维组织的损伤[13]。对子宫肌瘤剥除术后有生育需求的患者而言，由于手术对子宫肌纤维造成了损伤，致使子宫在分娩期局部难以维持原有特性，因此有子宫破裂的潜在风险。

2.子宫肌层的血管走行

子宫动脉是为子宫提供营养的主要血管，起自髂内动脉的前干，沿盆侧壁向前内下方走行，进入子宫阔韧带基底部，在距子宫颈外侧约2cm处横向越过输尿管盆部的前上方，至子宫颈侧缘迂曲上行，沿途分支进入子宫壁。主干行至子宫角处即分为输卵管支及卵巢支，后者在子宫阔韧带内与卵巢动脉分支吻合，故子宫的血液供应有一部分来自卵巢动脉。子宫动脉与输尿管盆部交叉后，向下发出阴道支，分布于阴道上部。子宫静脉丛在子宫两侧，由该丛发出的小静脉常汇合成两条子宫静脉，最后汇入髂内静脉。此丛前接膀胱静脉丛，后连直肠静脉丛，向下与阴道静脉丛相续，合成子宫阴道静脉丛。

子宫动脉升支的分支为弓状动脉，分布于子宫前后壁，两侧对应的弓状动脉在中线处相互吻合，弓状动脉垂直于子宫壁发出大量的分支，放射进入子宫肌层，称为放射动脉，弓状动脉与放射动脉均经水平方向进入子宫肌层[14]。子宫静脉主干与宫体部分支常与动脉伴行，走向相近。黄达元等[15]对子宫压迫缝合术在剖宫产产后出血中的应用进行了研究，认为对宫缩乏力引起的产后出血患者，术中使用改良B-Lynch缝合术能够对子宫进行纵向的压迫，因压迫子宫体横向的弓状血管而达到有效的止血目的。

子宫肌瘤的血管分布与周围子宫肌层有所不同，其血液供应与周围子宫正常肌层组织相比有所不足。因此缺乏血液供应的肿瘤认识是子宫肌瘤所具有的一大特点。子宫肌瘤是靠外周的血管生成分支供应肿瘤的血供（外周性血液供应），假包膜中生成的放射状分布的血管是子宫肌瘤血供的主要来源。临床手术中常发现，子宫肌瘤体积越大，其营养血管支数量越多，直径越粗。熊奕等[16]通过对子宫肌瘤的静脉超声造影进行研究，发现较大的子宫肌瘤血供主要来自于假包膜内的血管，其中心的血供较少，血流阻力较高，表现为周围型灌注，环状增强，而较小的肌瘤还未形成假包膜，超声造影表现为整体灌注整体消退改变。

以子宫供血动脉判断类型为标准，可将子宫肌瘤分为三型。Ⅰ型以一侧子宫动脉供血为主，即子宫肌瘤总体由双侧子宫动脉供血，其中一侧供血量超过子宫肌瘤瘤体的1/2，另一侧供血量不足子宫肌瘤瘤体的1/2；Ⅱ型为双侧子宫动脉供血的子宫肌瘤，且两侧子宫动脉的供血量均超过子宫肌瘤瘤体的1/2；Ⅲ型为单纯一侧子宫动脉供血型，即子宫肌瘤的血供来源于其中一侧子宫动脉，另一侧子宫动脉不参与供血。曾北蓝等[17]探讨了子宫肌瘤动脉内数字减影血管造影的影像学特点及临床意义，共研究156例子宫肌瘤患者，发现53.2%为Ⅰ型，34.6%为Ⅱ型，12.2%为Ⅲ型。在可观察病例中，子宫肌瘤血管网存在两层，一层存在于子宫肌瘤的表面，形态较粗大，网状排列，即位于假包膜处的血管网；另一层存在于子宫肌瘤内部，表现为细小而致密的毛细血管网。此现象的出现与肌瘤瘤体的大小相关，子宫肌瘤瘤体越大，越容易出现此现象。Bulafia等[18]探究了经导管子宫动脉栓塞治疗子宫平滑肌瘤的临床意义，研究发现子宫肌瘤血管网分为内层血管网和外层血管网，外层假包膜内较粗较大的血管网由子宫动脉的分支延伸构成，以子宫体部肌瘤为例，该部位肌瘤的外层血管网由子宫动脉上行支构成，较为粗大、交织成网状为其主要特点；内层肌瘤内血管网是由外层血管网向子宫肌瘤内延伸，形成瘤体实质内细小的动脉，在影像学上表现为细小、致密的血管丛，子宫肌瘤生命的源泉在于此。

（三）单孔腹腔镜子宫肌瘤剥除术的切口选择

随着解剖学研究的发展与进步，对子宫血管、肌纤维的走行及子宫肌瘤的血管分布特点的探索已趋于成熟。在子宫肌瘤手术中对切口做出合适的选择，是后续肌瘤剥除后进行止血及缝合操作的重要基础，一定程度上为患者提供了更为安全的妊娠机会。

Tinelli等[19]的研究表明，在子宫愈合的复杂过程中，任何能够对细胞功能及组织生理反应造成影响的因素都会影响切口的愈合，导致纤维性瘢痕增生过度或愈合不良。Xiao等[20]认为，子宫手术史是妊娠期发生子宫破裂的主要危险因素，对于有生育要求的患者，减少对子宫肌纤维的损伤能够降低患者术后妊娠发生子宫破裂的风险。

李艳琴等[21]通过对子宫纵、横切口行子宫肌瘤剥除术临床结局进行分析，认为子宫肌瘤术中行横向切口能够在一定程度上减少对子宫肌层大多数水平方向的弓状动脉、放射动脉及伴行静脉的损伤，在减少术中及术后出血方面有着一定的优势，但横切口在一定程度上损伤了更多的平滑肌纤维，对术后有生育需求的患者的妊娠造成了子宫破裂的潜在风险。基于单孔腹腔镜下行子宫肌瘤剥除术，纵观国内外研究，可发现在单孔腹腔镜下行子宫肌瘤剥除多选择纵向切口，笔者团队通过大量临床实践，认为原因可能基于以下几点。

1.基于子宫肌层分布

子宫肌纤维大体走行特点为：外层多纵行，内层环行，中层多各方交织。选择纵切口即能最大程度顺应子宫肌层的分布特点，能够尽量降低对子宫肌纤维的损伤。对子宫肌纤维的保护主要针对术后有生育需求的患者。

子宫破裂作为瘢痕子宫阴道试产的并发症之一，发生率为0.5%～0.9%，严重时直接危及母儿生命[22]。杨琼玉[23]对瘢痕子宫阴道分娩的临床研究认为存在瘢痕子宫的患者，若再次妊娠，将增加子宫破裂发生率。陈红锦[24]对瘢痕子宫再次妊娠经阴道分娩的可行性和安全性进行了研究，认为子宫手术史对子宫肌纤维造成的损伤使其难以恢复至术前解剖状态，局部组织稳定性降低，同时可能存在盆腔局部组织粘连，两者也可能存在协同作用，一定程度上增加了再次妊娠后发生子宫破裂的风险。

2.结合子宫血管分布

子宫肌瘤的血管分布及血供特点意味着出血在子宫肌瘤剥除术中几乎是不可避免的。Bonney妇科手术学[25]提到，术中持续不断的渗血在一定程度上对手术者的操作造成困扰，增加了手术难度，在严重的失血征象表现出来前，术者很难有机会仔细对子宫体进行检查，此时容易造成其他小肌瘤的残留，或是影响术者对子宫进行缝合重塑的精细度，进而增加术后出血等并发症的发生率。

在子宫肌瘤剥除术中，由于子宫体部血管多呈横向弓状走行，纵切口对横向弓状血管的损失率较大，但对于近两侧主干血管的肌瘤，选择纵切口能够更大程度减少对近两侧主干血管的损伤，从而减少术中出血。结合子宫肌瘤具有的外周性血液供应特点，假包膜中生成的放射状分布的血管是子宫肌瘤血供的主要来源。故术中可根据肌瘤外周血管分布的特异性，避开血管选择合适的切口，达到减少术中出血的目的。同时子宫肌纤维具有外纵、内环、中交叉的特点，在减少对血管损伤的基础上尽可能选择纵切口能够更大程度减少对外层纵行肌纤维的损伤，更有利于患者术后的愈合，亦可使术后有妊娠需求的患者获益。

作者团队总结，若为开腹手术，术者有充足的空间和能力进行有效的止血操作，故对有生育需求的患者进行开腹手术时，因尽量行纵向切口，从而减少对外层肌纤维的损伤，术中尽量避免损伤子宫动脉上行支及宫角，最大限度降低术中出血量，若术中采用缩宫素、垂体后叶素，可使手术效果更佳。若为腹腔镜手术，尤其是单孔腹腔镜手术，因手术难度大，应充分考虑手术操作的便利性，结合肌瘤的位置、肌纤维及血管的走行选择合适的切口。

3.单孔手术中的可操作性

微创技术逐步成为子宫肌瘤剥除术的主流术式，对创面的缝合为整个手术中的关键步骤，在单孔腹腔镜下缝合更是成为公认的操作难点。若切口选择不当，造成术中缝合困难，一定程度上增加了出血、邻近组织脏器损伤等风险，严重时可增加中转开腹手术的概率。

作者团队通过大量临床实践得出经验，当术者在腹腔镜下对子宫创面进行缝合时，无论采用何种缝合方式，当采用子宫纵向切口时，持针器角度与切口平行，缝合难度相对较低，更有利于缝合，能够最大限度减少多余操作，减少对邻近组织脏器的损伤，降低术中并发症的发生率，缩短手术时间。尤其在单孔腹腔镜下操作时，因缺乏操作三角，缝合打结时双手配合困难，术中难以对子宫进行有效的固定，进而增加了缝合难度。故选择纵向切口降低缝合难度就显得尤为重要。

（四）单孔腹腔镜子宫肌瘤剥除术常用缝合方法

单孔腹腔镜技术在妇科子宫肌瘤领域发展迅猛，单孔腹腔镜下子宫肌瘤剥除术中对创面的缝合方法也在不断更新换代。近年来，对于单孔腹腔镜下子宫肌瘤手术的缝合方法已逐步常规化。由于单孔腹腔镜下缝合操作存在一定的“筷子效应”，以及桶状视野的影响，缝合操作三角区的丧失，导致单孔腹腔镜下缝合难度大大提升。纵观国内外研究，目前常用于单孔腹腔镜下子宫肌瘤剥除术中的缝合技术主要为单纯连续缝合与棒球式缝合。

1. 单纯连续缝合

单纯连续缝合作为连续缝合技术中最原始的方法，在倒刺线尚未普及的时代，手术者一般采用普通可吸收线进行缝合。单纯连续缝合从切口边缘顶端开始，用可吸收线由深到浅，逐层连续缝合，包埋缝合子宫浆膜层。有研究通过对单孔腹腔镜下子宫肌瘤剥除术中运用单纯连续缝合与棒球式缝合进行对比分析，观察组采用棒球式缝合，对照组采用单纯连续缝合，两者均采用普通可吸收线缝合子宫创面，实验结果表明，单纯连续缝合相对于棒球式缝合而言，在缝合时间、手术总时间、术中出血量、术后引流量、平均住院天数等方面均不占优势。同时，因使用普通可吸收线进行缝合时需要进行夹线，或因反复松动而进行反复牵拉操作，在手术时间、操作难度、术中及术后出血情况等方面也存在一定的劣势。倒刺线的使用在子宫肌瘤手术领域逐步得到肯定，手术者逐渐开始将倒刺线运用于子宫肌瘤单纯连续缝合。黄筱婧[26]对单向倒刺线在腹腔镜子宫肌瘤剥除术中的应用进行了研究，观察组50例采用单向可吸收倒刺线缝合肌瘤创面，对照组50例采用普通可吸收缝线缝合肌瘤创面，两组均采用单纯连续缝合。研究结果表明，使用倒刺线进行缝合操作在减少出血量、缩短手术时间、降低手术难度、缩短手术学习曲线、减少双极电凝对局部组织的损伤等方面均存在一定的优势。

2. 棒球式缝合

近年来，棒球式缝合在子宫肌瘤剥除术中逐步得到广泛的运用。棒球式缝合的操作如下：应用可吸收线对肌瘤剥除后的创面进行缝合，在切口的一侧自瘤腔创面的底部从内进针，从同侧外侧距离切口1.0～1.5cm的子宫浆膜面出针，然后从瘤腔对侧底部进针，从内往外向该侧行对称缝合，保持针距为1.0～1.5cm，进行连续缝合。

单孔腹腔镜下子宫肌瘤手术中采用棒球式缝合与采用单纯连续缝合相比，在操作难度、缝合时间、止血效果等方面均具有一定的优势。有研究对棒球式缝合法在单孔及多孔腹腔镜下子宫肌瘤剥除术中的疗效进行了分析，一组接受单孔腹腔镜子宫肌瘤剥除术治疗，另一组接受多孔腹腔镜子宫肌瘤剥除术治疗，两组均采用普通可吸收线并使用棒球式缝合法缝合子宫创面。研究发现，棒球式缝合用于单孔腹腔镜下子宫肌瘤剥除术效果满意，术后并发症的发生率与多孔腹腔镜手术无差异。近年来，倒刺线的出现使棒球式缝合法更加便捷有效。有研究对比分析了经脐单孔腹腔镜子宫肌瘤剥除术中采用倒刺线进行棒球式缝合和单纯连续缝合的效果。研究结果显示，相比采用倒刺线单纯连续缝合，棒球式缝合优势明显，能有效缩短手术时间，提高缝合效率，减少子宫肌层发生撕裂的可能性。

（五）单孔腹腔镜缝合口诀要点

为使单孔腹腔镜下子宫肌瘤剥除术顺利进行，对单孔腹腔镜下缝合技术的了解、掌握及熟练运用至关重要。因单孔腹腔镜下缝合操作存在明显的“筷子效应”、桶状视野等限制，更合适、更趁手的缝合方式与技巧能够在一定程度上降低手术难度，降低术中出血、脏器损伤等并发症的发生率。

1.概念基础

（1）正针：与开腹手术缝合相似，腹腔镜下正针即术者右手持持针器，夹持圆针，镜下见针头在持针器头左侧，针尖向上（图4-1）。

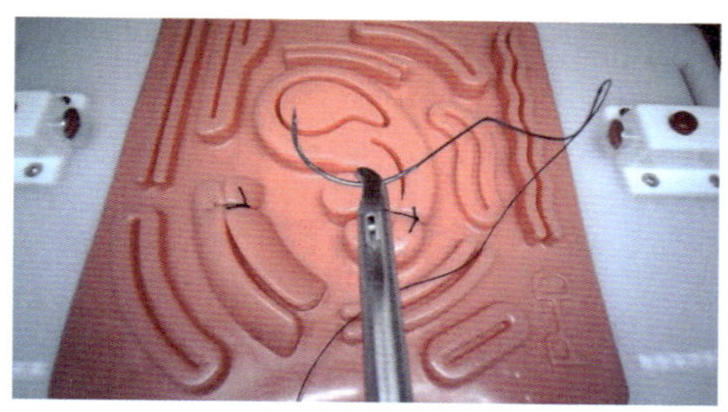

图4-1 正针

（2）反针：单孔腹腔镜下反针即术者右手持持针器，夹持圆针，镜下见针头在持针器头右侧，针尖向上（图4-2）。

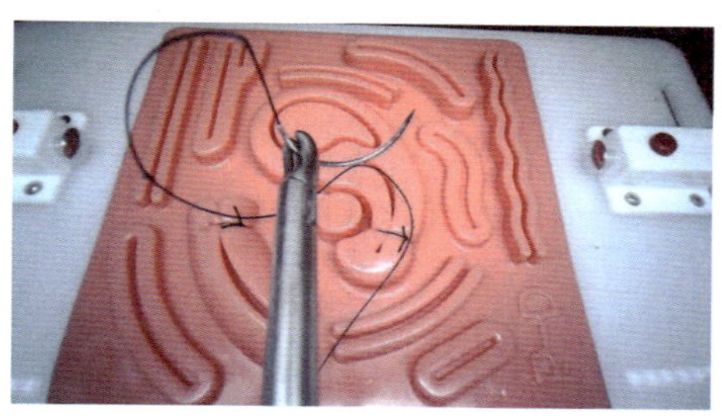

图4-2 反针

（3）倒针：与正针相反，腹腔镜下倒针即术者右手持持针器，夹持圆针，镜头下见针头在持针器头左侧，针尖向下（图4-3）。

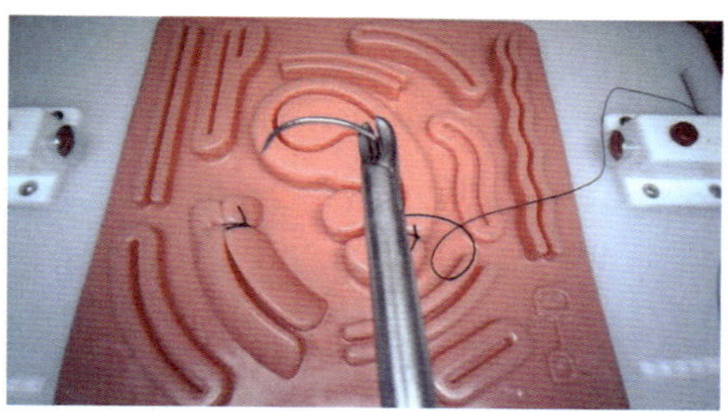

图4-3 倒针

（4）正缝：术者右手持持针器，夹持圆针，进针点在切口或切缘右侧，出针点在切口或切缘左侧（图4-4）。

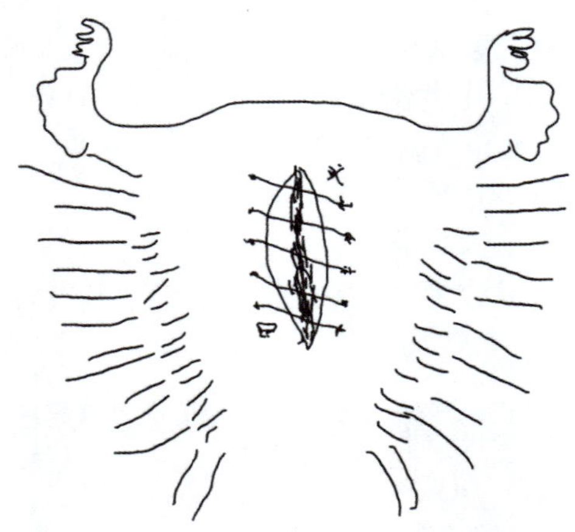

图4-4 单纯连续缝合正缝

注：以单纯连续缝合正缝为例，进针点在切口右侧距切缘0.5～1cm，出针点在切口左侧距切缘0.5～1cm

（5）反缝：术者右手持持针器，夹持圆针，进针点在切口或切缘左侧，出针点在切口或切缘右侧（图4-5）。

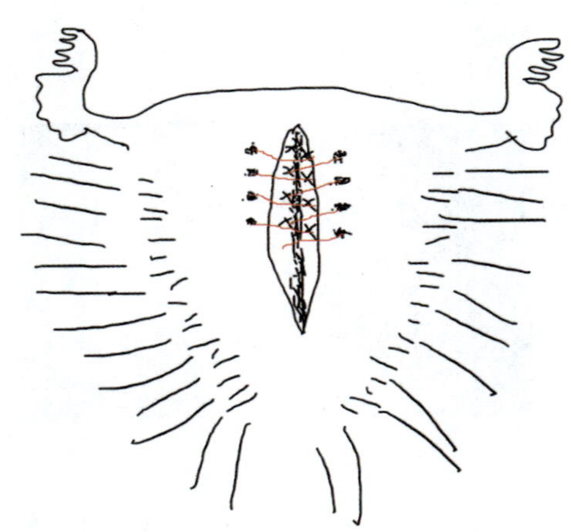

图4-5 连续棒球式缝合

注：以连续棒球式缝合为例，左侧切缘自瘤腔创面的底部从内进针，左侧外侧距离切口1.0～1.5cm的子宫浆膜面出针（左侧切缘正缝），然后从右侧瘤腔底部进针，右侧外侧距离切口1.0～1.5cm的子宫浆膜面出针（右侧切缘反缝）

2.单孔腹腔镜下缝合口诀

根据上述子宫的肌纤维分布走行及子宫与子宫肌瘤的血管分布与走行，结合单孔腹腔镜手术下缝合的可操作性与操作难度，作者团队以子宫纵向切口为例，总结经脐单孔腹腔镜下针对前、后壁子宫肌瘤分别采用连续缝合与棒球式缝合的缝合技巧。

若为子宫前壁肌瘤，单纯连续缝合时可采用正针正缝；棒球式缝合时，对于左侧切缘采用正针正缝，右侧切缘则采用反针反缝。若为子宫后壁肌瘤，单纯连续缝合时采用正针反缝；棒球式缝合时，对于左侧切缘采用倒针正缝，右侧切缘则采用正针反缝。特别是在进行子宫后壁肌瘤缝合时，采用举宫杯或其他辅助方式抬起子宫，获得操作空间后可降低操作难度，缩短手术时间。

缝合技术是单孔腹腔镜下的操作难点，肌瘤位置与大小存在个体差异。作者团队通过大量临床实践得出经验，灵活运用技巧口诀，合理综合运用各种缝合方式与技巧，一定程度上能够改善缝合技能，提高缝合效率，在减少术中术后并发症、缩短手术时间、改善患者预后等方面获益。

（六）总结与展望

从开腹手术发展到如今的单孔腹腔镜手术，就子宫肌瘤手术而言，创面的缝合始终是单孔腹腔镜下子宫肌瘤剥除术中的难点。在单孔腹腔镜下子宫肌瘤手术中如何对创面进行安全、有效、迅速、美观的缝合，是妇科微创手术用于子宫肌瘤领域需要重点攻克的内容。前文对子宫血管及子宫肌瘤血管分布与走行的特点，以及子宫肌纤维的分布与特性进行了研究，临床实践证明，单孔腹腔镜下子宫肌瘤手术选择纵向切口更符合子宫生理特点，能够减少术中及术后的出血，降低有妊娠需求患者发生子宫破裂的风险，同时在降低单孔腹腔镜下缝合难度方面有一定的优势，利于患者的预后。切口的正确选择为整场手术奠定了基础，而恰当的缝合方法与技巧可得到更佳的止血效果，为整场手术锦上添花。

临床实践证明，采用倒刺线进行棒球式缝合是推荐的，其在减少术中及术后出血量、缩短手术时间、降低对针眼出血追加缝合的概率、减轻患者组织损伤等方面较其他缝合方法而言更具优势，且在同等缝合条件下，其可操作性并不亚于使用倒刺线进行单纯连续缝合。在缝合操作中合理运用口诀，灵活运用各种缝合方式与技巧，一定程度上能够改善缝合效果。

就单孔腹腔镜下缝合操作难点，可做如下改进。器械进入时尽量垂直，减少对通道及邻近组织的损伤；术中镜头可与操作器械长短错位放置，在扩大手术视野的同时减少镜头与器械的相互干扰；对于器械与器械之间产生的“筷子效应”，可通过前后交错、反向操作、使用特殊长短器械拉开操作距离等方法加以解决。虽然解决问题的方法有很多，但要想成功将这些手术技巧运用于手术中仍需一定的基础与时间。现阶段，子宫肌瘤发病率趋于年轻化，对于单孔腹腔镜下子宫肌瘤剥除术的研究任重而道远。在单孔腹腔镜操作下，是否拥有更简便的操作技巧，是否存在更合适的切口与缝合方式能够达到更好的止血效果并提高患者的预后，是否存在更大限度降低肌瘤剥除术后患者受孕发生子宫破裂风险的技巧，仍值得我们继续探索。

（杜　雨　秦真岳　余红霞　张文笛　缪　妙）

参考文献

[1] Sulu B，Yildiz BD，llingi ED，et al. Single port vs. four portcholecystectomy-randomized trial on

quality of life [J]. Adv Clin Exp Med，2015，24 (3) : 469-473.

[2] Stewart KI，Fader AN. New developments in minimally invasive gynecologic oncology surgery [J]. Clin Obstet Gynecol，2017，60 (2) : 330-348.

[3] Saber AA，El-Ghazaly TH. Early experience with SILS port laparoscopic sleeve gastrectomy [J]. Surg Laparosc Endosc Percutan Tech，2009，19 (6) : 428-430.

[4] Liliana M，Alessandro P，Giada C，et al. Single-port access laparoscopic hysterectomy: a new dimension of minimally invasive surgery [J]. J Gynecol Endosc Surg，2011，2 (1) : 11-17.

[5] Semm K. New methods of pelviscopy (gynecologic laparoscopy) for myomectomy，ovariectomy，tubectomy and adnectomy [J]. Endoscopy，1979 11 (2) : 85-93.

[6] Tarasconi J. Endoscopic salpingectomy [J]. J Reprod Med，1981，26 (10) : 541-545.

[7] 陈继明，胡丽娜，刘俊玲，等. 单孔腹腔镜手术在子宫内膜癌中的应用初探 [J]. 中华腔镜外科杂志（电子版），2018，11 (5) : 318-320.

[8] Loïc，Lelievre，Patrice，et al. Para-aortic lymphadenectomy for gynecologic cancers: introducing the“trans-retro-peritoneal (TRP) single-port access”[J]. Ann Surg Oncol，2019，26 (8) : 2540-2541.

[9] Xu J，Duan K，Guan X，et al. Laparoendoscopic single-site inguinal lymphadenectomy in gynecology: preliminary experience at a single institution [J]. Arch Gynecol Obstet，2020，302 (2) : 497-503.

[10] Chambers LM，Carr C，Freeman L，et al. Does surgical platform impact recurrence and survival? A study of utilization of multi-port，single-port，and robotic-assisted laparoscopy in endometrial cancer surgery [J]. Am J Obstet Gynecol，2019，221 (3) : 243.

[11] 刘崇东，邓宇膨. 子宫肌瘤剔除术中如何发现隐匿肌瘤 [J]. 中国实用妇科与产科杂志，2019 (8) : 869-872.

[12] 喇端端，华祖德. 子宫的局部解剖与剖宫产术 [J]. 中国实用妇科与产科杂志，2000，16 (5) : 279-280.

[13] 吴献巍. 剖宫产术的子宫解剖与术前评估 [J]. 世界最新医学信息文摘，2013 (17) : 67，75.

[14] 刘新民. 妇产科手术学 [M]. 3 版. 北京：人民卫生出版社，2003: 203-873.

[15] 黄达元，徐海燕，廖成英，等. 子宫压迫缝合术在剖宫产产后出血中的应用研究 [J]. 检验医学与临床，2017，14 (2) : 270-272.

[16] 熊奕，余志红，卢峻，等. 子宫肌瘤的静脉超声造影研究 [J]. 中国妇幼保健，2007，22: 3290-3292.

[17] 曾北蓝，陈春林，余莉萍，等. 子宫肌瘤动脉内数字减影血管造影影像学特点及临床意义 [J]. 中国实用妇科与产科杂志，2002，18 (5) : 294-296.

[18] Bulafia O，Sherer DM. Transcatheter uterine artery embolization for the management of symptomatic uterine leiomyomas [J]. Obstet Gynecol Surv，1999，12: 745.

[19] Tinelli A，Vergara D，Ma Y，et al. Dystocia，uterine healing and uterine innervation: An unexplored intersection [J]. Curr Protein Pept Sci，2020，21 (5) : 440-442.

[20] Xiao J，Zhang C，Zhang Y，et al. Ultrasonic manifestations and clinical analysis of 25 uterine rupture cases [J]. J 0bstet Gynaecol Res，2021，47: 1397-1408.

[21] 李艳琴，韩代花. 子宫纵、横切口行子宫肌瘤剔除术临床结局分析 [J]. 医学信息，2010，23 (3) : 13，15.

[22] Chang YH. Uterine rupture over 11 years: a retrospective descriptive study [J]. Aust N Z J Obstet Gynaecol，2020，60 (5) : 709-713.

[23] 杨琼玉．疤痕子宫阴道分娩的临床研究 [J]．河北医学，2016，22（4）：627-629．
[24] 陈红锦．疤痕子宫再次妊娠经阴道分娩的可行性和安全性 [J]．中国继续医学教育，2018，10（8）：66-68．
[25] 陈晓军，丰有吉．Bonney妇科手术学 [M]．10版．上海：上海科学技术出版社，2007：88．
[26] 黄筱婧．单向倒刺线在腹腔镜子宫肌瘤剔除术中的应用研究 [J]．中国卫生标准管理，2020，11（21）：47-50．

五、单孔腹腔镜子宫肌瘤剥除术常用缝合方法与辅助技巧

【摘要】 子宫肌瘤为女性生殖系统最常见的良性肿瘤，随着微创手术的发展，单孔腹腔镜技术在子宫肌瘤剥除术中逐步应用，单孔腹腔镜手术与开腹或多孔腹腔镜手术相比，具有切口美观、恢复快、疼痛轻等优点。但其独特的操作难点也给术者带来极大的挑战。创面的缝合为子宫肌瘤剥除术中的关键步骤，在单孔腹腔镜下选择合适的缝合方法与辅助技巧，可在降低术者操作难度的同时满足患者的微创要求，增加手术的安全性与可行性，为单孔腹腔镜下子宫肌瘤剥除术的发展提供动力。

【关键词】 单孔腹腔镜手术；经脐；子宫肌瘤；缝合方法；辅助技巧

子宫肌瘤是女性生殖系统中最为常见的良性肿瘤，育龄期女性患者占20%～25%，40岁以上患者占30%～40%，围绝经期患者占70%～80%。绝经后女性患子宫肌瘤的概率明显降低[1]。在治疗效果相近的情况下，最小的创伤、最好的预后、最美观的效果、最少的并发症是外科手术的最终目的。随着微创医学的发展，腹腔镜技术已趋于成熟，人们对微创效果的追求逐步提升。基于此，经自然腔道内径手术开始发展并逐渐应用于临床实践之中[2]。

脐部是人体的天然瘢痕组织，经脐单孔腹腔镜手术（Trans-umbilical laparoscopic-endoscopic single site surgery，TU-LESS）完美诠释了微创手术对美容效果的执着追求。纵观单孔腹腔镜手术发展史，最初运用单孔腹腔镜技术的领域主要为胃肠外科和泌尿外科，因其学习周期相对较长，故而发展缓慢[3]。单孔腹腔镜手术在妇科领域中最早运用于输卵管绝育术。随着手术医师关于该技术经验的积累与改进，1979年，Semm等首次报道了单孔腹腔镜下子宫肌瘤剥除术[4]，开创了单孔腹腔镜技术在子宫肌瘤手术领域的应用先河。

近几年，LESS在妇科子宫肌瘤手术领域迅猛发展，缝合技术作为术中的关键步骤，单孔腹腔镜下对创面的缝合方法更是层出不穷。为追求更佳的预后，从早期的单纯间断缝合发展至当今流行的棒球式缝合，多种缝合方法各有所长。同时，为解决单孔腹腔镜下手术难度大的问题，各种辅助手段应运而生。以下将对单孔腹腔镜下子宫肌瘤剥除术中几种常用的手术缝合方式及辅助技巧进行综述。

（一）单孔腹腔镜子宫肌瘤剥除术中常用的缝合方式

在子宫肌瘤剥除术中，由于子宫组织的特异性，术中出血几乎不可避免，对创面的

缝合成为手术中的关键，对术中及术后出血量、手术时间、术后引流量、平均住院天数等方面的影响在于此。探索更合适的缝合方式显得尤为重要。

1.间断缝合

间断缝合技术属于外科手术中常用的缝合技术，运用非常广泛，几乎涉及所有外科手术领域。在妇科手术领域，用于单孔腹腔镜子宫肌瘤手术中的间断缝合方式主要有单纯间断缝合、间断“8”字缝合、间断褥式缝合等。间断缝合常常需要频繁拉线、倒线、绕圈、打结，在单孔腹腔镜肌瘤剥除术中操作熟练者可酌情选用，目前一般多用于补充缝合止血。

（1）单纯间断缝合：该缝合方法即对肌层、浆肌层或全层用可吸收线进行间断缝合以闭合瘤腔及切口。由于该方法容易出现较长的手术时间，且容易出现无效腔残留、出血量增多，尤其对于子宫体部肌瘤，其周围血管丰富，该缝合方法在子宫肌瘤手术中难以达到理想的效果[5]。近年来，此缝合方式运用于开腹、多孔腹腔镜或单孔腹腔镜下子宫肌瘤剥除术的相关报道较少见，仅在局部补充缝合止血时提及，作为术中主要缝合手段时多以对照组出现。

（2）间断“8”字缝合：子宫肌瘤手术中对创面的止血效果可直接影响患者的预后[6]。“8”字缝合术是手术中用于止血的常用缝合方式。以右手缝合为例，其缝合方法即由出血部位或切口右上角进针，左下角出针，再从左上角进针，右下角出针，最后收紧缝线并完成打结。该缝合法止血原理主要是用加压的方式促进出血部位血窦的愈合[7]。有研究指出[8]，“8”字缝合虽可有效止血，但在腹腔镜手术下，对出血多的切口部位进行“8”字缝合止血可导致瘤腔不能彻底闭合，致使无效腔的出现，尤其对于肌瘤体积较大的创面，由于需要较多的打结，缝合操作难度大，可致线结不牢固，增加术中及术后出血的概率。

基于单孔腹腔镜而言，间断“8”字缝合止血效果好，但在单孔腹腔镜下操作相对困难。由于间断“8”字缝合需要频繁缝合打结，而单孔腹腔镜手术往往缺乏助手的辅助帮忙，因此单孔腹腔镜子宫肌瘤剥除术中采用间断“8”字缝合模式，操作者需要绕线圈2～3圈（最好是3圈），收紧线结时才能保证线结的张力足够，不至于使线结松解。这种打结绕线圈模式在单孔腹腔镜下相对困难且费时，不建议单孔腹腔镜手术初学者采用，单孔腹腔镜下操作熟练者可以酌情使用。

（3）间断褥式缝合：间断褥式缝合法用于子宫肌瘤手术时，多为间断水平褥式及间断垂直褥式缝合法。两者均能够有效关闭瘤腔，对子宫的切口起到有效的压迫止血作用。

间断水平褥式缝合用于子宫肌瘤手术中，常采用间断水平褥式内翻缝合法（Halsted缝合法）。这一缝合方法常运用于腰大池引流患者导管周围皮肤的缝合[9]、腹股沟疝修补[10]及胃肠道浆肌层缝合等。在子宫肌瘤手术中，该缝合方法即对浆肌层用可吸收线于距离切口0.5～1.0cm处进针，在同侧距离进针点0.5～1.0cm处出针，后于对侧距离切口0.5～1.0cm处进针，使该进针点与对侧出针点的连线与切口垂直，接着在同侧距离该侧进针点0.5～1.0cm处出针，使得该出针点与对侧进针点的连线与切口垂直，进出针点连线与切缘平行。该缝合法能够起到有效的压迫止血作用，同时能很好对合子宫切口，使子宫创面外观更加平整光滑，减少术后盆腔组织粘连的发生[11]。与单纯间断缝合相比，该缝合方式在止血效果和手术时间方面更具优势，更能减少手术创伤[12]。

间断垂直褥式缝合即用可吸收线于距离切口0.5～1.0cm处进针，兜底缝合，至切口对侧距切缘0.5～1.0cm的对称点穿出，然后再于该侧距切缘0.1～0.2cm处进针，于对侧距切缘0.1～0.2cm处出针，打结闭合瘤腔。周筠兰[13]等通过对连续扣锁缝合术、棒球式缝合术和间断褥式缝合术在单孔腹腔镜下子宫肌瘤剥除术中疗效的分析，认为将此方法用于腹腔镜手术虽可保持开腹手术时使用此缝合法的优点，但在单孔腹腔镜缝合期间需要频繁地操作手术器械进行拉线、倒线，容易出现松脱，手术难度大，手术时间明显延长。

2.连续缝合

连续缝合法在妇科手术中的运用十分广泛，相比各种间断缝合，连续缝合在手术时间上呈现出明显的优越性。单孔腹腔镜子宫肌瘤手术领域主要采用单纯连续缝合、连续锁边缝合、棒球式缝合等。

（1）单纯连续缝合：该缝合法在子宫肌瘤手术发展过程中属于比较传统的缝合方式，即从切口边缘顶端开始，用可吸收线由深到浅逐层连续缝合，包埋缝合子宫浆膜层。祝娟[14]通过对单孔腹腔镜下子宫肌瘤剥除术中运用单纯连续缝合与棒球式缝合法疗效的分析，认为该方法在缝合时间、手术总时间、术中出血量、术后引流量、平均住院天数等方面均不占优势。近年来，倒刺线的出现使该缝合法的使用率再次提升。赖筱琍[15]等通过对倒刺线与普通可吸收缝线缝合子宫肌瘤疗效的分析，认为使用倒刺线进行连续缝合在减少术中出血量、缩短手术时间等方面有着一定的优势。其止血效果与操作难度不亚于采用倒刺线进行棒球式缝合。

（2）连续锁边缝合：该缝合法由单纯连续缝合演变而来，缝合方法即自切口顶端开始，用可吸收线从外向内进针，后从内向外出针，出针时使缝线与前一针出针的缝线交叉，锁边处理，切口创面较深时，由深到浅逐层缝合。连续锁边缝合主要为向内的力，止血效果好[16]，但操作难度大，用于单孔腹腔镜下子宫肌瘤手术时，若瘤腔较深，难度进一步增加，可能会出现手术时间长、多余步骤增多，进而影响其止血效果。国内外在单孔腹腔镜子宫肌瘤手术领域对此缝合法的相关报道较少，手术者可根据术中情况酌情使用。

（3）棒球式缝合：棒球式缝合法是子宫肌瘤缝合的常用方法，近年来，无论是开腹手术还是多孔腹腔镜手术，该方法均被广泛运用。棒球式缝合法用于子宫肌瘤创面的缝合，可使切口连接更为紧密，从而更好地发挥止血效果[17]。子宫棒球式缝合方法如下：应用可吸收线对肌瘤剥除后的创面进行缝合，在切口的一侧自瘤腔创面的底部从内进针，从同侧外侧距离切口1.0～1.5cm的子宫浆膜面出针，然后从瘤腔对侧底部进针，从内往外向该侧行对称缝合，保持针距为1.0～1.5cm，进行连续缝合。

纵观国内外研究，单孔腹腔镜下子宫肌瘤手术中采用棒球式缝合法，与采用上述其他缝合法对比，在操作难度、缝合时间、止血效果等方面具有一定的优势。王国贺[18]通过对棒球式缝合法在单孔及多孔腹腔镜下子宫肌瘤剥除术中疗效的分析，发现棒球式缝合法用于单孔腹腔镜下子宫肌瘤剥除术效果满意，术后并发症的发生率与多孔腹腔镜手术无差异。近年来，倒刺线的出现更是为棒球式缝合法锦上添花。王和坤[19]等选择了棒球式缝合法和单纯连续缝合法运用于经脐单孔腹腔镜子宫肌瘤剥除术，均采用倒刺线进行缝合，得出结论，棒球式缝合法从内向外的走针特点，使得拉紧缝线后压力走向子宫平滑肌方向，在使用倒刺线的基础上，更能形成均匀而强劲的止血力度，降低针眼渗血的概率，一定程度上减少了追加缝合的机会，从而缩短了手术时间，减少了子宫肌层发生撕裂的可能性。

（二）单孔腹腔镜子宫肌瘤剥除手术缝线的合理选择

近年来，单孔腹腔镜下子宫肌瘤剥除手术适应证逐步扩大，对子宫肌瘤位置、数目、大小的限制逐步放宽，随之带来的问题亦相对增多[20]。术中出血量增加一定程度上增加了手术难度，影响了视野显露，尤其对于子宫后壁肌瘤或其他特殊部位肌瘤，缝合时易出现松脱，进一步增加术中出血量，影响手术效果，增加术后并发症发生率[21]。为减少术中出血，降低缝合难度，在具备良好的缝合技术与方法的前提下，缝线的选择固然重要。目前，用于腹腔镜或单孔腹腔镜下子宫肌瘤剥除术的缝线主要为普通可吸收线及倒刺线。

1. 普通可吸收线

对子宫肌瘤手术瘤腔的缝合，既往常采用普通可吸收线进行缝合，已有大量国内外文献认为普通可吸收线进行瘤腔缝合是可行的。对子宫肌瘤瘤腔的缝合要求是紧密，因普通可吸收线表面质地较光滑，且瘤腔的切口张力大，在缝合时如无助手协助牵拉，易使前面的缝合松动，在连续缝合时达到紧密的缝合效果需要助手反复牵拉，相互密切配合完成。手术时间耗费较长，存在一定的失误率，易出现术中出血增多，且多次对组织的切割增加了术中针眼出血的概率，增加了手术难度。在单孔腹腔镜手术时，如遇到后壁肌瘤或其他特殊部位肌瘤时，困难进一步增大，有时难免中转多孔手术进行操作[22]。

2. 倒刺线

倒刺线的设计精密合理，其表面分布了微小倒刺，紧密均匀排列，形成“锯齿”样结构，这种特殊的设计可以使术中缝合时即使无助手牵拉、未打结时，依然能保证对切口的紧密对合。Greenberg和Einarsson[23]首次将倒刺线运用于妇产科手术。Aoki等[24]通过对倒刺线和普通可吸收线的对比，认为采用倒刺线进行瘤腔缝合可减少25%的手术时间，相对于用采用普通可吸收线进行缝合，减轻了手术医生的负担。Angioli等[25]通过研究，认为采用倒刺线进行缝合能够明显减少术中出血量。黄筱婧[26]通过研究，认为将倒刺线用于瘤腔缝合是安全、有效、可行的，在减少术中出血、缩短手术时间方面具有明显优势，进而减少了止血时用双极电凝对子宫组织及邻近组织器官的能量损伤；一定程度增强了手术医师在学习腹腔镜缝合操作方面的信心，缩短了学习曲线。

（三）单孔腹腔镜子宫肌瘤剥除术缝合方式的合理选择

因单孔腹腔镜存在一定的操作局限性，在掌握操作技术技巧的前提下，为支撑手术的顺利进行，选择合适的缝合方法及缝线的选择起着重要的作用。就单纯缝合而言，单纯间断缝合操作难度不亚于间断“8”字缝合或褥式缝合，且其止血效果欠佳，在单孔腹腔镜下已极少使用。连续缝合相比于间断缝合，在操作难度、手术时间、止血效果上均具有优势。在闭合瘤腔方面，连续缝合占主导地位，间断缝合技术偶在瘤腔深部止血时运用。连续锁边缝合因其在单孔腹腔镜下操作存在较大的操作难度，且止血效果较棒球式缝合无明显优势，现已少用。虽然棒球式缝合在减少术中出血、降低缝合难度等方面较单纯连续缝合更具优势，但随着倒刺线在妇科手术中的运用，其无须拉线即能使切口紧密对合止血的特点使得单纯连续缝合也能够达到棒球式缝合的止血效果。将倒刺线运用于子宫肌瘤手术缝合，能够降低对术者缝合技术的要求，进而缩短手术时间，减少术中及术后出血的发生。笔者团队通过大量临床实践，总结认为：单孔腹腔镜子宫肌瘤缝合术中，如选择倒刺线进行缝合，以连续缝合或棒球式缝合为益，其在减少出血、降低手术难度、减少手术时间等方面更具优势；如选择普通可吸收线，间断缝合更适合在瘤腔深部止血时使用，且需克服打针绕线圈的困难，更加考验术者的缝合基本功；连续缝合或棒球式缝合操作时需注意线结收紧，单孔腹腔镜下单人操作无人辅助收线时，更加考验术者左手的操控力。

（四）单孔腹腔镜子宫肌瘤剥除术中常用的辅助缝合技巧

近年来，随着医疗条件的改善，单孔手术成为研究的热点话题[27]。广大学者在运用单孔腹腔镜技术的过程中，发现对操作者术中进行病灶的固定、创面的缝合有着极高的要求。该方面也成为单孔腹腔镜手术中的技术难点。在妇科经脐单孔腹腔镜下子宫肌瘤手术领域中，由于组织的特异性，缝合要求显得极为重要。国内外专家学者为此探究了多种辅助技巧，以下列举几种近年来较常见的辅助手术缝合技巧。

1.针钩辅助法

针钩辅助法运用于单孔腹腔镜手术中最早出现于小儿外科手术领域[28]。在妇科手术领域，单孔腹腔镜发展的初期，操作空间小、手术难度大仍然是学习该手术所必须面临的问题。针钩辅助法运用于单孔腹腔镜手术中犹如“无形的双手”，使得单孔手术技术难度大大降低，腹壁无明显瘢痕，达到微创外科手术所追求的美容效果[29]。

针钩辅助法用于单孔腹腔镜子宫肌瘤剥除术时，主要操作方法即分别在左右腋前线与锁骨中线之间，下端距耻骨联合上缘5cm左右水平采用带线直针，错开腹壁血管区域，穿刺进入腹腔，用针持分别夹持两侧的直针，将其弯成V形或U形鱼钩状。根据手术操作时的需求，钩取、固定、牵拉肌瘤或肌瘤周围子宫肌层，暴露瘤体与周围子宫肌层之间的间隙，从而辅助子宫肌瘤剥除。随后，通过针钩对肌瘤或创面的子宫肌层进行固定、提吊，可以辅助将剥除的肌瘤装袋取出，以及辅助对子宫创面的缝合。手术结束后，可经脐孔取出针钩，减少对皮肤损伤，达到无痕效果。

肖倩琨[30]等，选择针钩法与非针钩法行经脐单孔腹腔镜子宫肌瘤剥除术。结果表明针钩法在经脐单孔腹腔镜子宫肌瘤剥除术中在术野的显露、术中对肌瘤进行的装袋取出，对子宫创面的缝合方面均起到很好的提吊、固定辅助作用；在降低手术难度、缩短手术时间、减少术中出血量、提高手术成功率等方面展现出极大的优势，从而认为针钩法运用于单孔腹腔镜下子宫肌瘤剥除术是安全、可行、有效的。

2.悬吊线法

单孔腹腔镜手术在操作时存在较明显的“筷子效应”，初学者存在一定的困难[31]，将悬吊线法运用于经脐单孔腹腔镜手术中，能够有效固定脏器，暴露创面，从而进一步解决单孔腹腔镜手术在应用过程中操作难度大、手术时间长等问题，降低对术野的影响[32]。

悬吊线法用于单孔腹腔镜子宫肌瘤剥除术时，主要将其运用于切口缝合阶段，其操作方法主要为：术中将子宫肌瘤剥除后，在子宫肌瘤创面起始端位置对应的左或右下腹部位置，以普通薇乔线在单孔腹腔镜镜头直视下穿刺进入盆腔，拉入适当长度薇乔线，血管钳固定留在体外端的部分缝线，腹腔中带针侧缝线以连续缝合方式缝合组织创面。调整体外端的缝线长度以牵拉保持张力，维持提拉固定效果，便于腹腔内组织缝合，缝合结束后，采用送线法同时拉紧线头两端进行打结。

王春阳[33]等通过借鉴腹腔镜胆囊切除手术中胆囊缝线悬吊技术[34]来探究悬吊线法运用于妇科单孔腹腔镜手术的优势，认为悬吊线法可根据术中情况的需要，选择从腹壁进针的位置，通过调节留置体外的缝线长短与松紧，从而悬吊或固定子宫在盆腔的位置，使肌瘤剥除后的创面清晰显露，利于术者在单孔腹腔镜下对子宫创面的缝合，进而在确保手术安全的情况下降低了手术难度，尤其在无性生活史禁止放置举宫杯的子宫肌瘤患者人群中，悬吊线法的运用显得尤为重要，解决了无举宫杯情况下子宫固定的难题。单孔腹腔镜下打结困难，悬吊线法的体内外结合打结使之简化易行。该方法还具有腹壁不留痕、经济实惠等特点。周慧[35]选择用悬吊线法经脐单孔腹腔镜手术及常规多孔腹腔镜手术用于子宫肌瘤及卵巢囊肿患者，比较两组各项手术相关指标的发生率。实验中发现悬吊线法在调节长度、松紧方面具有优势，在盆腔中固定子宫或卵巢的位置有着积极的意义，改善了手术难度大、创面显露困难不利于缝合的问题。通过实验数据得出结论，将悬吊线法用于单孔腹腔镜子宫肌瘤或卵巢囊肿手术中，可使患者术后出现并发症的概率降低，能够获得更好的手术指标。

3. 单手操作法

单孔腹腔镜手术中，由于腹腔镜镜头及各种手术器械均经脐部单一切口进入腹腔，易造成镜头与器械之间、器械与器械之间在腹腔内外的相互干扰，无法充分展开形成操作三角，降低手术安全性[36]。此外，单孔腹腔镜手术主要由单人操作，没有助手帮助，容易影响手术视野范围的显露，进而导致手术难度的增加，手术失败率提高[37]。

国内外相关研究表明，将单孔腹腔镜手术用于子宫肌瘤剥除术是可行的，具有相对较高的安全度。但相对于多孔腹腔镜手术方式而言，单孔腹腔镜手术虽在一定程度上可能适当缩短手术时间，但其操作难度较大，由于单孔手术入路形式限制，形成桶装视野，以及器械经单孔操作，形成“筷子效应”，单孔手术仍存在一定的局限性[38]。减少器械或镜头之间相互干扰，降低筷子效应是单孔腹腔镜镜下缝合成功的一个关键因素。在单孔腹腔镜子宫肌瘤剥除术缝合时采用免打结倒刺线，利用助手举宫操纵子宫方向，配合缝合。采用单手进行缝合、拉线，减少进入术野的器械数量，可以腾出更多的操作空间，从而有效降低或避免筷子效应，更利于子宫肌瘤创面缝合。

4. 术式改良法

单孔腹腔镜技术对初学者要求较高，难度较大，一定程度上限制了单孔腹腔镜技术在该领域的发展，近年来国内外研究中逐渐演变出了改良术式。改良单孔腹腔镜手术在妇科手术领域中的运用如下：以经脐单孔腹腔镜手术为基础，在左腹或下腹增加一个

0.5cm的操作孔，以此降低单孔腹腔镜下子宫肌瘤手术缝合难度。

王晓樱[39]等通过对改良经脐单孔腹腔镜子宫肌瘤剥除术有效性及安全性的探究，认为改良经脐单孔腹腔镜手术对肌瘤的数量及大小不受限制，一定程度上对手术的适应证进行了扩大。与多孔腹腔镜手术相比，改良单孔腹腔镜子宫肌瘤剥除术在手术时间、术中及术后出血量方面均占优势，且学习周期短，降低了肌瘤剥除及对创面缝合的难度。同时对于多孔腹腔镜手术经验丰富的学者而言，几乎未增加手术难度，左下腹操作孔的使用，解决了单孔腹腔镜手术中"同轴平行/管状视野"[40]的问题，降低了术者与助手之间的干扰，特别是对于较大的子宫肌瘤而言，可在左下腹操作孔辅助下，将病灶提至近脐部切口处进行剥离及缝合，使得缝合更加标准、规范、有效、安全，相比传统腹腔镜手术而言更易把握。覃小妮[41]等选择改良经脐单孔腹腔镜手术、传统经脐单孔腹腔镜手术及传统3～4孔腹腔镜手术行子宫肌瘤剥除术，比较三组患者的围术期相关指标、术后并发症发生率及切口美观满意度。研究数据结果表明，改良单孔腹腔镜手术用于子宫肌瘤剥除在手术时间、术中出血量、术后并发症发生率、切口美观满意均占优势。研究发现，在达到美观效果的基础上，改良经脐单孔腹腔镜手术在左下腹操作孔的使用与传统经脐单孔腹腔镜手术相比，前者更能避免术中对子宫肌瘤创面缝合时器械干扰，极大限度克服"筷子效应"，在缩短手术时间、改善操作人员手术视野方面有着极大的优势；与传统多孔腹腔镜手术相比，改良单孔腹腔镜手术中可将肌瘤自脐部行"削苹果式"取出，同时可使创面贴近脐孔，对子宫肌瘤创面的缝合提供极大的帮助，操作难度低。

（五）小结与展望

外科手术的最终目的是最小的创伤、最好的预后、最美观的效果、最少的并发症。单孔腹腔镜手术的逐步成熟是微创外科发展的必然趋势。回顾微创外科的发展历程能够看出，在逐步放宽手术指征、完成更加复杂的手术的同时，保证手术的微创效果是该微创领域发展的方向与目标。妇科手术致力于服务女性群体，在美观上的研究更是重中之重，更小、更少的切口更能体现出微创的优势。从开腹手术发展到当今的单孔腹腔镜手术，创面的有效缝合始终是子宫肌瘤剥除术中的重点步骤。单孔腹腔镜手术具有明显的微创优势，但是单孔腹腔镜手术所产生的"筷子效应"极大地增加了手术的操作难度。单孔腹腔镜子宫肌瘤剥除术中对创面进行安全、有效、迅速、美观的缝合是该术式需要重点攻克的难点。

就缝合方式而言，随着外科缝合技术的发展，对子宫采用间断缝合的推荐度已明显低于连续缝合。国内外临床研究表明，采用倒刺线进行棒球式缝合是推荐的，其在减少术中及术后出血量、缩短手术时间、降低对针眼出血追加缝合的概率、减轻患者组织损伤等方面较其他缝合方法而言更具优势。且在同等缝合条件下，其可操作性并不亚于使用倒刺线进行单纯连续缝合。为了解决单孔腹腔镜子宫肌瘤剥除术中的缝合技术难点，国内外研究介绍了多种辅助缝合技巧，如针钩辅助法、悬吊线法、单手缝合法、术式改良法等。虽然这些方法通过相应的临床研究已被初步认为是有效的，但其安全性和可行性还需进一步研究明确。那么，是否具有更加微创且安全可行的辅助技巧来降低单孔腹腔镜子宫肌瘤缝合难度值得我们探索与思考。现阶段，对于单孔腹腔镜下子宫肌瘤剥除术创面的缝合方法仍在探索阶段。我们需要在进一步提高手术操作技能的同时进一步优化手术器械，以提高单孔腹腔镜镜下缝合效率。单孔腹腔镜操作下是否拥有更合适的缝合方式，是否拥有更加智能化的器械设备，是否拥有更加高效、低创的辅助缝合技巧都值得我们进一步研究与探索。

（杜　雨　王　薇　魏　民　徐　琳　花茂方）

参考文献

[1] 刘崇东，邓宇膨. 子宫肌瘤剔除术中如何发现隐匿肌瘤 [J]. 中国实用妇科与产科杂志，2019（8）：869-872.

[2] 冯爱花，张明. 单孔腹腔镜与多孔腹腔镜卵巢囊肿剔除术临床疗效对比研究 [J]. 世界最新医学信息文摘，2018（91）：49.

[3] Liliana M，Alessandro P，Giada C，et al. Single-port access laparoscopic hysterectomy：a new dimension of minimally invasive surgery [J]. J Gynecol Endosc Surg，2011，2（1）：11-17.

[4] Semm K. New methods of pelviscopy（gynecologic laparoscopy）for myomectomy，ovariectomy，tubectomy and adnectomy [J]. Endoscopy，1979，11（2）：85-93.

[5] 曾秀琼. 间断水平褥式内翻缝合法在壁间子宫肌瘤剔除术中的临床应用 [J]. 吉林医学，2011，32（16）：3177-3178.

[6] Palacios-Jaraquemada José Miguel. Efficacy of surgical techniques to control obstetric hemorrhage：analysis of 539 cases. [J]. Acta Obstet Gynecol Scand，2011，90（9）：1036-1042.

[7] 黎锋华. 环形间断缝合术与8字缝合术对前置胎盘剖宫产出血的效果 [J]. 中外医学研究，2020，18（10）：124-126.

[8] 刘瑞军. 内翻缝合与8字缝合应用于子宫肌瘤剔除术效果观察 [J]. 临床医学，2017，37（8）：39-40.

[9] 张琪英，费建妹，董利英，等. 持续腰大池引流患者并发颅内感染的危险因素分析及预防 [J]. 中国消毒学杂志，2015，32（2）：176-177.

[10] 史向荣. 两侧性腹股沟疝同时手术修补42例 [J]. 基层医学论坛，2002，6（3）：31.

[11] Dubuisson JB，Fauconnier A，Babaki-fard K，et al. Laparoscopic myomectomy：a current view [J]. Hum Reprod Update，2000（6）：588.

[12] 戴红，王庆一. 腹腔镜肌壁间子宫肌瘤剔除术缝合方式的探讨 [J]. 中国妇幼保健杂志，2007，22（24）：34-42.

[13] 周筠兰，罗永泽，徐杏，等. 不同缝合方法对单孔腹腔镜子宫肌瘤剔除术的安全性和有效性对比研究 [J]. 健康必读，2022（17）：270-272.

[14] 祝娟. 单孔腹腔镜子宫肌瘤剔除术的缝合方式的临床研究 [J]. 母婴世界，2021（20）：31.

[15] 赖筱琍，王繁，朱含笑，等. 二种缝线在腹腔镜下大子宫肌瘤剔除术的疗效观察 [J]. 中国高等医学教育，2018（9）：134-135.

[16] 尚江苹. 单层连续缝合法与扣锁缝合法在剖宫产产妇中的应用比较 [J]. 实用中西医结合临床，2022，22（1）：84-86.

[17] 万晨东，朱晨燕，魏方方. 棒球式缝合法在腹腔镜子宫肌瘤切除术中的临床应用 [J]. 腹腔镜外科杂志，2018，23（8）：40-43.

[18] 王国贺. “棒球缝合法”应用于单孔及多孔腹腔镜子宫肌瘤剥除术的效果比较 [J]. 河南医学研

究，2021，30（9）：1593-1595.
[19] 王和坤，黎晓立，区瑾华．经脐单孔腹腔镜子宫肌瘤剔除术中应用棒球缝合法的可行性及效果［J］．实用中西医结合临床，2020，20（8）：78-80.
[20] 彭华，何丽．垂体后叶素联合米索前列醇在腹腔镜下子宫肌瘤剔除术中的应用效果分析［J］．中国临床新医学，2019，12（10）：1091-1094.
[21] 潘伟康，顾光平．腹腔镜子宫肌瘤剔除术两种缝合方法疗效比较［J］．中外医疗，2017（26）：68-70.
[22] 李芳，王爽，曹变娜．两种缝线在腹腔镜子宫肌瘤剔除术中的应用对比［J］．中国卫生标准管理，2018，9（16）：48-50.
[23] Greenberg JA，Einarsson JI．The use of bidirectional barbed suture in laparoscopic myomectomy and total laparoscopic hysterectomy［J］．J Minim Invasive Gynecol，2008，15（5）：621-623.
[24] Aoki Y，Kikuchi I，Kumakiri J，et al．Long unidirectional barbed suturing technique with extracorporeal traction in laparoscopic myomectomy［J］．BMC Surg，2014，14（1）：1-6.
[25] Angioli R，Plotti F，Montera R，et al．A new type of absorbable barbed suture for use in laparoscopic myomectomy［J］．Int J Gynaecol Obstet，2012，117（3）：220-223.
[26] 黄筱婧．单向倒刺线在腹腔镜子宫肌瘤剔除术中的应用研究［J］．中国卫生标准管理，2020，11（21）：47-50.
[27] 金振伟，李颖，张广英，等．经脐单孔腹腔镜下巨大子宫切除术1例报道并文献复习［J］．山东大学学报（医学版），2019，57（12）：1-4.
[28] 李瑞斌，李艳茹，吴攀，等．自制穿刺带线针辅助单孔腹腔镜疝囊高位结扎术治疗小儿腹股沟疝［J］．中国普通外科杂志，2017，26（10）：1230-1236.
[29] 邓海成，麦佐镰，孙康，等．针钩辅助的经脐单孔腹腔镜阑尾切除术［J］．腹腔镜外科杂志，2010，15（11）：855-856.
[30] 肖倩琨，戚潜辉，邓樑卿，等．针钩辅助下经脐单孔腹腔镜子宫肌瘤剔除术疗效观察［J］．中国实用妇科与产科杂志，2023，39（1）：119-122.
[31] 孙大为，张颖．单孔腹腔镜手术在异位妊娠诊治中的应用［J］．中国实用妇科与产科杂志，2017，33（9）：903-906.
[32] 黄红莲，潘琦文，李建湘，等．悬吊线法经脐单孔腹腔镜手术在卵巢囊肿剥除中的临床应用［J］．中国性科学，2022，31（5）：68-72.
[33] 王春阳，韩璐，郭凤．悬吊线法经脐单孔腹腔镜在妇科手术的应用［J］．中华腔镜外科杂志（电子版），2018，11（1）：35-38.
[34] 刘泽良，朱建方，何伟．腹腔镜胆囊切除术中胆囊缝线悬吊技术的应用体会（附1200例报告）［J］．腹腔镜外科杂志，2015，20（8）：602-605.
[35] 周慧．悬吊线法经脐单孔腹腔镜在妇科手术的应用探讨［J］．健康之友，2020（24）：14-15.
[36] 黄琳娟，代雪林，唐均英，等．"三位一体"认识和处理单孔腹腔镜的"筷子效应"［J］．医学与哲学，2008，39（605）：76-77.
[37] 熊巍，孙大为，张俊吉，等．经脐单孔腹腔镜与传统三孔腹腔镜卵巢囊肿剔除的对比研究［J］．中华妇产科杂志，2014，49（3）：176-178.
[38] 李巍．经脐单孔腹腔镜阑尾切除术对老年急性阑尾炎患者术后胃肠道功能和疼痛的影响［J］．河南医学研究，2019，28（19）：3500-3501.
[39] 王晓樱，李妍．改良经脐单孔腹腔镜子宫肌瘤剔除术［J］．中国微创外科杂志，2019，19（10）：919-921.
[40] 赵万成，杨清，王光伟．经脐单切口腹腔镜在子宫肌瘤剔除术中的应用［J］．中国内镜杂志，

2014，20（3）：286-289.

［41］覃小妮，潘琦文，陈慧峰，等. 改良经脐单孔腹腔镜对子宫肌瘤剔除术患者围术期指标、术后并发症和切口美观满意度的影响［J］. 当代医药论丛，2022，20（20）：86-89.

微切口妇科单孔腹腔镜手术理念

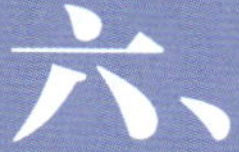

六、微切口妇科单孔腹腔镜手术现状与进展

在能够保证患者安全及手术效果的前提下，寻求创伤更小的诊治手段是微创外科医师不断努力的目标。在“无瘢痕”理念的倡导下，单孔腹腔镜技术（laparoendoscopic single-site surgery，LESS）被越来越多地应用到临床实践中[1，2]。在能够保证手术效果的基础上，相较于传统的三孔、四孔腹腔镜手术，LESS具有创伤小、术后恢复快、美容效果好等优势[3，4]。现将微切口单孔腹腔镜妇科手术的现状与进展综述如下。

（一）微切口妇科单孔腹腔镜手术近年的发展现状

2009年Saber等[5]报道了将单孔腹腔镜应用于袖状胃切除手术，并取得了初步成功，这意味着在器械条件充足、手术准备充分、手术经验丰富的情况下，单孔腹腔镜手术也可应用于体重指数（BMI）较高的肥胖患者。自1981年Tarasconi[6]首次报道了经脐单孔腹腔镜下双侧输卵管切除术，LESS技术在妇科领域的应用日渐成熟。2018年陈继明等[7]报道了单孔腹腔镜下子宫内膜癌手术4例，2019年Loïc等[8]报道了单孔腹腔镜下妇科恶性肿瘤的淋巴结切除术，2020年Xu等[9]报道了单孔腹腔镜下会阴癌和阴道癌手术6例，可以预见单孔腹腔镜手术除了可以应用于简单妇科良性疾病的治疗外，也将逐渐在难度较高的妇科恶性肿瘤复杂手术治疗中发挥作用。传统的经脐单孔腹腔镜由于需要在脐孔部位切开1.5～3cm的切口，超过脐轮的范围，可能会破坏脐孔形态，仍不可避免地留下肉眼可见的体表瘢痕，并可能会增加脐部切口疝发生的概率。陈继明等[10]首先报道了5mm微切口单孔腹腔镜下全子宫切除术并获得了成功。在传统经脐单孔腹腔镜的基础上，采用大小为0.5～1cm的微切口，使手术切口完全局限于脐轮范围内，并在腹腔内手术操作结束后行脐整形术，使脐孔结构恢复自然凹陷状态。微切口单孔腹腔镜手术的术后美容效果极佳，脐部瘢痕挛缩后与天然脐孔结构融为一体，浑然天成，难以辨认，真正实现了“无瘢痕”的手术追求，体现了医者的微创理念与人文关怀。

（二）微切口单孔腹腔镜手术入路构建与切口重塑

1. 手术入路的构建

进行微切口LESS前需要做常规腹腔镜手术术前准备，并重点消毒患者脐部，以预防术后切口愈合不良，保证手术效果。患者取头低臀高截石位，以便更好显露盆腔结构。提起脐部边缘后在脐部正中做一长度为5～10mm的纵向切口，确保切口不超过脐轮（图6-1a），向下逐层切开直至腹膜。在皮肤切口两端各纵向切开皮下组织约3mm以获取更大的手术操作空间，并辅以切口保护套的翻转，利用组织的弹性可形成直径10～15mm的操作空间（图6-1b和图6-1c）。置入手术入路平台，形成操作通路。设置气腹，放置器械，评估手术可行性后完成腹腔内手术操作。

2. 手术切口的重塑

手术操作结束后，用剪刀剪开切口保护套，在腹腔镜引导下，小弯血管钳通过切口保护套剪开的切口进入腹腔，钳夹牵拉保护套内缘，完整取出切口保护套（图6-1d）。然后用2-0可吸收线“8”字缝合筋膜层1针，表面皮肤以4-0可吸收线在脐轮内间断缝合2～3针，并在打结同时向上牵拉提起脐孔周围组织，以求恢复脐孔内组织自然凹陷状态，加之切口瘢痕挛缩效果，使术后脐部瘢痕更隐匿（图6-1e和图6-1f）。

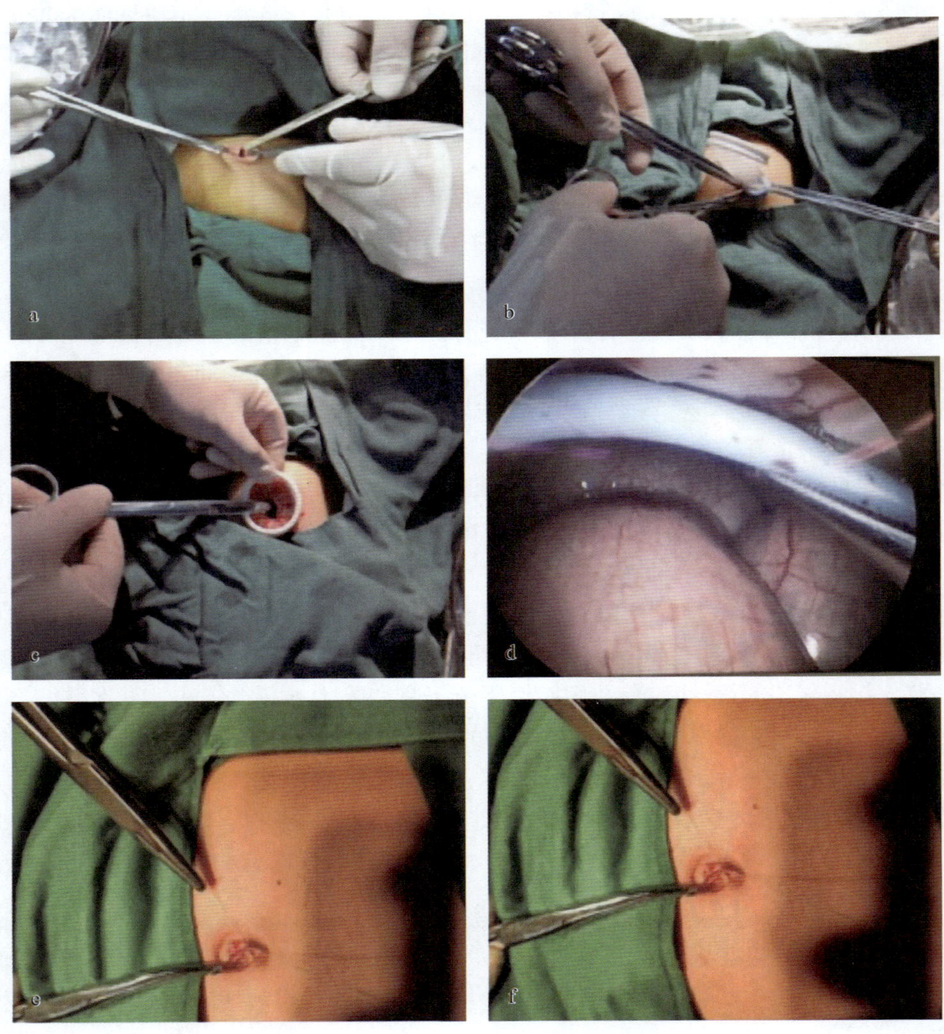

图6-1 微切口操作方法

注：a.提起脐部，经脐纵向切开皮肤取长5～10mm切口；b.利用40/50外科切口保护套建立手术通道；c.保护套翻转后可建立10～15mm的手术操作通道；d.腹腔镜镜头指引下用小弯血管钳夹持切口保护套；e.间断缝合脐轮表面皮肤，完成脐孔整形术；f.脐孔成形后，脐轮形态未破坏，瘢痕自然内陷

(三)微切口单孔腹腔镜手术在妇科临床中的应用

微切口单孔腹腔镜技术正在被应用到更多类型妇科疾病的手术治疗中。通过对行微切口LESS患者的临床数据分析，认为当应用于条件合适的患者时，微切口LESS在妇科手术中可能是安全可行的，患者术后恢复时间短，且能提供更好的美容效果，术后切口愈合良好，手术瘢痕“隐形”于天然脐孔结构中，正常社交距离下甚至难以察觉，一定意义上达到了“无瘢痕手术”的理念与效果。

1.微切口单孔腹腔镜手术应用于输卵管积水的治疗

腹腔镜下输卵管切除术已经较为成熟地应用于输卵管积水的手术治疗，1999年Strandell等[11]报道了需要行体外受精（IVF）的输卵管积水手术204例，2017年Yuk等[12]报道了单孔腹腔镜下因输卵管积水行输卵管整形术手术10例，2018年Scheib等[13]报道了单孔腹腔镜下输卵管切除术1例。在体外受精-胚胎移植预处理中，相对于未处理组能明显提高临床妊娠率及继续妊娠率，且与腹腔镜下输卵管造口术相比在改善IVF妊娠结局方面并无差异。由于上述手术术式具有较为简单且都为侵袭性手术，在微切口单孔腹腔镜临床实践的初期主要被应用于输卵管切除术。

2.微切口单孔腹腔镜手术治疗输卵管异位妊娠

对于保守治疗无效或保守治疗不适用的输卵管异位妊娠患者，腹腔镜下根治性手术即腹腔镜下输卵管切除术已经成为首选的治疗方式。2015年Kim等[14]报道单孔腹腔镜下异位妊娠手术26例，并与传统腹腔镜异位妊娠手术进行对比分析，证实其是安全可行的。Gasparri等[15]于2018年发表的对比传统腹腔镜与单孔腹腔镜手术治疗异位妊娠的荟萃分析证实：两者间手术效果并无明显差异。微切口单孔腹腔镜技术为输卵管异位妊娠患者提供了创伤更小、恢复更快的手术方案。临床实践发现，微切口单孔腹腔镜下输卵管切除术对异位妊娠的手术治疗是安全、有效的。

3.微切口单孔腹腔镜手术治疗卵巢囊肿与输卵管系膜囊肿

卵巢囊肿及输卵管系膜囊肿是妇科常见的附件良性病变。2014年Yoon等[16]报道了单孔腹腔镜治疗卵巢良性疾病与多孔腹腔镜手术疗效的对比研究，结果证实腹腔镜手术入路孔数对术后卵巢功能的影响无统计学差异。2020年Wang等[17]对传统腹腔镜下与单孔腹腔镜下卵巢囊肿剥除术的对比研究证实两种术式对术后卵巢功能的影响并无差异。积累了相对成熟的微切口单孔腹腔镜下操作技术后，作者团队也探索了微切口单孔腹腔镜下的缝合及打结技巧。由于单孔腹腔镜直线视野下画面立体感较差，且操作空间小，器械之间及操作手之间相互干扰，使得缝合打结更加困难。在临床实践中，作者团队总结了促进微切口单孔腹腔镜下缝合打结操作更加容易，缝合更加确切的经验和技巧：①采用Triport套管单孔腹腔镜专用操作平台，减少器械间相互干扰。②选择微型器械进行手术操作，进行微型切口单孔手术缝合时，选用3mm微型镜头及3mm持针器与操作钳，可有效地腾出相应的操作空间，减少操作的相互干扰。③由于操作空间的限制，单孔腹腔镜下打结时器械应采用左手持分离钳将缝线拉直，右手翻转手腕以持针器头端将缝线盘曲成环后再夹持缝线尾端，拉紧完成打结的单孔腹腔镜下改良打结法。不同于传统腹腔镜下打结方法，单孔腹腔镜下打结时分离钳与持针器间角度很小，几乎平行。必要时则使用倒刺线缝合，可以减少多余的困难的打结操作，使缝合更便利。④术中助手使用举宫器辅助操纵子宫，更好地显露术野，协助术者完成镜下相对复杂、精细的操作[18]。

4.微切口单孔腹腔镜全子宫切除术

2017年Sandberg等[19]发表了关于单孔全子宫切除术与传统全子宫切除术对比的荟萃分析，结果证明单孔腹腔镜全子宫切除术是安全有效的。2020年Marchand等[20]报道了1例切口长度为11mm的单孔腹腔镜全子宫切除术，手术效果好。陈继明等[10]于2019年首次报道了微切口单孔腹腔镜全子宫切除术，手术切口5mm，手术顺利完成，手术时间155分钟，患者术后恢复好，美容效果十分满意。需要注意的是，微切口单孔腹腔镜下操作难度更高，故而应提前将子宫血管处理到位，避免术中出血多、止血困难。笔者团队在微切口单孔腹腔镜下全子宫切除术的基础上，进一步探索了微切口腹腔镜淋巴结活检或前哨淋巴结切除的可行性。但是，微切口单孔手术能否应用于系统性淋巴结切除术，尚有待进一步研究与探索。

5.微切口单孔腹腔镜联合宫腔镜手术在复杂宫腔疾病诊治中的应用

宫腔镜手术可以直观、精准地切除宫腔占位病变，分离粘连，矫正宫腔畸形，使宫腔恢复正常的解剖结构，目前已成为诊治宫腔疾病的标准方法。黏膜下肌瘤体积较大，特别是Ⅱ型黏膜下肌瘤，严重宫腔粘连、纵隔子宫、子宫瘢痕妊娠、剖宫产瘢痕憩室进行单纯宫腔镜手术时发生子宫穿孔及邻近器官透热损伤的可能性极大，因此常常需要在超声或腹腔镜监护下进行手术操作。单孔腹腔镜监护模式下进行宫腔镜手术操作，目前已被临床广泛使用。1999年Lee等[21]提出应用宫腹腔镜联合手术治疗双子宫畸形，2020年He等[22]报道的采取几种方法治疗剖宫产子宫瘢痕憩室效果的对比研究，荟萃分析证实其中宫腹腔镜联合手术的术后疗效最好。单孔腹腔镜监视下进行的宫腔镜手术中，腹腔镜的主要功能是监视。如宫腔手术中发生子宫穿孔等并发症，亦可在单孔腹腔镜下进行缝合修补、以避免更为严重的后果发生。如果在传统的对脐部结构破坏性相对较大的LESS手术的基础上进一步缩小切口，保持脐孔形态结构不被破坏，一方面可以保证发挥腹腔镜的监护功能，另一方面又增加美容效果，同时可能进一步减少脐部切口疝的发生。微型切口LESS监视下的宫腔镜手术术后疼痛轻，肠道功能恢复快，患者自我形态满意度极高。作者团队的临床实践初步证实，微切口微单孔腹腔镜监视下进行宫腔镜手术诊治复杂宫腔疾病是安全可行的；即使发生子宫穿孔或周围器官透热损伤，微切口LESS亦可立即进行缝合修补；但是微切口LESS可能需要更长的手术时间，手术操作难度更大，因而更加依赖术者娴熟的手术技巧。此外，微切口LESS监视下进行宫腔镜手术的安全性、有效性尚需更多前瞻性、随机大样本的临床研究予以进一步证实。

（四）微切口妇科单孔腹腔镜手术存在的问题与对策

微切口单孔腹腔镜手术在妇科临床上的应用至今仍存在一些局限性与不足，这些问题的有效解决将有助于微切口单孔手术在妇科手术中的进一步推广与使用。笔者团队在长期妇科单孔手术的临床实践中，针对微切口单孔手术存在的问题，进行了总结与分析。

1.微切口单孔腹腔镜手术的“筷子效应”更为严重

传统的腹腔镜手术器械从不同的腹壁切口进入腹腔，可以借由器械间形成的操作三角来完成手术操作，但单孔腹腔镜手术中手术器械之间几乎是并行的，相互影响，极度缺乏操作三角，大大增加了手术难度，称之为“筷子效应”。在微切口单孔腹腔镜手术中，由于入路空间更加狭小，因此“筷子效应”也更加严重，手术难度更高，可能使手术时间相对延长。

为解决微切口单孔腹腔镜手术中严重的“筷子效应”，笔者团队总结了几点可以借鉴的经验：①将年龄＜50岁、体重指数＜25等条件纳入微切口LESS患者选择的标准，排除年龄较大、肥胖、腹壁脂肪层较厚的患者，可以避免更严重的“筷子效应”。②对于曾有盆腔手术史及盆腔急慢性炎症史的患者应慎重选择微切口LESS，避免在粘连严重的盆腔环境中实施微切口LESS操作。③合理定义微切口单孔腹腔镜手术的适应证，将其用于较为简单或侵袭性手术中，如输卵管切除术、子宫切除术及宫腹腔镜联合手术等，避免应用于过多复杂操作的妇科手术中。④单手操作并合理使用电凝、电切相结合的器械，减少器械数量以解决“筷子效应”。但这种方法缺少辅助器械，故只能用于切开、电凝止血等操作，且需要娴熟的手术技巧及操作过程中随时对手术进行评估以保证手术顺利。⑤通过观察微切口单孔腹腔镜手术的学习曲线可以得知，经过一定例数的手术，掌握了微切口LESS技巧的医师可以有效克服“筷子效应”，顺利完成手术，且行相同术式时手术时间与传统单孔腹腔镜手术相差不多。

2.微切口单孔腹腔镜手术的影像设备存在着不足与局限性

目前尚无专门针对微切口单孔腹腔镜手术而设计开发的影像设备。由于微切口LESS手术切口大小及腹腔镜镜头规格的限制，目前可选用微型腹腔镜镜头完成手术照明及图像传输需求。但微型腹腔镜镜头较细，光源较暗，使手术视野灰暗，从而大大加大了手术操作及术中评估的难度，严重限制了术中的精准操作，也不利于复杂手术的顺利开展。因此，要想将微切口单孔腹腔镜手术更加安全有效地应用于妇科疾病的诊治，还应继续开发研制能满足微切口单孔腹腔镜手术照明需求的微型腹腔镜镜头。

3.微切口单孔腹腔镜手术器械存在严重的不足与局限性

微切口LESS由于相较于传统单孔腹腔镜手术入路更加狭小，因此只能选用微型腹腔镜手术器械。但是目前市场上可供使用的3mm微型腔镜器械抓持力明显不足，不利于精细手术操作。微型手术器械的局限可能导致微切口妇科单孔手术难度更大，手术操作更难达到精准。针对微切口单孔腹腔镜手术器械存在的局限性，笔者认为，应尽快设计和开发性能更加稳定、抓持力更强的微型腹腔镜操作器械以满足微切口LESS的器械需求，使微切口单孔腹腔镜技术得到更快更好的发展。

（五）结语与展望

回顾外科腹腔镜技术的发展历程，可以看出，在扩大手术指征，完成更难更复杂的手术的同时，保证甚至使腹腔镜手术微创优势更加明显是LESS技术不断发展的方向和目标。而对于后者，更少的切口数量、更小的切口直径才能体现美容、微创的优势。微切口单孔腹腔镜是在传统LESS基础上的进一步探索，是对微创化、“无瘢痕”效果的更高追求的新技术。微切口LESS采用5～10mm的脐部正中纵向切口，切口不超过脐轮范围，术后行脐整形术，使愈合后的切口瘢痕与原有脐部天然瘢痕融为一体，获得了极佳的美容效果和患者满意度，为更多有较高美容要求的需要行妇科手术的患者带来了福音。微切口LESS目前仍处在临床探索阶段，主要被应用于较为简单的妇科良性疾病的手术治疗，临床实践证实其可能是安全有效的。但微切口LESS在临床实践过程中仍体现出一些局限性，如更严重的"筷子效应"，缺少适合的手术器械，适用范围较小等。任何新技术在应用初期都会遇到一些问题，相信随着手术技巧的不断发展及新型腹腔镜手术器械的开发，这些问题将被解决，结合其极佳的美容效果和患者满意度，微切口LESS技术可能具有更为广泛的应用前景。

（花茂方　杜　雨　孙蓬明　陈　尧　赵梦如）

参考文献

[1] Stewart KI，Fader AN. New developments in minimally invasive gynecologic oncology surgery [J]. Clin Obstet Gynecol，2017，60（2）：330-348.

[2] Springborg H，Istre O. Single port laparoscopic surgery：concept and controversies of a new technique [J]. Acta Obstet Gynecol Scand，2012，91（10）：1237-1240.

[3] Chambers LM，Carr C，Freeman L，et al. Does surgical platform impact recurrence and survival? A study of utilization of multiport，single-port，and robotic-assisted laparoscopy in endometrial cancer surgery [J]. Am J Obstet Gynecol，2019，221（3）：243.

[4] Bedaiwy MA，Sheyn D，Eghdami L，et al. Laparoendoscopic single-site surgery for benign ovarian cystectomies [J]. Gynecol Obstet Invest，2015，79（3）：179-183.

[5] Saber AA，El-Ghazaly TH. Early experience with SILS port laparoscopic sleeve gastrectomy [J]. Surg Laparosc Endosc Percutan Tech，2009，19（6）：428-430.

[6] Tarasconi J. Endoscopic salpingectomy [J]. J Reprod Med，1981，26（10）：541-545.

[7] 陈继明，胡丽娜，刘俊玲，等. 单孔腹腔镜手术在子宫内膜癌中的应用初探 [J]. 中华腔镜外科杂志（电子版），2018，11（5）：318-320.

[8] Loïc，Lelievre，Patrice，et al. Para-aortic lymphadenectomy for gynecologic cancers：introducing the "trans-retroperitoneal（TRP）single-port access" [J]. Ann Surg Oncol，2019，26（8）：2540-2541.

[9] Xu J，Duan K，Guan X，et al. Laparoendoscopic single-site inguinal lymphadenectomy in gynecology：preliminary experience at a single institution [J]. Arch Gynecol Obstet，2020，302（2）：497-503.

[10] 陈继明，刘俊玲，陆冰颖，等. 5mm微切口单孔腹腔镜全子宫切除术初探 [J]. 中华腔镜外科杂志（电子版），2019，12（2）：118-121.

[11] Strandell A，Lindhard A，Waldenström U，et al. Hydrosalpinx and IVF outcome：a prospective，randomized multicentre trial in Scandinavia on salpingectomy prior to IVF [J]. Hum Reprod，1999，14（11）：2762-2769.

[12] Yuk JS，Kim KH，Park JK，et al. Single-port laparoscopic neosalpingostomy for hydrosalpinx [J]. Gynecol Minim Invasive Ther，2017，6（3）：116-119.

[13] Scheib SA. A Laparoendoscopic single-site surgical approach to laparoscopic salpingectomy [J]. J Minim Invasive Gynecol，2018，25（2）：326-327.

[14] Kim MK, Kim JJ, Choi JS, et al. Prospective comparison of single port versus conventional laparoscopic surgery for ectopic pregnancy [J]. J Obstet Gynaecol Res, 2015, 41 (4): 590-595.

[15] Gasparri, Maria, Luisa, et al. Conventional versus single port laparoscopy for the surgical treatment of ectopic pregnancy: a Meta-analysis [J]. Gynecol Obstet Invest, 2018, 83 (4): 329-337.

[16] Yoon BS, Kim YS, Seong SJ, et al. Impact on ovarian reserve after laparoscopic ovarian cystectomy with reduced port number: a randomized controlled trial [J]. Eur J Obstet Gynecol Reprod Biol, 2014, 176: 34-38.

[17] Wang D, Liu H, Li D, et al. Comparison of the impact of single-port laparoscopic and conventional laparoscopic ovarian cystectomy on the ovarian reserve in adult patients with benign ovarian cysts [J]. Minim Invasive Ther Allied Technol, 2020, 29 (4): 224-231.

[18] 刘俊玲，曹颖，陈继明，等. 微切口单孔腹腔镜卵巢缝合术的方法初探 [J]. 中华腔镜外科杂志（电子版），2019，12（5）：298-300.

[19] Sandberg EM, la Chapelle CF, van den Tweel MM, et al. Laparoendoscopic single-site surgery versus conventional laparoscopy for hysterectomy: a systematic review and meta-analysis [J]. Arch Gynecol Obstet, 2017, 295 (5): 1089-1103.

[20] Marchand GJ, Azadi A, Anderson S, et al. Single port 11mm laparoscopic hysterectomy performed on a 32-year-old female with adhesive disease [J]. Case Rep Obstet Gynecol, 2020 (26): 375-391.

[21] Lee CL, Wang CJ, Swei LD, et al. Laparoscopic hemi-hysterectomy in treatment of a didelphic uterus with a hypoplastic cervix and obstructed hemivagina [J]. Hum Reprod, 1999, 14 (7): 1741-1743.

[22] He Y, Zhong, Zhou W, et al. Four surgical strategies for the treatment of cesarean scar defect: a systematic review and network Meta-analysis [J]. J Minim Invasive Gynecol, 2020, 27 (3): 593-602.

七、微切口单孔腹腔镜手术治疗妇科疾病30例分析

近些年，经脐单孔腹腔镜（LESS）在妇科疾病手术治疗中的应用已经越来越成熟，其除了拥有术后疼痛减轻、促进康复等优点外，还提供了更好的创口隐蔽性[1-3]。但是普通的单孔腹腔镜手术仍然需要在脐孔部位切开长15～30mm的切口，这可能导致脐孔形态被破坏，或多或少地留下脐孔部位的瘢痕痕迹；同时，将脐孔正常结构完全切开再缝合，可能增加脐部切口疝的发生[3, 4]。如果在传统的对脐部结构破坏性相对较大的单孔腹腔镜手术的基础上进一步缩小切口，保持脐孔形态结构不被破坏，一方面可以增加美容效果，另一方面可能进一步减少脐部切口疝的发生[5]。为此，以下介绍进一步缩小脐部切口，采用长5～10mm的切口进行单孔腹腔镜妇科手术，以初步探讨微切口单孔腹腔镜手术治疗妇科疾病的可行性与安全性。

（一）资料与方法

1.一般资料

回顾性分析2018年2月至2019年12月施行微切口单孔腹腔镜妇科手术的30例患者的资料。患者年龄21～52岁，BMI为17.65～30.86。异位妊娠4例（合并子宫肌瘤1例），其中2例行微单孔腹腔镜下单侧输卵管切除术，另外2例分别行微单孔腹腔镜下单侧输卵管切除术＋对侧输卵管结扎术＋对侧卵巢囊肿切除术、微单孔腹腔镜下单侧输卵管切除术＋子宫肌瘤剥除术。附件良性病变5例（合并宫腔粘连1例），其中2例行微单孔腹腔镜下单侧卵巢囊肿剥除术＋卵巢成型术，2例行微单孔腹腔镜下单侧输卵管切除术＋宫腔镜检查＋输卵管通液术，1例行微单孔腹腔镜下双侧输卵管切除术。宫腔粘连7例（合并子宫肌瘤1例），行微单孔腹腔镜监护下宫腔镜下宫腔粘连电切术，对于合并盆腔粘连、子宫肌瘤的患者，同时运用微单孔腹腔镜行盆腔粘连分离术＋子宫肌瘤剥除术＋子宫成形术。纵隔子宫3例，均行微单孔腹腔镜监护下宫腔镜下子宫纵隔切除术。子宫颈癌ⅠA1期2例，宫颈上皮内瘤变（CIN）3级3例，行微单孔腹腔镜下全子宫切除术＋双侧输卵管切除术。子宫内膜不典型增生1例，行微单孔腹腔镜下全子宫切除术＋双侧附件切除术。子宫黏膜下肌瘤1例，行微单孔腹腔镜监护下宫腔镜下子宫黏膜下肌瘤切除术。子宫下段瘢痕妊娠1例，行微单孔腹腔镜监护下宫腔镜下瘢痕妊娠病灶切除术。子宫瘢痕憩室1例，行微单孔腹腔镜监护下宫腔镜下子宫憩室切除术。宫颈肌瘤合并子宫肌瘤及子宫内膜息肉1例，行微单孔腹腔镜监护下宫腔镜下宫颈管肌瘤电切＋子宫内膜息肉电切＋微单孔腹腔镜下子宫肌瘤剥出术。绝育1例，行微单孔腹腔镜下双

侧输卵管绝育术。所有患者均行脐部整形术，以获得满意的美容效果。

2.手术方法

（1）手术准备：常规腹腔镜手术术前准备，重点清洁患者脐部，同时行肠道准备。

（2）手术入路平台：采用单孔腹腔镜软器械鞘管或40/50小型切口保护套连接6.5号一次性手套作为手术的入路平台。

（3）手术器械：5mm微型腹腔镜镜头（30°），微型腹腔镜操作器械联合常规传统腹腔镜操作器械。

（4）操作方法：患者取膀胱截石位，常规消毒铺单，助手导尿并置举宫器。提起脐部，在脐部做一长5～10mm的正中纵向切口，确保切口不超过脐轮，向下逐层切开直至腹膜。为获取更大手术操作空间，在皮肤切口两端各纵向切开皮下组织约3mm，同时通过切口保护套的翻转，可形成10～15mm的操作空间。置入手术入路平台或将手套腕部于切口牵开器用丝线结扎固定密封，形成操作通路。向腹腔充入CO_2气体直至形成满意的气腹，使腹腔压力维持于10～12mmHg（1mmHg＝0.133kPa）。放置5mm微型腹腔镜镜头并连接气腹，探查术野，评估手术可行性。器械放置连接完毕后应用微型腹腔镜操作器械联合常规腹腔镜器械进行手术。手术操作结束后用剪刀剪开切口保护套，在腹腔镜引导下，小弯血管钳通过切口保护套剪开的切口进入腹腔，钳夹牵拉保护套内缘，完整取出切口保护套。

（5）术后切口重塑：2-0可吸收线“8”字缝合筋膜层1针，表面皮肤以4-0可吸收线在脐轮内间断缝合2～3针。

3.评分标准

术后疼痛程度的评价采用VAS疼痛评分量表分别于术后12小时及术后24小时进行评价。切口美容度评分使用Dunker等[6]提出的CS评分法，于术后1个月随访复查时对切口满意度做出评价，分值范围为3～24分，得分越高表示患者对切口的美容效果越满意。

（二）结果

本组均于微切口单孔腹腔镜下顺利完成，包括输卵管切除术、子宫肌瘤切除术、全子宫切除术、绝育术及微单孔腹腔镜监护下复杂宫腔镜手术等（表7-1）。

表7-1　患者资料及手术结果

诊断结果	例数（例）	年龄（岁）	BMI	手术时间（min）	术中出血量（mL）	术后住院天数（d）
异位妊娠	4	34.25±1.30	21.95±1.30	72.5±24.62	7.50±2.50	5.00±1.22
附件良性病变	5	31.40±5.68	23.30±4.17	97.00±29.10	37.00±17.78	5.80±1.94
宫腔粘连	7	28.86±5.51	19.91±1.60	57.14±22.18	9.29±4.95	4.86±1.55
纵隔子宫	3	27.00±0.82	22.74±1.64	41.67±13.12	21.67±20.14	4.67±0.47
CIN3级	3	48.67±4.03	26.68±2.11	153.33±6.24	50.00±24.49	7.67±0.47

续表

诊断结果	例数（例）	年龄（岁）	BMI	手术时间（min）	术中出血量（mL）	术后住院天数（d）
子宫颈癌Ⅰ A1期	2	44.00±4.00	24.25±0.05	177.50±17.50	50.00±0.00	7.00±0.00
子宫内膜不典型增生	1	52	29.38	155	10	8
子宫黏膜下肌瘤	1	43	18.40	20	10	5
子宫下段瘢痕妊娠	1	41	24.22	125	10	7
子宫瘢痕憩室	1	38	22.70	70	5	3
宫颈管肌瘤合并子宫肌瘤及子宫内膜息肉	1	45	18.67	80	20	7
绝育	1	41	21.05	45	5	5

30例手术均成功，术中未增加其他手术切口，无一例中转开腹。所有患者术后恢复良好，均顺利出院。1例患者术后第5天发热，体温最高38.0℃，考虑盆腔炎性疾病，对症治疗后体温维持在正常范围。手术时间20～195（86.77±46.62）分钟；术中出血量5～80（21.45±20.45）mL；术后12小时VAS评分1～3（3.45±1.02）分，术后24小时VAS评分0～3（2.01±0.87）分；术后住院天数1～8（5.47±1.85）天，切口美容评分19～24（22.13±2.62）分。

（三）讨论

自1981年Tarasconi[7]首次报道了经脐单孔腹腔镜下双侧输卵管切除术以来，LESS技术在妇科领域地应用越来越多[8-10]，LESS技术的可行性和安全性也被证实和认可[11-13]。传统的LESS与普通腹腔镜手术相比更加美观和微创[14-16]，但仍需在患者脐部做长1.5～3cm的切口，当切口长度超过脐轮直径时，会破坏脐部正常形态，造成愈合后留下脐部周围瘢痕痕迹，影响手术的美容效果[17]。微切口LESS是在内镜手术领域对微创化、美容化的进一步探索，手术中确保选取的微型切口长度不超过脐轮（即在脐孔凹陷内部进行切口），使切口愈合后瘢痕完全局限于脐轮以内，隐蔽美观，并获得了更好的患者满意度。本文应用微切口单孔腹腔镜技术进行30例妇科手术，早期阶段手术时间偏长，可能与微切口单孔腹腔镜手术进一步限制了手术的操作空间，使"筷子效应"更加突出有关，但术中出血量不多，术后住院天数较短，无一例术后切口感染或切口疝发生，并且术后疼痛较轻，美容效果极佳，患者满意度极高。这些临床指标初步提示，当应用于条件适合的患者时，微切口单孔腹腔镜在妇科疾病的手术治疗可能是安全、可行的。

不容回避的是，微切口单孔腹腔镜妇科手术在临床应用中仍有一些局限性：①相较于传统单孔腹腔镜手术，微切口单孔腹腔镜手术的入路平台更加狭小，必然会导致手术操作中更为严重的"筷子效应"，使得手术时间延长。这就要求术者首先积累丰富的传统单孔腹腔镜手术经验，拥有熟练的手术技巧，方可开展微切口单孔腹腔镜手术[18-20]。

②微切口腹腔镜手术适用患者的范围可能更加局限；当患者较为肥胖、腹壁脂肪较多或既往有盆腹腔手术史，可能导致盆腹腔粘连时，应当慎重选择微切口单孔腹腔镜手术[21-24]。③由于微切口单孔腹腔镜手术切口狭小，因此必须将必要的手术器械如腹腔镜镜头替换成更加纤细的微型外科腹腔镜镜头，这必然导致术中视野较暗，加大手术难度。因此，想要进一步发展微切口单孔腹腔镜技术，就必须开发外径更加纤细同时又能保证合适亮度的腹腔镜光源和镜头设备。

由于微切口单孔腹腔镜手术尚处在研究探索阶段，其操作更加困难，对手术技巧要求更高，故建议将微切口单孔腹腔镜手术应用于较为年轻、BMI较小的患者，目前主要应用于相对较为简单的妇科良性疾病的诊治。随着将来内镜技术和设备的进一步发展及手术技巧的进一步提高，微切口单孔腹腔镜手术可逐渐扩大适用范围，应用于更加复杂的妇科手术，为患者提供更好的治疗方案及更好的美容效果。

综上所述，当应用于条件合适的患者时，微切口单孔腹腔镜手术在妇科手术中可能是安全、可行的，且能提供更好的美容效果。但开展微切口单孔腹腔镜手术首先要求术者熟练掌握传统妇科LESS手术技巧，并熟悉盆腹腔解剖结构[24]；其次需要选择合适的病例，并注意完善术前准备；再次，仍需开发更适合的腹腔镜手术器械和设备，为手术提供更好的硬件条件；最后需要注意的是，微切口单孔腹腔镜手术难度高，因此术中应及时评估手术可行性，当手术中遇到难以解决的情况时应及时扩大切口转为传统LESS手术，或增加切口转为多孔腹腔镜手术，甚至转为开腹手术，以确保患者的生命安全。

（徐　琳　花茂方　王雪峰　杜　雨　张　潍）

参考文献

[1] 中华医学会妇产科学分会妇科单孔腹腔镜手术技术协助组. 妇科单孔腹腔镜手术技术的专家意见[J]. 中华妇产科杂志，2016，51（10）：724-726.

[2] Rossetti D，Vitale SG，Gulino FA，et al. Laparoendoscopic single-site surgery for the assessment of peritoneal carcinomatosis resectability in patients with advanced ovarian cancer[J]. Eur J Gynaecol Oncol，2016，37（5）：671-673.

[3] 陈继明，胡丽娜，刘俊玲，等. 单孔腹腔镜手术在子宫内膜癌中的应用初探[J]. 中华腔镜外科杂志（电子版），2018，11（5）：318-320.

[4] 李武，胡仙珍，陈琳琳，等. 经脐单孔三通道腹腔镜在普通妇科疾病中的应用[J]. 中华腔镜外科杂志（电子版），2017，10（2）：89-92.

[5] 刘海元，孙大为，张俊吉，等.《妇科单孔腔镜手术技术专家共识》解读[J]. 中华腔镜外科杂志（电子版），2017，10（1）：1-6.

[6] Dunker MS，Stiggelbout AM，van Hogezand RA，et al. Cosmesis and body image after laparoscopic-assisted and open ileocolic resection for Crohn's disease[J]. Surg Endosc 1998，12（6）：1334.

[7] Tarasconi J. Endoscopic salpingectomy[J]. J Reprod Med，1981，26（10）：541-545.

[8] 王泽华，董卫红. 我国妇科腹腔镜手术发展历程及展望[J]. 中国医师杂志，2015，17（4）：481-483.

[9] 权丽丽，刘艳，曲丽霞. 单孔腹腔镜手术与传统腹腔镜手术治疗妇科疾病的近期疗效[J]. 安徽医药，2018，22（7）：1309-1312.

[10] 陈继明，丁屹，杨璐，等. 单孔三通道法行单孔腹腔镜手术治疗妇科良性肿瘤[J]. 中华腔镜

外科杂志（电子版），2014，7（5）：410-413.

[11] Chen J，Gao H，Ding Y，et al. Application of laparoendoscopic single-site surgery using conventional laparoscopic instruments in gynecological diseases [J]. Int J Clin Exp Med，2016，9（7）：13099-13104.

[12] Lopez S，Mulla ZD，Hernandez L，et al. A comparison of out-comes between robotic-assisted，single-site laparoscopy versus laparoendoscopic single site for benign hysterectomy [J]. J Minim Invasive Gynecol，2016，23（1）：84-88.

[13] 朱一萍，赵栋隋，隋孟松，等. 经阴道自然腔道内镜卵巢囊肿剥除术十例临床分析 [J]. 中华腔镜外科杂志（电子版），2018，11（1）：24-27.

[14] Gungor M，Kahraman K，Dursun P，et al. Single-port hysterectomy：robotic versus laparoscopic [J]. J Robot Surg，2018，12（1）：87-92.

[15] Kim TJ，Lee YY，Kim MJ，et al. Single Port Access Laparoscopic Adnexal Surgery [J]. J Minim Invasive Gynecol，2009，16（5）：612-615.

[16] Ra CB，Won HJ，Hyun KT，et al. Single-port access laparoscopic surgery for large adnexal tumors：initial 51 cases of a single institute [J]. Obstet Gynecol Sci，2017，60（1）：32-38.

[17] 陈继明，刘俊玲，陆冰颖，等. 5mm微切口单孔腹腔镜全子宫切除术初探 [J]. 中华腔镜外科杂志（电子版），2019，12（2）：118-121.

[18] 黄琳娟，代雪林，唐均英，等. "三位一体"认识和处理单孔腹腔镜的"筷子效应" [J]. 医学与哲学，2018，39（9）：76-77，86.

[19] Chittawar PB，Magon N，Bhandari S，et al. Laparoendoscopic single-site surgery in gynecology：LESS is actually how much less? [J]. J Midlife Health，2013，4（1）：46-51.

[20] Park JY，Kim TJ，Kang HJ，et al. Laparoendoscopic single site（LESS）surgery in benign gynecology：perioperative and late complications of 515 cases [J]. Eur J Obstet Gynecol Reprod Biol，2013，167（2）：215-218.

[21] 陆佳，刘俊玲，施如霞，等. 手套接口单孔腹腔镜手术治疗附件良性病变的临床分析 [J]. 中国内镜杂志，2019，25（5）：41-46.

[22] 高红艳，王清，任玉玲，等. 单孔三通道法行单孔腹腔镜全子宫切除术初探 [J]. 中华腔镜外科杂志（电子版），2017，10（3）：179-181.

[23] Sanchez-Salas R，Clavijo R，Barret E，et al. Laparoendoscopic single site in pelvic surgery [J]. Indian J Urol，2012，28（1）：54-59.

[24] 张俊吉，戴毅，孙大为，等. 经阴道自然腔道内镜手术全子宫切除12例：可行性和安全性分析 [J]. 中华腔镜外科杂志（电子版），2018，11（3）：153-156.

经阴道妇科单孔腹腔镜手术创新理念

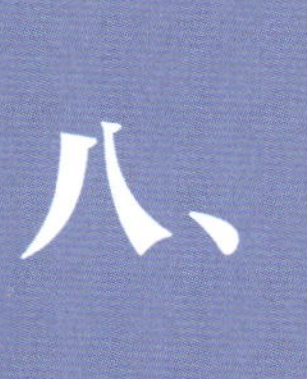

八、经阴道单孔腹腔镜手术在妇科中的应用进展

【摘要】 近年来，经阴道单孔腹腔镜手术（transvaginal natural orifice transluminal endoscopic surgery，V-NOTES）在妇科领域发展迅速，具有无“瘢痕”、创伤小、恢复快等优势，现已被广泛应用到附件手术、子宫切除术、子宫肌瘤剥除术、盆腔脏器脱垂手术及妇科恶性肿瘤手术等，本文将根据国内外研究进展对V-NOTES在妇科各疾病中的应用现状、局限性及优势等方面进行综述。

【关键词】 经自然腔道内镜手术；经阴道单孔腹腔镜手术；妇科疾病

经自然腔道内镜手术（natural orifice transluminal endoscopic surgery，NOTES）指经过人体自然孔道如胃、膀胱、结肠、直肠、阴道等进入体腔的手术。NOTES在中国的起步相对较晚，2007年李闻等首次报道了相关动物实验研究结果，次年我国成立C-NOTES组织，首次对NOTES的研究进行规范，并在随后两年内举办了两次关于NOTES发展的高峰论坛，这标志着我国微创外科进入迅速发展阶段。

NOTES进入微创外科领域后即备受关注，是近年来微创领域研究和争论的热点，其中V-NOTES是目前应用最多、技术最成熟的一种，因妇科常经阴道进行手术操作，医师拥有较多经验，为其在妇科中的应用奠定了基础。随着微创技术的更新与患者需求的增加，V-NOTES已被普遍应用于妇科常见疾病，其安全性及可行性也得到了广泛的论证和认可，但仍缺乏大规模的前瞻性多中心临床研究，笔者将从以下几点对V-NOTES在妇科中的应用现状进行概述。

（一）V-NOTES 在妇科疾病中的应用

1. 附件手术

（1）附件良性病变手术：2012年，Ahn KH[1]的研究团队对10例患有附件良性疾病行V-NOTES治疗，包含输卵管造口术、切除术各2例，卵巢囊肿剥除术、切除术和卵巢楔形切除术各1例，卵巢切除术3例，手术均顺利，无并发症，且在术后2个月的随访中满意度较高，初步证明了该术式的可行性；次年Yang等[2]分享了7例V-NOTES的临床经验，含单侧输卵管卵巢切除术3例、单侧卵巢切除术3例、卵巢旁囊肿切除术1例，手术均顺利，并提出V-NOTES的发展仍需要积累更多的经验并对器械进行改进，有望为广大患者提供新的选择。在接下来的几年，V-NOTES在附件手术中的应用有了质和量的双重飞跃，创新了各种新型术式，如2018年Liu等[3]进行了1例V-NOTES

下输卵管再通术，且在术后8周的复诊中双侧输卵管通畅，因此提出V-NOTES在未来可能成为输卵管再通术的一个新的方法；2021年笔者所在团队[4]收集了40例卵巢良性肿瘤患者的病历资料，将其分为V-NOTES组与经脐单孔腹腔镜组（trans-umbilical laparoendoscopic single site surgery，TU-LESS），得出结论：与TU-LESS相比，V-NOTES虽不能取代传统腹腔镜技术，但在卵巢良性肿瘤的手术治疗中是安全可行的，且具有疼痛更轻、恢复更快、美观度更佳的优点。

V-NOTES治疗附件良性疾病在临床上较普遍，笔者所在团队自2017年至今已成功开展相关手术几十余例，结合国内外文献及笔者团队经验可得知，在现有医疗水平下，V-NOTES治疗包块＜8cm的附件良性病变是安全的。因V-NOTES术中所见解剖结构与传统腹腔镜视野相反，即“解剖逆行”，对术者的要求更高，所以开展此类手术的医师必须充分掌握妇科盆腔解剖、操作熟练并拥有逆向思维。

（2）异位妊娠手术：异位妊娠是妇科常见的急腹症，随着微创技术的发展，腹腔镜技术在异位妊娠的手术治疗中崭露头角，但有关V-NOTES用于异位妊娠治疗的报道并不多。2012年，Lee等[5]首次将V-NOTES与异位妊娠联系在一起，研究包含3例输卵管绝育术，3例因异位妊娠而行输卵管切除术，其中1例因术中发现腹膜黏液性肿瘤无法经V-NOTES通路进入，遂转为传统腹腔镜，余均顺利，因此提出V-NOTES是可以被用于异位妊娠手术治疗的。随后几年，Xu[6]等通过临床研究，提出V-NOTES治疗异位妊娠的安全性和有效性与传统腹腔镜手术相当，且V-NOTES术后疼痛更轻，美容度更佳；Chen、Baekelandt等[7, 8]也均通过临床小样本研究再次证明V-NOTES输卵管切除或开窗术治疗异位妊娠是可行的。输卵管残端妊娠是极为罕见的病种，仅占异位妊娠的0.4%[9]，国内外相关研究较少。2020年Ozceltik[10]等首次报道了1例通过V-NOTES成功治疗的左侧输卵管残端妊娠，该病例的成功让我们看到了输卵管残端妊娠手术治疗的新方向、新途径。2021年，Lamblin等[11]发表了V-NOTES治疗异位妊娠手术操作的录像并进行总结，将手术步骤标准化，为该术式的推广奠定了基础。现临床上对于血清人绒毛膜促性腺激素＞2 000U/L，预估内出血量＜800mL且生命体征平稳的异位妊娠患者，在排除手术禁忌后可行V-NOTES治疗。且最新研究[12]提出，对于保留生育力的V-NOTES不影响患者再次妊娠时的分娩方式，且不会增加阴道分娩期间会阴广泛撕裂及妊娠相关并发症的风险，但残端愈合、性生活质量等其他术后并发症尚未获悉，需进一步研究。

2. 子宫肌瘤剥除术

2007年Benhidjeb等[13]提出了经自然通道行子宫肌瘤剥除术的想法，并特地成立了NOTES小组，在道格拉斯内镜装置上进行模拟，但最早的临床研究是Lee等[14]在2014年报道的，他们筛选了3名符合手术要求的子宫肌瘤患者行V-NOTES治疗，手术顺利，得出结论：V-NOTES在子宫肌瘤剥除术中的应用是可行的，但由于视野受限，过程比传统的腹腔镜手术更复杂，潜在风险更大，因此在临床上应用受限，同时也提出在使用10mm、0°内镜时，前壁肌瘤区域形成了视野盲区，膀胱底的病变可能会被漏掉，因此当术中结果与术前检查有差异时，应及时更改为传统腹腔镜检查；2018年Liu[15]和Baekelandt[16]也对V-NOTES下子宫肌瘤切除术进行探究，表明V-NOTES在浆膜下、肌壁间肌瘤手术中也可取得较好的疗效，并一致认为V-NOTES可应用于治疗浆膜下及肌壁间（3～7型）的子宫肌瘤。综合国内外现有报道，可证明在特定患者中，V-NOTES是子宫肌瘤剥除术的一个新选择。

3. 子宫切除术

（1）经阴道单孔腹腔镜下普通子宫切除术：2012年Su等[17]报道了16例V-NOTES子宫切除术的良性子宫疾病患者病例，手术均成功，无中转开腹或传统腹腔镜，但后期Jallad等[18]认为Su所使用的方法属于混合V-NOTES，并不能充分证明V-NOTES用于子宫切除术的安全性。2014年Lee等[19]对137例患有妇科良性疾病需行V-NOTES子宫切除术的资料进行分析，其中7名患者因术中并发症（大出血、膀胱损伤、阴道狭窄等）转为传统腹腔镜，5名患者术后出现尿潴留、发热等感染症状，但经保守治疗后均恢复，其余患者手术均成功，该研究初步证明了V-NOTES子宫切除术是安全、可行的，可用于传统阴式手术难以完成的手术。同年，Wang等[20]收集了512例患者资料，其中365例行腹腔镜辅助阴式子宫切除（laparoscopically assisted vaginal hysterectomy，LAVH），147例行V-NOTES子宫切除术，经过对比，得出结论：两组的围术期指标（手术效果、手术时间、预估出血量、手术并发症等）均无明显差异，再次证明了V-NOTES子宫切除术是可行的。

（2）经阴道单孔腹腔镜下大子宫切除术：2018年Temtanakitpaisan等[21]对275名因盆腔良性病变行V-NOTES子宫切除术的患者病例资料进行回顾性分析，根据子宫重量分为三组（＜500g、500～999g、≥1 000g），得出结论：虽然子宫大小对手术时间和失血量有显著影响，但三组术后并发症的发生率无明显差异，证明了V-NOTES手术对于大子宫切除术也是安全可行的。随后国内Wang等[22]对39例大子宫切除术的围术期指标进行回顾性分析，也证明了V-NOTES子宫切除术治疗≥1kg的大子宫是可行和安全的。

（3）机器人辅助经阴道单孔腹腔镜下子宫切除术：2015年Lee等[23]首先提出了机器人辅助经阴道自然腔道经腔内镜手术（robot-assisted transvaginal natural orifice transluminal endoscopic surgery，R-VNOTES）用于子宫切除术的研究，成功完成了4例良性子宫疾病患者的子宫切除术。他们发现，机器人辅助技术可以让外科医师到达更深的地方，但还需要进一步的开发和突破。随后Yang、Koythong等[24, 25]也进行了一系列回顾性研究，并提出R-VNOTES子宫切除术是一种安全、可行的手术方法；值得进一步探讨的是，该术式中采用的可转腕手术器械使得手术操作更加便捷，是对传统V-NOTES技术的一种革新，在未来有望得到更广泛的推广与应用。2021年，Lowenstein等[26]对R-VNOTES进行了一项前瞻性研究，共追踪随访6周，结果表明：R-VNOTES是安全有效的，可以使外科医师充分利用机器人模式的已知优势进行相关手术，在临床上值得进一步探索及推广。

结合现有医疗水平来看，V-NOTES在大子宫切除术（≥1kg）中的应用是安全可行的，该术式既克服了阴式子宫切除术的局限性，也拓宽了其适应证，对于非固定子宫及非恶性或可疑恶性病变，排除手术禁忌后均可行V-NOTES。值得一提的是R-VNOTES子宫切除术可能是微创界发展道路上的新里程碑。

4. 盆腔器官脱垂手术

盆腔器官脱垂（pelvic organs prolapse，POP）的手术治疗方法主要包括骶骨固定术、高位子宫骶韧带悬吊术、骶棘韧带固定术等。

（1）骶骨固定术（sacrocolpopexy，SC）：作为经典术式被广泛应用。近年来，随着微创技术的迅猛发展，V-NOTES也逐渐被应用到阴道骶骨固定术中。2018年Chen等[27，28]报道了2例VNOTES-SC，术后分别随访5个月、6个月，均未出现网片相关并发症或复发，证明了该术式是安全、有效的，并提出该术式尤其需要预防感染，避免出现发热、网片侵蚀等，术中应及时止血，并在术后使用碘附纱布填充阴道24小时；同年，Hanes等[29]报道14例VNOTES-SC，11例随访时间超1年，其中1例出现后盆腔Ⅱ度脱垂，1例连接阴道顶端与前纵韧带的铆钉脱落，提示术者需优化手术过程来预防远期并发症。随后Liu、Alay等[30-32]也进行了相关研究，一致认为该途径可行性高，但对术者要求更高，包括水垫分离术、Y形网片的裁剪、纠正脱垂前的前部网片铆钉、腹膜后隧道分离及徒手打结等，且其具体疗效仍需进一步大样本研究来证明。

现有VNOTES-SC的研究较多，其安全性与可行性也得到了广泛认可，但关于远期并发症的报道较少，且复发率等与术者技术相关，因此术者需结合团队医疗水平对患者进行充分评估后再确定手术方案。

（2）子宫骶韧带悬吊术（uterosacral ligament suspension，ULS）：最早是McCall等在1938年发明的，又被称为McCall后陷凹成形术，由直肠子宫陷凹成形术、mayo子宫陷凹成形术演变而来，目前主要通过传统腹腔镜辅助完成，有关经阴道单孔腹腔镜下子宫骶韧带悬吊术（VNOTES-ULS）的报道较少。2013年Aharoni等[33]将135例接受宫骶韧带悬吊术的患者分为经阴道单孔腹腔镜组与传统阴式手术组，得出结论：V-NOTES组术中并发症、输尿管梗阻的发生率及失血量显著低于传统阴式手术，VNOTES-ULS是可行的。2021年Liu等[34]汇报了1例、Alay等[32]报道了2例VNOTES-ULS，手术均顺利，术后随访结果满意，再次证明了V-NOTES是一种可行的治疗盆腔顶端器官脱垂的技术。同年，Lu[35]等通过对35例采用VNOTES-ULS患者病历资料进行回顾性分析，同样证明了V-NOTES可能是一种治疗严重脱垂的新选择，具有良好的疗效和安全性，但是目前所报道的研究样本量均较小，且术后随访时间较短，需追加进一步研究来证明其可行性。

（3）骶棘韧带固定术（sacrospinous ligament fixation，SSLF）：骶棘韧带被公认为阴道穹隆和子宫脱垂手术的安全缝合点，但其位置较深，术中易造成血管及神经损伤，加大了手术的难度，而最为常用的经阴道骶棘韧带固定术（vaginal sacrospinous ligament fixation，VSSLF）为盲穿，损伤的风险更高，因此，经阴道单孔腹腔镜骶棘韧带悬吊术应运而生，V-NOTES腹膜外路径可清晰地显露骶棘韧带，使手术可视化，从而达到骶棘韧带的精确悬吊。现国内外有关该术式的报道较少，且多为病例汇报。近期，笔者团队通过对26例采用VNOTES-SSLF的POP患者资料进行分析，并对其术后6个月的生活质量追加随访，初步证明：VNOTES-SSLF与传统阴式手术相比出血量更少，其对盆腔脱垂患者的治疗效果是显著的，且术后6个月的生活质量得到明显改善。上述仍属于小样本研究或个案报道，故需更多的实验研究对其进行验证。

5.妇科恶性肿瘤手术

（1）子宫内膜癌分期手术：2014年Lee[36]等首次报道采用V-NOTES对三名FIGO分期IA期的低级别子宫内膜样癌进行分期手术，包含子宫切除术、双侧输卵管卵巢切除术和双侧髂总淋巴结水平以下的盆腔淋巴结切除术。他们得出结论：使用V-NOTES进行分期手术是治疗早期子宫内膜癌的一种新型微创手术，但也指出应该进行一系列大型回顾性甚至是前瞻性随机对照试验，以评估这种方法的真正临床可行性及安全性，尤其要注意的是评估长期生存结果。2016年Leblanc等[37]报道了1例行V-NOTES全子宫双附件切除及盆腔前哨淋巴结活检术，手术顺利。2018年，王延洲等[38]报道了5例，其中3例行盆腔淋巴清扫，1例行盆腔前哨淋巴结活检，1例行盆腔淋巴清扫＋腹主动脉周围淋巴结切除，手术均顺利完成。通过对围术期参数、术后4个月肿瘤指标及伤口愈合等进行比较，认为V-NOTES治疗早期子宫内膜癌是可行的。2021年，Wang等[39]对74名子宫内膜癌患者的资料进行了回顾性分析，再次证明V-NOTES用于治疗子宫内膜癌是可行的，可减少术后住院时间、具有恢复更快和美容效果更佳的特点。现关于V-NOTES治疗子宫内膜癌这一技术在妇科恶性肿瘤中的应用仍处于探索阶段，目前仅有少量研究，且缺乏对肿瘤结局的随访，而患者长期生存结果等关系着该技术日后能否被推广至临床应用中，因此迫切需要大样本、前瞻性研究进行验证。

（2）宫颈癌手术：2018年Ramirez等[40]在《新英格兰医学杂志》上发表了一篇关于宫颈癌微创治疗的多中心、前瞻性研究，共纳入631例早期宫颈癌患者，其中319名患者接受了微创手术（腹腔镜或机器人辅助技术），其余均为开腹手术，通过随访术后4.5年的无病生存率及总生存率，得出结论：在宫颈癌的早期治疗过程中，微创手术组的局部复发率较高，且总生存率低于开腹手术组。这一研究结果使宫颈癌微创治疗的发展面临巨大挑战，也引起了众多学者的质疑与思考。采用微创手术治疗内膜癌与宫颈癌的生存结局为何差别如此之大？是否与操作不当导致的肿瘤细胞脱落种植有关？这些疑惑鼓励了更多的学者进行探索，其中Abdollah等[41]也在该杂志上针对宫颈癌的微创治疗进行了相关报道。2019年，国内学者对此也进行了相关报导，其中梁志清等[42]对宫颈癌微创治疗的现状等进行了综述，黄晓斌团队[43]则进行了相关临床研究，对16例宫颈癌患者采用单孔腹腔镜盆腔淋巴结切除联合阴式广泛子宫切除术（laparoendoscopic single-site surgery assisted radical vaginal hysterectomy，LESS-RVH）治疗，手术均顺利，并得出结论：LESS-RVH具有术中肿瘤组织不显露、不挤压且无须举宫等优点，且该术式可获取足够数量的淋巴结，可有效治疗早期宫颈癌，但其肿瘤学结局仍需进一步大样本研究来验证。黄晓斌等的这一研究让我们再次看到了微创手术与阴式手术在宫颈癌治疗中的希望。

（3）卵巢癌手术：现有研究[44，45]证明，采用腹腔镜治疗Ⅰ、Ⅱ期卵巢癌的肿瘤学结局与开腹手术相同，有出血少、创伤小等优势，且肿瘤结局较为理想，并提出：由具有丰富腹腔镜经验的妇瘤科医师实施腹腔镜辅助分期手术治疗卵巢癌是可行的。因此我们初步认为，微创手术可用于早期卵巢癌的治疗。但V-NOTES这一术式未有相关报道，其安全性与可行性也尚未获悉。与良性肿瘤手术相比，恶性肿瘤手术的区域较大、难度更大，操作所涉及的解剖更复杂，因此，V-NOTES能否广泛应用于早期卵巢癌等恶性肿瘤的治疗仍需进一步的探索与研究。

6. 妇科其他疾病

（1）子宫内膜异位症：子宫内膜异位症作为妇科较为常见的一种疾病，其治疗相对成熟，临床上根据患者的病情严重程度、生育情况、年龄及个人需求等分为保守治疗或手术治疗，且随着患者美容需求的增加及微创技术的发展，传统腹腔镜及TU-LESS均被用于子宫内膜异位症的手术治疗，主要有病灶切除术、子宫内膜去除术、子宫动脉栓塞术治疗及子宫切除术，其中有关LESS病灶切除术的报道较少[46, 47]。2021年Zhang等[48]对33例子宫内膜异位症患者行R-VNOTES子宫切除术＋病灶切除术，仅1例因盲肠和上腹壁子宫内膜异位症而转为机器人辅助经脐单孔腹腔镜手术，其余均手术顺利，通过对其围术期相关指标进行统计学分析，得出结论：在子宫内膜异位症的手术治疗中，R-VNOTES是一种安全可行的方法。2022年，Guan等[49]报道了1例行R-VNOTES治疗的深部浸润性子宫内膜异位症患者，并提供了带有详细步骤解析的手术视频，他们提出R-VNOTES治疗深部浸润性子宫内膜异位症具有挑战性，但在宫旁和直肠受累的患者中是可行的，而且关节式器械和3D可视化的优势在复杂的V-NOTES手术中尤为关键。如今有关TU-LESS病灶切除术的研究相对较少，后续仍需更多学者对其安全性和疗效等进行深入的验证。

（2）其他疾病：V-NOTES在妇科的应用较为广泛，除前文所述外，在其他罕见疾病中也均有个案报道。2021年Kita等[50]报道了1例采用V-NOTES治疗复发性颗粒细胞瘤阴道复发，手术顺利，术后无并发症，随访1年无复发；同年，Liu[51]等报道了1例V-NOTES治疗阴道平滑肌瘤，手术顺利，并提供了操作视频以供参考，该报道指出：V-NOTES有望替代传统阴式手术治疗阴道疾病。但阴道平滑肌瘤与复发性颗粒细胞瘤等在临床上较为罕见，相关报道寥寥无几，因此V-NOTES治疗该疾病的安全性等有待进一步研究。

（二）VNOTES在临床应用中的优势

阴道是目前NOTES中最常用的入路，在妇科中更是多见，其优势主要体现在以下几点：①V-NOTES没有穿透腹壁，子宫悬韧带等组织不受影响，操作造成的创伤较小，因此切口感染、切口疝及腹壁损伤、术后粘连等并发症的发生率也相应减少，实现真正的腹壁皮肤无瘢痕，患者心理接受度较高。②阴道穹隆附近的神经由内脏神经支配，因此患者术后疼痛程度相较于传统腹腔镜手术明显减轻[5]，减少了患者的生理创伤。③由于阴道后穹隆切口较大，与传统单孔腹腔镜相比，具有较大的操作空间，可减少操作中器械干扰等情况。④与传统阴式手术相比，V-NOTES可清晰地观察整个盆腔，使手术直视化，降低了手术难度。⑤V-NOTES用于子宫内膜癌的分期手术时，标本经切口保护套取出，减少了腹腔内肿瘤的播散[17]。⑥因V-NOTES手术通道的特殊性，所需麻醉剂量较少，术后恢复较快，间接降低了静脉血栓及院内感染的发生率。

（三）V-NOTES面临的问题及对策

V-NOTES在临床上的应用受到较多限制，主要体现为两点：对于采用V-NOTES的患者均应在术前进行充分评估，排除禁忌证后方可进行手术；由于V-NOTES的操作角度、视野及器械等问题的存在加大了该手术的难度。

1. VNOTES的相对禁忌证

既往有盆腹腔手术史的患者，其盆腔粘连概率较大，且局部解剖结构可能发生变异，贸然采用V-NOTES易导致周围脏器的损伤；既往有心肺基础疾病或者年龄较大等无法耐受手术的患者均为V-NOTES手术的相对禁忌证；对于有阴道狭窄、子宫直肠窝固定或封闭，以及既往诊断为其他生殖道畸形的患者，手术操作空间受限，术中易造成二次损伤；患者有严重的阴道炎症或盆腔感染等情况下均不适合采用V-NOTES手术，避免术后感染加重；术中所需切除的标本过大，如巨型子宫肌瘤等，无法顺利经操作孔取出的患者；由腹腔内大量积血的急诊患者等易造成手术的污染，从而使手术需反复暂停，增加了手术的时间及风险；B超提示附件肿物直径＞ 8cm时，易占据子宫直肠陷凹，不利于手术操作。但随着技术的提高，不少观点逐步被更新，对于巨大附件肿物，在减张的前提下，可能更加适合V-NOTES手术；关于BMI较高的肥胖患者，大部分人认为增加了中转开腹手术及并发症的发生率，但最新研究[52，53]称肥胖不会增加V-NOTES的手术并发症等，因此对于该类患者的选择，还需医师根据自身的技术水平，并对患者进行个体化评估。

2. V-NOTES的难点及对策[54]

V-NOTES违背了三角分布原则，在缝合、打结等操作时器械之间易相互干扰，即存在“筷子效应”，使手术难度增加，因此在术中应尽量保证镜头与操作者一上一下、分开操作，从而为手术提供更大的空间；由于V-NOTES只使用一个通道，器械之间的交叉与拥挤是不可避免的，可通过使用不同长度的器械，或可弯曲器械可减少这一麻烦。Stolzenburg等[55]的研究表明：与普通器械相比，可弯器械在手术时间和可操作方面优势明显；因镜头与操作器械在同一直线上，呈平行关系，使术者视野及空间感较差，但是采用顶部可弯曲的镜头在某种意义上解决了这个问题；由于以上三点原因，使得手术操作难度较大，加上阴道的解剖学位置，使得术中易发生邻近脏器的损伤，包括直肠、膀胱、小肠、结肠、输尿管等。但术前充分评估患者自身条件、术中取头低足高位等措施均可降低副损伤的发生率。由于操作孔较小，且在直视下取出标本耗时长，因此标本的取出较困难，可采用标本袋（或无菌手套自制）将标本提至切口处，退出所有器械及Trocar后再行取出。V-NOTES为Ⅱ类切口，增加了感染的风险，因此术前常用双氧水及碘附冲洗阴道48小时，术后用碘附纱布填塞阴道24小时，并及时使用抗生素；术者学习曲线较长，需同时学习单孔腹腔镜手术及阴式手术，但在经过一系列培训后可一定程度上降低手术难度、缩短手术时间。

（四）V-NOTES的改良与创新

由于V-NOTES在临床应用中所面临的一系列使用问题，目前国内外已经对此进行了一系列的改进。

1. 手术器械的改良

Chen等[7]研究出了一款V-NOTES专用Port，在原Port内外环之间添加医用塑料硬环来维持空间畅通，解决了阴道壁易闭陷的问题。多孔套管针是一个经阴道或脐部置入，具有多通道的密闭的手术操作平台，临床上多采用软式套管，不仅增加了器械的可操作性，也维持了气腹的稳定性。可弯曲器械及顶部可弯曲的镜头的普及，大大缓解了V-NOTES手术存在的空间感差、违背三角原则及器械拥挤等问题。

2.机器人辅助技术

由于该技术同时具有直觉式动作控制、三维高清视野及可转腕手术器械三大特点，主刀医师能够跨越传统腹腔镜的限制，解决了V-NOTES下部分淋巴结清扫存在视觉和操作困难等问题，为手术提供了便捷。

3.磁锚定位、引导系统

它是通过外部的磁力锚将机械臂与摄像头固定在腹膜中相应位置的一个技术。包含外部磁性锚定系统、内部摄像系统和由腹内机械臂支撑的挂钩装置。Zeltser和Best等的研究[56, 57]初步证明了使用磁性锚定器械的单针腹腔镜技术是可行的，可以克服目前腹腔镜和机器人手术的局限性，使腹内运动畅通无阻，但该技术目前仍处于研究阶段。

（五）总结与展望

V-NOTES是微创外科领域发展起来的一项革命性的新技术，近年来，随着机器人等新技术、各种新设备、新材料的普及，以及医师操作水平的提高，在妇科的临床应用中有了显著的拓展，可以安全、有效地进行附件手术、子宫切除术、子宫肌瘤剥除术及相关妇科肿瘤手术，其手术创伤较小、切口无瘢痕、美容度较高，对患者造成的生理及心理创伤较小，术后恢复更快，且对再次妊娠患者的分娩方式无确定性影响[12]。2021年Kapurubandara等[58]发表了关于安全使用V-NOTES的专家共识，该术式虽然无法代替传统腹腔镜手术，但为广大女性患者提供了一个新的选择，具有较好的应用前景。在规范诊疗及保证患者安全的前提下，我们应进行更深入的研究，V-NOTES对于患者的远期影响等仍需更多的研究来验证。因此我们需要多中心、大样本的随机对照研究来来评估该术式在临床应用中的优势和意义。

（单武林　董智勇　杜　雨　徐　琳）

参考文献

［1］Ahn K H，Song J Y，Kim S H，et al．Transvaginal single-port natural orifice transluminal endoscopic surgery for benign uterine adnexal pathologies［J］．Journal of Minimally Invasive Gynecology，2012，19（5）：631-635．

［2］Yang Y S，Hur M H，Oh K Y，et al．Transvaginal natural orifice transluminal endoscopic surgery for adnexal masses［J］．Journal of Obstetrics and Gynaecology Research，Wiley Online Library，2013，39（12）：1604-1609．

［3］Liu J，Bardawil E，Lin Q，et al．Transvaginal natural orifice transluminal endoscopic surgery tubal reanastomosis：a novel route for tubal surgery［J］．Fertility and Sterility，2018，110（1）：182．

［4］王慧慧，秦真岳，陈继明，等．经阴道单孔腹腔镜手术在卵巢良性肿瘤中的应用［J］．腹腔镜外科杂志，2021，26（4）：308-312．

［5］Lee C L，Wu K Y，Su H，et al．Transvaginal natural-orifice transluminal endoscopic surgery（NOTES）in adnexal procedures［J］．Journal of Minimally Invasive Gynecology，2012，19（4）：

509-513.

[6] Xu B, Liu Y, Ying X, et al. Transvaginal endoscopic surgery for tubal ectopic pregnancy [J]. JSLS : Journal of the Society of Laparoendoscopic Surgeons, 2014, 18 (1): 76-82.

[7] Chen X, Liu H, Sun D, et al. Transvaginal natural orifice transluminal endoscopic surgery for tubal pregnancy and a device innovation from Our Institution [J]. Journal of Minimally Invasive Gynecology, 2019, 26 (1): 169-174.

[8] Baekelandt J, Vercammen J. IMELDA transvaginal approach to ectopic pregnancy: diagnosis by transvaginal hydrolaparoscopy and treatment by transvaginal natural orifice transluminal endoscopic surgery [J]. Fertility and Sterility, 2017, 107 (1): e1-e2.

[9] Ko P C, Liang C C, Lo T S, et al. Six cases of tubal stump pregnancy: complication of assisted reproductive technology? [J]. Fertility and Sterility, 2011, 95 (7): 2432.

[10] Ozceltik G, Simsek D, Hortu I, et al. Transvaginal natural orifice transluminal endoscopic surgery for ectopic pregnancy [J]. J Obstet Gynaecol Res, 2022, 48 (3): 843-849.

[11] Lamblin G, Chene G, Mansoor A, et al. Ectopic pregnancy management by V-NOTES technique [J]. Journal of Gynecology Obstetrics and Human Reproduction, 2021, 50 (5): 102073.

[12] Tavano I, Housmans S, Bosteels J, et al. Pregnancy Outcome after Vaginal Natural Orifice Transluminal Endoscopic Surgery, a First Retrospective Observational Cohort Study [J]. Gynecologic and Obstetric Investigation, Karger Publishers, 2021, 86 (5): 432-437.

[13] Benhidjeb T, Witzel K, Bärlehner E, et al. [The natural orifice surgery concept. Vision and rationale for a paradigm shift] [J]. Der Chirurg; Zeitschrift Fur Alle Gebiete Der Operativen Medizen, 2007, 78 (6): 537-542.

[14] Lee C L, Huang C Y, Wu K Y, et al. Natural orifice transvaginal endoscopic surgery myomectomy: an innovative approach to myomectomy [J]. Gynecology and Minimally Invasive Therapy, Elsevier, 2014, 3 (4): 127-130.

[15] Liu J, Lin Q, Blazek K, et al. Transvaginal natural orifice transluminal endoscopic surgery myomectomy: a novel route for uterine myoma removal [J]. Journal of Minimally Invasive Gynecology, Elsevier, 2018, 25 (6): 959-960.

[16] Baekelandt J. Transvaginal natural-orifice transluminal endoscopic surgery: a new approach to myomectomy [J]. Fertility and Sterility, Elsevier, 2018, 109 (1): 179.

[17] Su H, Yen C F, Wu K Y, et al. Hysterectomy via transvaginal natural orifice transluminal endoscopic surgery (NOTES): Feasibility of an innovative approach [J]. Taiwanese Journal of Obstetrics and Gynecology, 2012, 51 (2): 217-221.

[18] Jallad K, Walters M D. Natural orifice transluminal endoscopic surgery (NOTES) in gynecology-[J]. Clinical Obstetrics & Gynecology, 2017, 60 (2): 324-329.

[19] Lee C L, Wu K Y, Su H, et al. Hysterectomy by transvaginal natural orifice transluminal endoscopic surgery (NOTES): A Series of 137 Patients [J]. Journal of Minimally Invasive Gynecology, 2014, 21 (5): 818-824.

[20] Wang C J, Huang H Y, Huang C Y, et al. Hysterectomy via transvaginal natural orifice transluminal endoscopic surgery for nonprolapsed uteri [J]. Surgical Endoscopy, 2015, 29 (1): 100-107.

[21] Temtanakitpaisan T, Wu K Y, Huang C Y, et al. The outcomes of transvaginal NOTES hysterectomy in various uterine sizes [J]. Taiwanese Journal of Obstetrics and Gynecology, 2018, 57 (6): 842-845.

[22] Wang X, Li J, Hua K, et al. Transvaginal natural orifice transluminal endoscopic surgery (vNOTES)

hysterectomy for uterus weighing ≥ 1kg [J]. BMC Surg, 2020, 20 (1): 234.

[23] Lee CL, Wu KY, Su H, et al. Robot-assisted natural orifice transluminal endoscopic surgery for hysterectomy [J]. Taiwanese Journal of Obstetrics and Gynecology, 2015, 54 (6): 761-765.

[24] Yang Y S. Robotic natural orifice transluminal endoscopic surgery (NOTES) hysterectomy as a scarless and gasless surgery [J]. Surgical Endoscopy, 2020, 34 (1): 492-500.

[25] Koythong T, Thigpen B, Sunkara S, et al. Surgical outcomes of hysterectomy via robot-assisted versus traditional transvaginal natural orifice transluminal endoscopic surgery [J]. J Minim Invasive Gynecol, 2021, 28 (12): 2028-2035.

[26] Lowenstein L, Mor O, Matanes E, et al. Robotic vaginal natural orifice transluminal endoscopic hysterectomy for benign indications [J]. J Minim Invasive Gynecol, 2021, 28 (5): 1101-1106.

[27] Chen Y, Li J, Zhang Y, et al. Transvaginal single-port laparoscopy sacrocolpopexy [J]. Journal of Minimally Invasive Gynecology, 2018, 25 (4): 585-588.

[28] Chen Y, Li J, Hua K. Transvaginal single-port laparoscopy pelvic reconstruction with y-shaped mesh [J]. Journal of Minimally Invasive Gynecology, 2018, 25 (7): 1138-1141.

[29] Hanes C R. Vaginal sacral colpopexy: a natural orifice approach to a gold standard procedure [J]. Journal of Minimally Invasive Gynecology, 2018, 25 (1): 47-52.

[30] Liu J, Kohn J, Sun B, et al. Transvaginal natural orifice transluminal endoscopic surgery sacrocolpopexy: Tips and tricks [J]. J Minim Invasive Gynecol, 2019, 26 (1): 38-39.

[31] Liu J, Kohn J, Fu H, et al. Transvaginal natural orifice transluminal endoscopic surgery for sacrocolpopexy: A Pilot Study of 26 Cases [J]. Journal of Minimally Invasive Gynecology, 2019, 26 (4): 748-753.

[32] Alay I, Kaya C, Cengiz H, et al. Apical pelvic organ prolapse repair via vaginal-assisted natural orifice transluminal endoscopic surgery: Initial experience from a tertiary care hospital [J]. Asian Journal of Endoscopic Surgery, 2021, 14 (3): 346-352.

[33] Aharoni S, Matanes E, Lauterbach R, et al. Transvaginal natural orifice transluminal endoscopic versus conventional vaginal hysterectomy with uterosacral ligament suspension for apical compartment prolapse [J]. European Journal of Obstetrics & Gynecology and Reproductive Biology, 2021, 260: 203-207.

[34] Liu J, Lin Q, Zhou X, et al. Techniques for apical prolapse management in transvaginal natural orifice transluminal endoscopic surgery high uterosacral ligament suspension [J]. Journal of Minimally Invasive Gynecology, 2021, 28 (6): 1144-1145.

[35] Lu Z, Chen Y, Wang X, et al. Transvaginal natural orifice transluminal endoscopic surgery for uterosacral ligament suspension: pilot study of 35 cases of severe pelvic organ prolapse [J]. BMC Surg, 2021, 21 (1): 286.

[36] Lee C L, Wu K Y, Tsao F Y, et al. Natural orifice transvaginal endoscopic surgery for endometrial cancer [J]. Gynecology and Minimally Invasive Therapy, 2014, 3 (3): 89-92.

[37] Leblanc E, Narducci F, Bresson L, et al. Fluorescence-assisted sentinel (SND) and pelvic node dissections by single-port transvaginal laparoscopic surgery, for the management of an endometrial carcinoma (EC) in an elderly obese patient [J]. Gynecologic Oncology, 2016, 143 (3): 686-687.

[38] 王延洲，姚远洋，李宇迪，等. 经阴道自然腔道内镜手术治疗子宫内膜癌的可行性和安全性分析 [J]. 中华腔镜外科杂志（电子版），2018，11（6）：335-338.

[39] Wang Y, Deng L, Tang S, et al. vNOTES Hysterectomy with sentinel lymph node mapping for

endometrial cancer: Description of technique and perioperative outcomes [J]. Journal of Minimally Invasive Gynecology, 2021, 28(6): 1254-1261.

[40] Ramirez P T, Frumovitz M, Pareja R, et al. Minimally invasive versus abdominal radical hysterectomy for cervical cancer [J]. New England Journal of Medicine, 2018, 379(20): 1895-1904.

[41] Abdollah F, Keeley J, Menon M. Minimally invasive or abdominal radical hysterectomy for cervical cancer [J]. New England Journal of Medicine, 2019, 380(8): 793-795.

[42] 梁志清，陈诚. 宫颈癌微创手术治疗历史、现状及反思 [J]. 中国实用妇科与产科杂志，2019，35(1)：23-27.

[43] 黄晓斌，谢庆煌，柳晓春，等. 单孔腹腔镜盆腔淋巴结切除联合阴式广泛子宫切除术治疗早期宫颈癌 [J]. 中国微创外科杂志，2019，19(6)：512-514.

[44] Tozzi R, Köhler C, Ferrara A, et al. Laparoscopic treatment of early ovarian cancer: surgical and survival outcomes [J]. Gynecologic oncology, Elsevier, 2004, 93(1): 199-203.

[45] Jung U S, Lee J H, Kyung M S, et al. Feasibility and efficacy of laparoscopic management of ovarian cancer [J]. Journal of Obstetrics and Gynaecology Research, 2009, 35(1): 113-118.

[46] Daniilidis A, Chatzistamatiou K, Assimakopoulos E. Is there a role for single-port laparoscopy in the treatment of endometriosis? [J]. Minerva Ginecol, 2017, 69(5): 488-503.

[47] 黄英莲，张艺英. 不同时期子宫内膜异位症患者治疗方式及效果评价 [J]. 实用妇科内分泌电子杂志，2021，8(8)：51-55.

[48] Zhang Y, Delgado S, Liu J, et al. Robot-assisted transvaginal natural orifice transluminal endoscopic surgery for management of endometriosis: A pilot study of 33 cases [J]. J Minim Invasive Gynecol, 2021, 28(12): 2060-2066.

[49] Guan X, Welch JR, Wu G. Robotic transvaginal natural orifice transluminal endoscopic surgery for resection of parametrial and bowel deeply infiltrated endometriosis [J]. J Minim Invasive Gynecol, 2022, 29(3): 341-342.

[50] Kita M, Sumi G, Butsuhara Y, et al. Resection of vaginal recurrence of granulosa cell tumor by pneumovaginal endoscopic surgery [J]. Gynecologic Oncology Reports, 2021(36): 100743.

[51] Liu JH, Zheng Y, Wang YW. Transvaginal natural orifice transluminal endoscopic surgery (vNOTES) as treatment for upper vaginal leiomyoma: A case report [J]. Medicine, 2021, 100(20): e25969.

[52] Mat E, Kale A, Gundogdu E C, et al. Transvaginal natural orifice endoscopic surgery for extremely obese patients with early-stage endometrial cancer [J]. Journal of Obstetrics and Gynaecology Research, 2021, 47(1): 262-269.

[53] Sunkara S, Guan X. Robotic vNOTES for bilateral salpingectomy in a patient with BMI > 70: A case report [J]. Intelligent Surgery, 2022.

[54] 孙大为，王媛. 经阴道腹腔镜手术在妇科的应用 [J]. 实用妇产科杂志，2019，35(3)：166-170.

[55] Stolzenburg J-U, Kallidonis P, Oh M A, et al. Comparative assessment of laparoscopic single-site surgery instruments to conventional laparoscopic in laboratory setting [J]. Journal of Endourology, 2010, 24(2): 239-245.

[56] Zeltser I S, Bergs R, Fernandez R, et al. Single trocar laparoscopic nephrectomy using magnetic anchoring and guidance system in the porcine model [J]. Journal of Urology, 2007, 178(1): 288-291.

[57] Best S L, Cadeddu J A. Use of magnetic anchoring and guidance systems to facilitate single trocar

laparoscopy [J]. Current Urology Reports, Springer, 2010, 11 (1): 29-32.

[58] Kapurubandara S, Lowenstein L, Salvay H, et al. Consensus on safe implementation of vaginal natural orifice transluminal endoscopic surgery (vNOTES) [J]. European Journal of Obstetrics & Gynecology and Reproductive Biology, 2021, 263: 216-222.

九、经阴道单孔腹腔镜下骶棘韧带悬吊术治疗中重度盆腔器官脱垂初步临床报告

【摘要】 目的　探讨经阴道单孔腹腔镜下骶棘韧带悬吊术治疗中重度盆腔器官脱垂患者的疗效。方法　回顾性分析自2020年4月至2020年11月收治的18例POP-Q分期Ⅲ～Ⅳ度盆腔器官脱垂患者的临床资料，并进行术后随访，评估其疗效及安全性。结果　18例患者平均年龄为（62.61±10.26）岁，平均产次为（2.00±0.77）次，均成功行经阴道单孔腹腔镜下骶棘韧带悬吊术，并酌情行阴道前后壁修补术（repair of anterior and posterior wall of vagina）和（或）阴式子宫切除术（trans-vaginal hysterectomy）。除阴道长度（TVL）外，其余各点术前与术后3个月、术前与术后6个月数值分析，*P*均小于0.05，具有统计学意义。结论　本术式治疗中重度盆腔器官脱垂短期疗效好，并发症少，但需更多的病例数及更长远的随访数据去判定此术式的长远治疗效果。对于穿刺位点的选择，还需要更多的解剖数据去得出更为精准的结果。

【关键词】 盆腔器官脱垂；经阴道单孔腹腔镜；骶棘韧带悬吊术

随着女性年龄的逐步增长，盆腔器官脱垂的发病率显著提高，尤其是对于分娩过的女性，多次分娩的女性盆腔器官脱垂的发病率也在逐步提高，有研究表明约4.1%的80岁及80岁以上的盆腔脱垂患者具有临床症状，在一定程度上影响着女性患者的生活质量[1-4]，此外，至80岁前约有11%的女性因盆腔器官脱垂或压力性尿失禁而手术[5]。中国已进入老龄化阶段，世界上多个国家如日本、美国等也已面临或即将面临老龄化社会的到来[6, 7]。现阶段对于盆腔器官脱垂的治疗手段多种多样，对于有临床症状的非手术治疗失败后及不愿意接受非手术干预的患者，手术干预成为主要治疗手段，其治疗原则为恢复正常盆底解剖结构，自20世纪50年代Sederl发明的骶棘韧带悬吊术始，手术方式在此基础上不断完善与进步。有研究表明，骶棘韧带悬吊术5年失败率高达70.3%[8]，但这与多数研究所报道的37%左右的失败率有较大的差异[9-12]。笔者认为，阴式手术视野差、骶棘韧带悬吊时穿刺视野差及手术医师水平不同等因素均可能造成术后复发率的差异。经阴道单孔腹腔镜手术有多年的历史。已经证明了这两种方法的安全性和可行性。因此，笔者认为，在良好的手术技巧和精心手术的前提下，该手术方法可能是安全、可行、合适的。经阴道单孔腹腔镜手术因其微创、美观及可视化等优点已逐渐替代一些阴式手术，基于此，笔者团队结合两者优点设计出经阴道单孔腹腔镜下骶棘韧带悬吊术，取得了良好的临床效果，现报道如下。

（一）资料与方法

1. 一般资料

选取自2020年4月至2020年11月收治的18例盆腔器官脱垂患者。患者平均年龄为（62.61±10.26）岁，平均产次为（2.00±0.77）次，每位患者入院后行POP-Q评分并记录[13]。其中Ⅲ度12名，Ⅳ度6名。所有患者均按照ACOG指南中提及的定义进行诊断[14][盆腔器官脱垂是指阴道或子宫的一个或多个方面的下降，如阴道前壁、阴道后壁、子宫（宫颈）或阴道顶端（阴道穹隆或子宫切除后阴道残端）]。

（1）病例选择标准：①经POP-Q分期评为Ⅲ度及以上的患者；②接受非手术治疗（如Pessary、pelvic floor muscle training）无效后要求手术治疗的患者；③自愿接受此术式并签署手术知情同意书的患者；④术后依从性较好、能按时随访的患者。

（2）病例排除标准：①严重内科合并症不能耐受手术及麻醉的患者；②存在相关手术禁忌证（如生殖道急性感染、阴道损伤、例如阴道狭窄的生殖道畸形）的患者；③合并盆腹腔器官恶性肿瘤的患者。

2. 方法

（1）术前准备：术前交代手术相关风险，签署知情同意书，对患者进行常规妇科腹腔镜术前准备，改流质饮食，术前3天行阴道消毒以减少术后感染概率，阴道黏膜萎缩者术前应用雌激素软膏改善阴道环境。术前备阴式手术器械及经阴道单孔腹腔镜相关手术器械。

（2）手术入路平台的建立：完成手术区域及阴道消毒后，消毒铺巾，留置导尿。以1号丝线分别于两侧缝合固定双侧小阴唇于双侧大腿根部以显露手术术野。缓慢置入窥器后以宫颈钳钳夹宫颈后唇并向上提拉，显露阴道后壁，于阴道后壁中下段纵行切开阴道后壁2.0～3.0cm，逐步分离阴道直肠间隙处的结缔组织，显露盆底肌及邻近组织大致结构，为手术创造操作空间，置入经阴道单孔专用Port。

（3）手术器械与耗材：全套数字腹腔镜系统，经阴道单孔通道保护套及专用Port，常规腹腔镜剪刀、持针器、超声刀、吸引器、双极电凝钳各1把，手术分离钳2把，30°常规腹腔镜镜头1个，光源系统及气腹系统，常规外科器械1套，不可吸收缝合线2根，其他可吸收缝合线、丝线等。

（4）麻醉及体位：本术式采取气管插管全身麻醉，麻醉前由巡回护士协助患者取膀胱截石位（保持头低足高≥30°，双腿外展＜90°），臀底约超出手术台一拳左右以提供操作空间，双肩部放置肩托防止滑脱损伤。

（5）手术步骤：对于合并阴道前后壁膨出的患者可行阴道前后壁修补术，之后再行经阴道单孔腹腔镜下骶棘韧带悬吊术，有切除子宫要求的患者可先行阴式子宫切除术。对于阴道前壁膨出的患者，可将阴道前壁纵行切开修剪掉部分多余的前壁组织，对于有压力性尿失禁的患者可在修剪后对前壁进行荷包缝合时将膀胱包裹于内以提高会阴部压力。

经阴道单孔腹腔镜方法：显露术野后，取阴道后壁中下段，纵行切开2.0～3.0cm阴道壁，先用手指钝性分离出一个小密闭腔隙，与此同时尽可能将直肠推向患者左侧来避免术中并发症的发生，对切口一周的皮瓣行荷包缝合，其目的在于放置切口保护套后收紧荷包时可防止漏气，于荷包内放置切口保护套以撑开切口及密闭腔隙创造手术空间，于切口保护套上连接经阴道单孔腹腔镜专用Port，连接气腹平台，充入CO_2气体至压力达11mmHg（1mmHg＝0.133kPa）形成气腹。从操作孔置入30°腹腔镜镜头观察视野，先使用分离钳挡住肠管避免损伤，并利用超声刀仔细分离周围结缔组织，进一步扩大腔隙。对于初学者来说，可以逐步分离解剖结构至解剖出骶骨及周围血管和神经所在位置，尽可能避免损伤血管及神经。对于此术式熟练后，不需要显露过多组织即可定位骶棘韧带所在。分离间隙时出血可使用纱布填压止血，通过盆底解剖结构中骶骨、尾骨肌、坐骨棘、臀下血管及坐骨神经等标志性解剖结构来定位骶棘韧带所在位置并显露骶棘韧带缝合位点，术中可通过肛查辅助确定坐骨棘及骶棘韧带所在位置，确定位置后可使用双极对缝合位点进行定位标记，取2根不可吸收缝合线缝合骶棘韧带2针，进针深度约为韧带厚度的1/2，两针针距约1cm，进针后以分离钳钳夹缝合线牵拉判断其张力，不打结，取下Port，将不可吸收线另一端与子宫切除患者的阴道穹隆顶端缝线打结，或与阴道前后壁修补术后未切除子宫的患者宫颈下壁距宫颈口约3cm处（即宫骶韧带靠近子宫颈的位置）缝线打结，打结后以宫颈钳钳夹上提子宫颈，探及是否固定于骶棘韧带水平。对于阴道后壁切口缝合，术毕。术后阴道消毒后放置碘附纱布一块，第二日取出。详细步骤见图9-1。

（6）术后处理与随访：18例患者手术后均安返病房，24小时内给予心电监护密切关注术后生命体征及持续低流量给氧，术后3日每日予阴道消毒。术后卧床制动4～6小

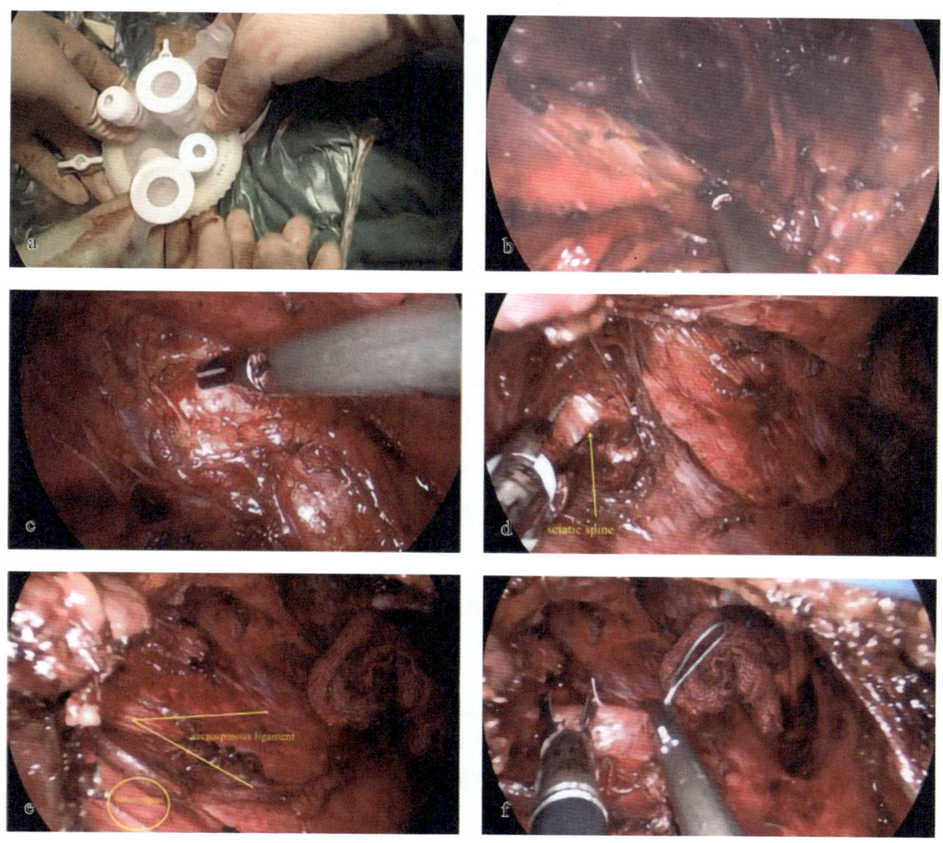

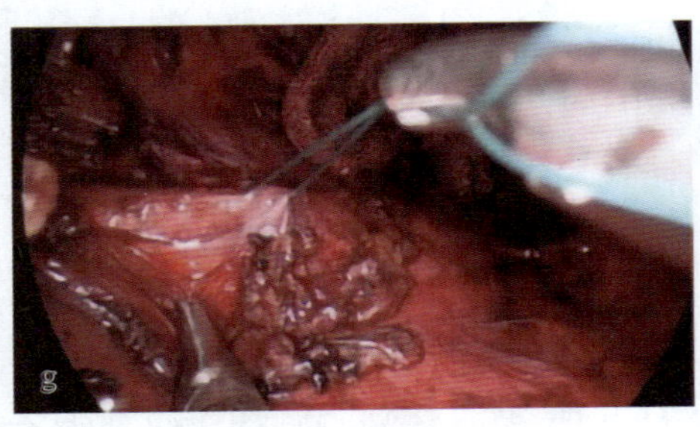

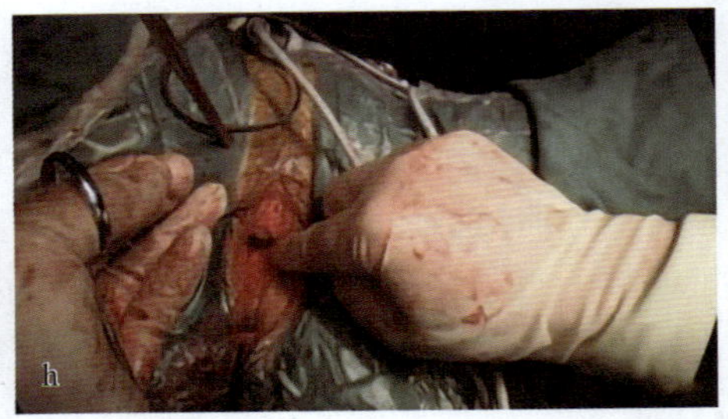

图9-1 手术步骤图片展示

注：a.安装经阴道单孔腹腔镜专用Port；b.分离组织间隙；c.显露骶尾骨附着处的骶棘韧带；d.显露坐骨棘；e.显露骶棘韧带和髂尾肌；f.不可吸收缝合线缝合骶棘韧带；g.牵拉缝线判断张力；h.将缝合线打结

时，给予抗生素预防感染，必要时给予镇痛镇静药。术后3个月、6个月、1年至门诊随访并测量填写POP-Q评分。现18位患者随访数据中，一例于2020年5月12日手术的患者，自述术后2个月自觉双下肢隐痛；另一例于2020年11月9日手术的患者，自述术后3周有腰骶酸胀感，现均好转（表9-1）。

3.统计学分析

本研究数据采用SPSS 21.0统计软件进行统计学分析，对于计量资料使用（均数±标准差）表示，术前术后随访的POP-Q评分采用配对样本t检验，$P < 0.05$时认为差异有统计学意义。

表9-1 18名患者基本情况

序号	BMI（kg/㎡）	年龄（岁）	入院血压（mmHg）	生育史	脱垂时间	主诉
1	25.10	50	166/111	2-0-1-2	5个月	尿频尿急2年，自行扪及外阴肿物5个月余
2	24.03	68	111/68	3-0-1-3	10年	自行扪及外阴肿物10年，加重4个月余
3	22.58	64	128/64	1-0-2-1	4个月	自行扪及外阴肿物4个月余
4	22.64	73	144/81	2-0-0-2	6年	自行扪及外阴肿物6年余，小便困难1年
5	23.94	58	142/88	2-0-1-2	5年	自行扪及外阴肿物5年余
6	23.24	54	144/97	3-0-0-3	6个月	自行扪及外阴肿物6个月余
7	19.63	48	112/81	2-0-2-2	3年	自行扪及外阴肿物3年余，增大伴尿频、尿急6个月
8	22.03	72	154/68	2-0-1-2	1年	自行扪及外阴肿物1年余，增大伴尿频、尿急3个月
9	23.71	53	131/87	1-0-2-1	4个月	自行扪及外阴肿物4个月余
10	24.02	65	108/86	1-0-1-1	5个月	自行扪及外阴肿物5个月余
11	22.67	75	132/74	3-0-0-3	6个月	尿频、尿急1年余，自行扪及外阴肿物6个月
12	22.43	74	145/83	2-0-2-2	1年	自行扪及外阴肿物伴尿频、尿急1年余
13	23.52	68	133/68	1-0-2-1	2年	自行扪及外阴肿物2年余，增大伴尿频、尿急6个月
14	27.11	56	138/90	1-0-0-1	2个月	尿频、尿痛5个月，扪及外阴肿物2个月余
15	21.23	59	138/80	3-0-0-3	5年	检查发现一度子宫脱垂伴尿频尿急5年余，自行扪及外阴肿物1年

续表

序号	BMI（kg/m²）	年龄（岁）	入院血压（mmHg）	生育史	脱垂时间	主诉
16	26.83	43	125/91	1-0-2-1	8年	尿频伴自行扪及外阴肿物8年余，加重1个月
17	23.05	75	149/75	3-0-2-3	5年	自行扪及外阴肿物5年余，增大伴尿频、尿急6个月
18	24.97	72	147/85	2-0-0-2	10年	自行扪及外阴肿物10年余，尿频尿急1个月

（二）结果

18位患者均顺利完成手术，均接受经阴道单孔腹腔镜下骶棘韧带悬吊术，根据患者个体情况及意愿增加阴道前壁修补术、阴道后壁修补术、经阴道子宫切除术或经阴道腹腔镜下附件切除术，共计2名患者同时接受曼氏手术，14名患者同时接受阴式子宫切除术。术中未伤及邻近盆腔脏器，术后拔出导尿管后均可自行排尿，术中手术时间（192.78±38.81）分钟，手术出血量（134.44±111.21）mL，除阴道长度（TVL）外，其余各点术前与术后3个月数值分析P均小于0.05，具有统计学意义（表9-2至表9-4）。

表9-2　18名患者手术相关信息

序号	手术时长（min）	术中出血量（mL）	术前HGB（g/L）	术后HGB（g/L）	术后住院（天）	VAS疼痛评分（术前）	VAS疼痛评分（术后3个月）
1	275	100	125	96	10	5	1
2	205	80	140	141	6	4	1
3	125	100	122	116	5	5	1
4	175	100	139	118	6	5	1
5	175	80	126	116	6	5	1
6	200	100	138	116	9	5	2
7	160	150	124	89	5	4	1
8	170	500	94	104	13	5	2
9	145	50	132	125	9	5	0
10	200	300	141	92	12	4	1
11	180	100	120	106	7	5	1
12	250	200	108	100	7	5	1
13	190	100	131	107	9	5	1
14	215	80	142	126	8	5	1
15	145	80	129	118	7	5	1
16	225	50	136	116	5	5	0
17	195	50	142	117	11	5	1
18	240	200	134	106	8	5	1

表9-3 18名患者术前与术后3个月POP-Q评分

组	数量	Aa	Ba	Ap	Bp	C	TVL
术前	18	1.00±1.00	2.31±1.19	0.86±0.97	1.64±1.08	5.19±2.18	8.72±0.46
术后3个月	18	−2.25±0.24	−2.68±0.15	−2.34±0.16	−2.68±0.13	−7±0.42	7.31±0.57
t		13.41	17.67	13.87	16.82	23.27	8.18
P		0.014	0.001	0.005	0.001	0.001	0.559

表9-4 18名患者术前与术后6个月POP-Q评分

组	数量	Aa	Ba	Ap	Bp	C	TVL
术前	18	1.00±1.00	2.31±1.19	0.86±0.97	1.64±1.08	5.19±2.18	8.72±0.46
术后6个月	18	−2.17±0.45	−2.52±0.17	−2.32±0.20	−2.55±0.23	−7±0.41	7.31±0.57
t		12.25	17.03	13.67	16.07	23.27	8.18
P		0.037	0.001	0.007	0.001	0.001	0.559

（三）讨论

POP有着多种危险因素，如年龄、子宫切除、肥胖（BMI＞30kg/m²）、吸烟、长期慢性Valsalva（咳嗽、劳累和举重）的刺激、多胎和阴道分娩史，以及盆底支持的遗传缺陷等[13, 15]。本研究的18名患者平均年龄为（62.61±10.26）岁，平均产次为（2.00±0.77）次，平均BMI为（23.49±1.81）kg/m²，没有患者BMI＞30kg/m²。POP当器官仍在处女膜以上时，最明显症状便是阴道内肿胀感及压迫感，其次可能是排尿及排便功能受到影响，有报道证实出现症状的POP发生率为3%～12%[1]。据统计，按照POP分期法诊断为Ⅱ度以上的患者有40%，但到医院就诊的只有10%～20%[16]。自1992年，随着Ⅰ水平顶端支持、Ⅱ水平水平支持及Ⅲ水平远端支持，这三个水平支撑子宫及阴道组织结构的理论的提出[17]，使妇科医师对POP的治疗更具有理论的支持。但对于POP的治疗方式目前无统一标准，也没有指南或者专家共识明确表明哪种方案为治疗POP的金标准。

盆底肌肉训练（pelvic floor muscle training，PFMT）被推荐用于POP的预防及治疗[18]，尤其是对于轻度脱垂的患者，PEMT对于POP症状的改善更为显著，同时PEMT被提议用来增强POP患者手术效果[19]，但也有文献认为PFMT无法改善手术治疗的结果[20-22]。子宫托（Pessary）作为一种用于治疗有症状POP的非手术手段，适用于有手术禁忌证的患者[23-26]，但患者应该找到合适的子宫托[27]，同时应定期随访监测有无阴道萎缩、阴道黏膜溃疡、糜烂、活动性阴道外阴感染等子宫托的禁忌证。网片也曾作为重要的治疗盆腔器官脱垂的方式之一，现如今对于是否使用置入网片治疗盆腔脱垂仍是一个有争议的话题。阴道-骶骨固定术（sacrocolpopexy，SC）是应用于修复Ⅰ水平缺陷的手术方式，SC利用网片将骶前韧带作为后锚定位点修复阴道轴，一般认为，将阴道向骶岬方向悬吊可避免后陷凹内的肠管脱垂的形成。无论经腹骶骨固定术（abdominal sacrocolpopexy，ASC）、腹腔镜下骶骨固定术（laparoscopic sacrocolpopexy，LSC）及机器人辅助的腹腔镜骶骨固定术（robotic-assisted abdominal sacrocolpopexy）均有较好的治疗效果[28-36]。也有医师认为经阴道单孔腹腔镜可应用于网片相关手术[37-39]，但不容忽视的是术后并发症，尤其是网片侵蚀的发生率[40-42]。

修复三个水平的支撑是较多手术治疗POP的基本理念，有报道认为仅完成阴道前后壁修补，若顶端支持不足，仍有POP修复失败的可能[43，44]，因此顶端支持修复是盆腔器官脱垂修复最基础也是最重要的方面。使用患者自身组织进行悬吊可以在减少网片并发症的同时减少手术的费用[45-47]。下面是目前应用较多的使用患者自身组织完善顶端支持修复的五种术式。

（1）改良McCall成形术（modified McCall culdoplasty）：术中使用可吸收缝合线缝合一侧子宫骶韧带，至Douglas窝和阴道残端，再缝合对侧子宫骶韧带。

（2）阴道穹隆子宫骶韧带悬吊术（uterosacral ligament suspension，ULS），将直肠阴道筋膜和耻骨宫颈筋膜悬吊在子宫骶韧带强壮的部位上。穹隆悬吊在坐骨棘水平或以上的子宫骶韧带部分通常可提供足够的阴道长度和支撑。

（3）Shull 悬吊术：使用0号延迟可吸收线在每侧子宫骶韧带上缝合3针，最低缝线在坐骨棘水平，每向上1cm再缝合1针，共3针，双侧共6针缝合线[48，49]。

（4）髂尾肌固定术（Iliococcygeus fixation，ICF）是将阴道顶端固定在髂尾肌及其筋膜上，通常进行双侧悬吊。

（5）骶棘韧带悬吊术（sacrospinous ligament fixation，SSLF）是将骶棘韧带作为锚定点悬吊阴道穹隆，常常仅行右侧骶棘韧带悬吊术，尤其适用于有穹隆脱垂的患者。

通过长期随访对比这五种术式，有学者认为髂尾肌固定术与改良McCall成形术复发率无明显差异[50，51]。一项前瞻性的非随机病例对照研究对比ICF及SSLF，成功率及复发率无显著性差异[52]。一项OPTIMAL随机试验结果显示USL及SSLF在解剖及功能结果方面无显著差异[21]。一项多中心随机试验认为在子宫脱垂2期或更高的女性患者中，SSLF与阴道子宫切除术联合ULS的比较在术后5年内无明显统计学差异[53]。也有类似研究认为复发率主要决定因素为患者术前POP-Q分期，复发率随着POP分期增加而增加，且USLS与SSLF在术后复发率方面无显著差异[54]。

治疗盆腔脱垂的术式目前无统一的规定，用于治疗盆腔脱垂及相关疾病的术式有百余种，现阶段临床上对于盆腔脱垂的手术方式选择高度个体化[55]，但需注意的是每种术式都有其不足之处。有随访了9年的回顾性研究认为改良McCall成形术与SSLF的复发率为15%，无明显差异[11]，但改良McCall成形术术中有输尿管梗阻或损伤风险，建议术中同时对输尿管进行检查。一项前瞻性的非随机对照实验，对比ICF及ASC在阴道穹隆脱垂患者中的疗效及安全性，其客观及主观成功率均相似。ICF组手术时间缩短，但平均失血量较高[56]。早在1997年便有学者认为高达29%可能性SSLF术后会复发需要二次干预[57]，一项丹麦全国关于同侧子宫骶韧带悬吊（ipsilateral uterosacral ligament suspension，IUSLS）与SSLF的队列研究发现，相比IUSLS术后，SSLF术后复发需要二次手术的概率更高[58]。有报道已注意到术后阴道前壁脱垂发生率较高[59]。另一篇报道复发率为2.4%～19%，也同时发现阴道前壁为最常见的复发部位[55]，这篇OPTIMAL

随机试验同时也发现SSLF组有13.7%超过处女膜的前壁脱垂复发[21]。有学者提出了生殖器裂孔宽的患者SSLF术后复发率较高[60]，笔者认为，除了生殖器裂孔，SSLF的复发率与手术时术野显露、悬吊缝线穿刺位置精准度及术者手术经验等因素都有密切的关系。排除掉术者手术经验来看，可以通过提升手术术野的显露情况及穿刺位点的精准度来提高SSLF的成功率。

腹腔镜技术除了微创，另一个优势便是可以大幅度改善手术时的术野，高清晰度的镜头以及光源的利用，使外科手术技术得到了突飞猛进的增长。随着自然腔道内镜手术（natural orifice transluminal endoscopic surgery，NOTES）理念的提出，此技术迅速引起了临床上对此类手术术式的探索且成为微创外科领域研究的热门[61, 62]。有学者在围术期、标准的1个月随访期或随后的随访期（最长14个月），均未出现手术并发症证实经阴道单孔腹腔镜术式并不会增加手术感染概率[63]。笔者团队基于此将V-NOTES与SSLF相结合，融合了各自的优点：依旧采取质韧、无伸展性的骶棘韧带，可以避免日常生活对其牵拉引起的延长，减少复发率，对阴道轴向影响较小[64]。

无论选择何种术式，都与临床解剖息息相关。精准医疗理念的提出，也与临床手术微创化遥相呼应。如何更精准的去完成骶棘韧带的悬吊，悬吊位置距离坐骨棘及其他解剖结构的长度，进针的深度及如何避免损伤周围神经丛、血管、直肠等都需要足够的解剖理念去支撑。传统经阴道骶棘韧带术后并发症如术后疼痛、复发脱垂等缺点大部分原因便是手术时穿刺位置不够精准，损伤周围神经丛或者悬吊穿刺位点过浅、过深所致。若在术中损伤周围血管，据统计高达1.9%～4.3%的患者需要输血治疗[65]，这完全背离了微创理念的根本，如此可见解剖对精准医疗的重要性。骶棘韧带盆腔面与尾骨肌贴合，两者走行一致，但骶棘韧带较薄，质地更为坚韧。其周围走行的主要神经有腰骶干神经、股后皮神经、阴部神经及细小分支，血管有臀下动脉及阴部内动脉等，如何避免对这些组织的损伤，是手术成功的重要部分之一。骶棘韧带平均长度为5.1～5.2cm，厚度约0.2cm，尾骨肌因其上下缘均超过骶棘韧带的范围，两者紧密相连，若强行剥离骶棘韧带会对尾骨肌造成严重损伤，Maldonado等[66]提出尾骨肌骶棘韧带复合体（coccygeus sarospinous ligament，CSSL）这一观念，因骶棘韧带与尾骨肌及筋膜紧密相连。Hayashi等[67]认为骶棘韧带是由尾骨肌生长发育形成的，有学者认为SSLF所选取的悬吊组织极大可能为CSSL的尾骨肌[68]，但笔者认为若缝合过浅，只悬吊尾骨肌及其筋膜，因其质地与伸展性有可能会导致悬吊失败，所以对于进针的深度、角度、针距及穿刺位置都需要好好选择。由阴部动脉、阴部静脉及阴部神经为主所构成的阴部管大多均位于骶棘韧带背侧。因直肠位于左侧，一般均选择右侧骶棘韧带进行SSLF，从而避免对直肠的损伤。国内报道提示右侧的阴部管在坐骨棘水平距离坐骨棘的解剖距离大多为1.51cm左右，也有达2.1～2.5cm，除中国以外的数据则较大，2.1～2.5cm甚至达2.75cm左右[63, 69, 70]，其数值不同可能跟人群种族、测量误差及尸体个体差异等有关。根据目前所拥有的数据可见，在中国行SSLF需要至少要距坐骨神经1.51cm来减少损伤阴部管的概率。通过解剖数据也可得出可以通过选择骶棘韧带距坐骨神经2.5cm处浅层的1/2减少损伤尾动脉（caudal artery）概率[71]。S_3、S_4及阴部神经大多走行于骶棘韧带上缘[72]，故选取靠近下缘处作为穿刺点可以减少损伤这些神经的概率。坐骨神经（nervi ischiadicus）距离骶棘韧带约2cm，术中损伤坐骨神经概率较小，但有文献报道的部分患者行SSLF后坐骨神经痛可能与悬吊时牵拉骶棘韧带所致，大多可自行缓解。早已有研究证实肛提肌不仅受肛门括约肌内神经支配也受阴部神经分支支配[73]，故穿刺损伤肛门括约肌内神经术后临床表现不明显。综上所述，行SSLF所选取右侧骶棘韧带上穿刺位置最佳为距坐骨棘最少2.5cm处，靠近下缘1/2，深度为1mm左右，此处可尽可能地避免损伤周围走行的血管及神经，且能为悬吊提供足够的力量。

本研究共18名患者，从表9-1及表9-2的数据得出：平均手术时长为（192.78±38.81）分钟，这个数值高于报道的453名SSLF患者的（92.3±31.5）分钟[74]、高于57名SSLF患者的（122.8±36.1）分钟[75]及高于50名H-SSLF患者的（86.04±28.70）分钟[76]，这个结果考虑可能与经阴道单孔腹腔镜手术难度增加有关。本研究的平均术中出血量（134.44±111.21）mL，高于所报道的453名SSLF患者的（92.3±91.4）mL[74]和50名H-SSLF患者的（86.80±91.44）mL[76]，这个结果考虑可能与手术难度增加、样本量少且为初期手术等因素有关。本研究的平均术前血红蛋白为（129.06±12.64）g/L，平均术后血红蛋白（111.61±12.96）g/L，术前术后血红蛋白平均下降约17g/L，与所报道的术前Hb为（12.3±1.06）g/dL，术后Hb为（10.4±1.07）g/dL下降的数值相似[75]，本研究的平均术后住院天数为（7.94±2.41）天。从表9-3及表9-4的数据得出，18名接受本术式的患者，术后3个月与术后6个月治疗均是有效的，未见明显复发。一例2020年5月12日手术的患者，自述术后2个月自觉双下肢隐痛；另一例2020年11月9日手术的患者，自述术后3周有腰骶酸胀感，两位患者的症状均已自行好转，考虑这两例患者出现症状的原因可能为缝合悬吊导致韧带内小神经损伤。

本术式优势在于：①在腹腔镜模式直视下进行手术操作，可以减少非必要的损伤，如果术中出现误损伤，腹腔镜模式更易于处理及应对。②对于一些较难完成SSLF的患者，尤其是骶棘韧带位置较深的患者，阴式模式较难完成的定位时，本方案可以通过对骶棘韧带、坐骨棘等盆腔组织更好的显露与辨别，并更精准的定位悬吊穿刺位点，完成对骶棘韧带的悬吊。③通过腹腔镜模式，更有利于医师对骶棘韧带的认知及对SSLF的教学与传承。

不足之处在于：①因为单孔腹腔镜模式的原因，手术费用较SSLF可能较多，相信随着单孔腹腔镜的发展，Port等耗材费用的降低，这种手术费用之间的差距也会缩小。②需要术者适应V-NOTES的操作模式。适应这种模式后，在腹腔镜模式直视下定位骶棘韧带，SSLF可能会变得更为容易。

综上所述，本研究初步得出本术式治疗中重度盆腔器官脱垂短期疗效好，并发症少，但本研究样本量少，随访时间不足5年，未设置对照组对比本术式的远期治疗效果。因此需更多的病例数及更长远的随访数据去判定此术式的长远治疗效果。对于穿刺位点的选择，还需要更多的解剖数据去得出更为精准的结果。

（刘　萍　徐　琳　陈婉莹　张　娜　杜　雨）

参考文献

[1] Nygaard I，Barber MD，Burgio KL，et al. Prevalence of symptomatic pelvic floor disorders in US women［J］. JAMA，2008，300（11）：1311-1316. doi：10.1001/jama.300.11.1311.

[2] Mant J，Painter R，Vessey M. Epidemiology of genital prolapse：observations from the oxford family planning association study [J]. Br J Obstet Gynaecol，1997，104（5）：579-585. doi：10.1111/j.1471-0528.1997.tb11536.x.

[3] Hendrix SL，Clark A，Nygaard I，et al. Pelvic organ prolapse in the women's health initiative：gravity and gravidity [J]. Am J Obstet Gynecol，2002，186（6）：1160-1166. doi：10.1067/mob.2002.123819.

[4] Leijonhufvud Å，Lundholm C，Cnattingius S，et al. Risk of surgically managed pelvic floor dysfunction in relation to age at first delivery [J]. Am J Obstet Gynecol，2012，207（4）：303. e1-7. doi：10.1016/j.ajog.2012.08.019.Epub 2012 Aug 16.

[5] Fialkow MF，Newton KM，Lentz GM，et al. Lifetime risk of surgical management for pelvic organ prolapse or urinary incontinence [J]. Int Urogynecol J Pelvic Floor Dysfunct，2008，19（3）：437-440. doi：10.1007/s00192-007-0459-9.Epub 2007 Sep 26.

[6] Chen R，Xu P，Song P，et al. China has faster pace than Japan in population aging in next 25 years [J]. Biosci Trends，2019，13（4）：287-291. doi：10.5582/bst. 2019. 01213. Epub 2019 Aug 21.

[7] Kanasi E，Ayilavarapu S，Jones J. The aging population：demographics and the biology of aging [J]. Periodontol 2000，2016，72（1）：13-18. doi：10.1111/prd.12126.

[8] Jelovsek JE，Barber MD，Brubaker L，et al. Effect of uterosacral ligament suspension vs sacrospinous ligament fixation with or without perioperative behavioral therapy for pelvic organ vaginal prolapse on surgical outcomes and prolapse symptoms at 5 years in the OPTIMAL [J]. Randomized Clinical Trial，2018，319（15）：1554-1565. doi：10.1001/jama.2018.2827.

[9] Nager CW，Visco AG，Richter HE，et al. Effect of sacrospinous hysteropexy with graft vs vaginal hysterectomy with uterosacral ligament suspension on treatment failure in women with uterovaginal prolapse：5-year results of a randomized clinical trial [J]. Am J Obstet Gynecol，2021，225（2）：153. doi：10.1016/j.ajog.2021.03.012.

[10] Paraiso MF，Ballard LA，Walters MD，et al. Pelvic support defects and visceral and sexual function in women treated with sacrospinous ligament suspension and pelvic reconstruction [J]. Am J Obstet Gynecol，1996，175（6）：1423-1430；discussion 1430-1431. doi：10.1016/s0002-9378（96）70085-6.

[11] Colombo M，Milani R. Sacrospinous ligament fixation and modified McCall culdoplasty during vaginal hysterectomy for advanced uterovaginal prolapse [J]. Am J Obstet Gynecol，1998，179（1）：13-20. doi：10.1016/s0002-9378（98）70245-5.

[12] Al-Badr A，Perveen K，Al-Shaikh G. Evaluation of sacrospinous hysteropexy vs. Uterosacral suspension for the treatment of uterine prolapse：A retrospective assessment [J]. Low Urin Tract Symptoms，2017，9（1）：33-37. doi：10.1111/luts.12104.

[13] Bump RC，Mattiasson A，Bø K，et al. The standardization of terminology of female pelvic organ prolapse and pelvic floor dysfunction [J]. Am J Obstet Gynecol，1996，175（1）：10-17. doi：10.1016/s0002-9378（96）70243-0.

[14] American College of Obstetricians and Gynecologists and the American Urogynecologic Society；INTERIM UPDATE：This Practice Bulletin is updated as highlighted to reflect the US Food and Drug Administration order to stop the sale of transvaginal synthetic mesh products for the repair of pelvic organ prolapse [J]. Pelvic Organ Prolapse. Female Pelvic Med Reconstr Surg，2019，25（6）：397-408. doi：10.1097/SPV.0000000000000794.

[15] Jelovsek JE, Maher C, Barber MD. Pelvic organ prolapse [J]. Lancet, 2007, 369 (9566): 1027-1038. doi: 10.1016/S0140-6736 (07) 60462-0. PMID: 17382829.

[16] Rodríguez-Mias NL, Martínez-Franco E, Aguado J, et al. Pelvic organ prolapse and stress urinary incontinence, do they share the same risk factors? [J]. Eur J Obstet Gynecol Reprod Biol, 2015, 190: 52-57. doi: 10.1016/j.ejogrb.2015.04.015.

[17] DeLancey JO. Anatomic aspects of vaginal eversion after hysterectomy [J]. Am J Obstet Gynecol, 1992, 166 (6): 1717-1724; discussion 1724-1728. doi: 10.1016/0002-9378 (92) 91562-o.

[18] Piya-Anant M, Therasakvichya S, Leelaphatanadit C, et al. Integrated health research program for the Thai elderly: prevalence of genital prolapse and effectiveness of pelvic floor exercise to prevent worsening of genital prolapse in elderly women [J]. J Med Assoc Thai, 2003, 86 (6): 509-515.

[19] Zhang FW, Wei F, Wang HL, et al. Does pelvic floor muscle training augment the effect of surgery in women with pelvic organ prolapse? A systematic review of randomized controlled trials [J]. Neurourol Urodyn, 2016, 35 (6): 666-674. doi: 10.1002/nau.22784.

[20] Frawley HC, Phillips BA, Bø K, et al. Physiotherapy as an adjunct to prolapse surgery: an assessorblinded randomized controlled trial [J]. Neurourol Urodyn, 2010, 29 (5): 719-725. doi: 10.1002/nau.20828.

[21] Barber MD, Brubaker L, Burgio KL, et al. Comparison of 2 transvaginal surgical approaches and perioperative behavioral therapy for apical vaginal prolapse: the OPTIMAL randomized trial [J]. JAMA, 2014, 311 (10): 1023-1034. doi: 10.1001/jama.2014.1719.

[22] Pauls RN, Crisp CC, Novicki K, et al. Pelvic floor physical therapy: impact on quality of life 6 months after vaginal reconstructive surgery [J]. Female Pelvic Med Reconstr Surg, 2014, 20 (6): 334-341. doi: 10.1097/SPV.0000000000000090.

[23] Fernando RJ, Thakar R, Sultan AH, et al. Effect of vaginal pessaries on symptoms associated with pelvic organ prolapse [J]. Obstet Gynecol, 2006, 108 (1): 93-99. doi: 10.1097/01.AOG.0000222903.38684.cc.

[24] Barber MD, Walters MD, Cundiff GW, et al. Responsiveness of the Pelvic Floor Distress Inventory (PFDI) and Pelvic Floor Impact Questionnaire (PFIQ) in women undergoing vaginal surgery and pessary treatment for pelvic organ prolapse [J]. Am J Obstet Gynecol, 2006, 194 (5): 1492-1498. doi: 10.1016/j.ajog.2006.01.076.

[25] Komesu YM, Rogers RG, Rode MA, et al. Pelvic floor symptom changes in pessary users [J]. Am J Obstet Gynecol, 2007, 197 (6): 620. e1-6. doi: 10.1016/j.ajog.2007.08.013.

[26] Rusavy Z, Bombieri L, Freeman RM. Procidentia in pregnancy: a systematic review and recommendations for practice. Int Urogynecol J, 2015, 26 (8): 1103-1109. doi: 10.1007/s00192-014-2595-3.

[27] Geoffrion R, Zhang T, Lee T, et al. Clinical characteristics associated with unsuccessful pessary fitting outcomes [J]. Female Pelvic Med Reconstr Surg, 2013, 19 (6): 339-345. doi: 10.1097/SPV.0b013e3182a26174.

[28] Serati M, Bogani G, Sorice P, et al. Robot-assisted sacrocolpopexy for pelvic organ prolapse: a systematic review and meta-analysis of comparative studies [J]. Eur Urol, 2014, 66 (2): 303-318. doi: 10.1016/j.eururo.2014.02.053.

[29] Pan K, Zhang Y, Wang Y, et al. A systematic review and meta-analysis of conventional laparoscopic sacrocolpopexy versus robot-assisted laparoscopic sacrocolpopexy [J]. Int J Gynaecol Obstet, 2016, 132 (3): 284-291. doi: 10.1016/j.ijgo.2015.08.008.

[30] Ploumidis A, Spinoit AF, De Naeyer G, et al. Robot-assisted sacrocolpopexy for pelvic organ prolapse: surgical technique and outcomes at a single high-volume institution [J]. Eur Urol, 2014, 65 (1): 138-145. doi: 10.1016/j.eururo.2013.05.054.

[31] Merseburger AS, Herrmann TR, Shariat SF, et al. EAU guidelines on robotic and single-site surgery in urology [J]. Eur Urol, 2013, 64 (2): 277-291. doi: 10.1016/j.eururo.2013.05.034.

[32] Costantini E, Brubaker L, Cervigni M, et al. Sacrocolpopexy for pelvic organ prolapse: evidence-based review and recommendations [J]. Eur J Obstet Gynecol Reprod Biol, 2016, 205: 60-65. doi: 10.1016/j.ejogrb.2016.07.503.

[33] Lee RK, Mottrie A, Payne CK, et al. A review of the current status of laparoscopic and robot-assisted sacrocolpopexy for pelvic organ prolapse [J]. Eur Urol, 2014, 65 (6): 1128-1137. doi: 10.1016/j.eururo.2013.12.064.

[34] Clifton MM, Pizarro-Berdichevsky J, Goldman HB. Robotic female pelvic floor reconstruction: A review [J]. Urology, 2016, 91: 33-40. doi: 10.1016/j.urology.2015.12.006.

[35] Maher CF, Qatawneh AM, Dwyer PL, et al. Abdominal sacral colpopexy or vaginal sacrospinous colpopexy for vaginal vault prolapse: a prospective randomized study [J]. Am J Obstet Gynecol, 2004, 190 (1): 20-26. doi: 10.1016/j.ajog.2003.08.031.

[36] Brubaker L, Nygaard I, Richter HE, et al. Two-year outcomes after sacrocolpopexy with and without burch to prevent stress urinary incontinence [J]. Obstet Gynecol, 2008, 112 (1): 49-55. doi: 10.1097/AOG.0b013e3181778d2a.

[37] Mohr S, Siegenthaler F, Imboden S, et al. Transvaginal excision of an eroded sacrocolpopexy mesh by using single-incision laparoscopic surgery equipment [J]. J Minim Invasive Gynecol, 2017, 24 (7): 1079-1080. doi: 10.1016/j.jmig.2017.04.001.

[38] Liu J, Kohn J, Fu H, et al. Transvaginal natural orifice transluminal endoscopic surgery for sacrocolpopexy: A pilot study of 26 cases [J]. J Minim Invasive Gynecol, 2019, 26 (4): 748-753. doi: 10.1016/j.jmig.2018.08.009.

[39] Chen Y, Li J, Zhang Y, et al. Transvaginal single-port laparoscopy sacrocolpopexy [J]. J minim invasive gynecol, 2018, 25 (4): 585-588. doi: 10.1016/j.jmig.2017.10.017.

[40] Nygaard I, Brubaker L, Zyczynski HM, et al. Long-term outcomes following abdominal sacrocolpopexy for pelvic organ prolapse [J]. JAMA, 2013, 309 (19): 2016-2024. doi: 10.1001/jama.2013.4919.

[41] Nygaard IE, McCreery R, Brubaker L, et al. Abdominal sacrocolpopexy: a comprehensive review [J]. Obstet Gynecol, 2004, 104 (4): 805-823. doi: 10.1097/01.AOG.0000139514.90897.07.

[42] De Gouveia De Sa M, Claydon LS, Whitlow B, et al. Robotic versus laparoscopic sacrocolpopexy for treatment of prolapse of the apical segment of the vagina: a systematic review and meta-analysis [J]. Int Urogynecol J, 2016, 27 (3): 355-366. doi: 10.1007/s00192-015-2763-0.

[43] Summers A, Winkel LA, Hussain HK, et al. The relationship between anterior and apical compartment support [J]. Am J Obstet Gynecol, 2006, 194 (5): 1438-1443. doi: 10.1016/j.ajog.2006.01.057.

[44] Rooney K, Kenton K, Mueller ER, et al. Advanced anterior vaginal wall prolapse is highly correlated with apical prolapse [J]. Am J Obstet Gynecol, 2006, 195 (6): 1837-1840. doi: 10.1016/j.ajog.2006.06.065.

[45] Milani R, Frigerio M, Cola A, et al. Outcomes of transvaginal high uterosacral ligaments suspension: over 500-patient single-center study [J]. Female Pelvic Med Reconstr Surg, 2018,

24（1）：39-42. doi：10.1097/SPV.0000000000000403.

[46] Cheon C，Maher C. Economics of pelvic organ prolapse surgery [J]. Int Urogynecol J，2013，24（11）：1873-1876. doi：10.1007/s00192-013-2178-8.

[47] Kearney R，DeLancey JO. Selecting suspension points and excising the vagina during Michigan four-wall sacrospinous suspension [J]. Obstet Gynecol，2003，101（2）：325-330. doi：10.1016/s0029-7844（02）02464-x.

[48] Shull BL，Bachofen C，Coates KW，et al. A transvaginal approach to repair of apical and other associated sites of pelvic organ prolapse with uterosacral ligaments [J]. Am J Obstet Gynecol，2000，183（6）：1365-1373；discussion 1373-1374. doi：10.1067/mob.2000.110910.

[49] Restaino S，Ronsini C，Finelli A，et al. Laparoscopic approach for Shull repair of pelvic floor defects [J]. J Minim Invasive Gynecol，2018，25（6）：954. doi：10.1016/j.jmig.2017.12.016.

[50] Spelzini F，Frigerio M，Manodoro S，et al. Modified McCall culdoplasty versus Shull suspension in pelvic prolapse primary repair：a retrospective study [J]. Int Urogynecol J，2017，28（1）：65-71. doi：10.1007/s00192-016-3016-6.

[51] Novara L，Sgro LG，Pecchio S，et al. Transvaginal high uterosacral ligament suspension：An alternative to McCall culdoplasty in the treatment of pelvic organ prolapse [J]. Eur J Obstet Gynecol Reprod Biol，2019，240：278-281. doi：10.1016/j.ejogrb.2019.07.007.

[52] Maher CF，Murray CJ，Carey MP，et al. Iliococcygeus or sacrospinous fixation for vaginal vault prolapse [J]. Obstet Gynecol，2001，98（1）：40-44. doi：10.1016/s0029-7844（01）01378-3.

[53] Schulten SFM，Detollenaere RJ，Stekelenburg J，et al. Sacrospinous hysteropexy vaginal hysterectomy with uterosacral ligament suspension in women with uterine prolapse stage 2 or higher：observational follow-up of a multicentre randomised trial [J]. BMJ，2019，366：l5149. doi：10.1136/bmj.l5149.

[54] Topdagi Yilmaz EP，Yapca OE，Topdagi YE，et al. Comparison of two natural tissue repair-based surgical techniques；sacrospinous fixation and uterosacral ligament suspension for pelvic organ prolapse treatment [J]. J Gynecol Obstet Hum Reprod，2021，50（4）：101905. doi：10.1016/j.jogoh.2020.101905.

[55] Barber MD，Maher C. Apical prolapse [J]. Int Urogynecol J，2013，24（11）：1815-1833. doi：10.1007/s00192-013-2172-1.

[56] Milani R，Cesana MC，Spelzini F，et al. Iliococcygeus fixation or abdominal sacral colpopexy for the treatment of vaginal vault prolapse：a retrospective cohort study [J]. Int Urogynecol J，2014，25（2）：279-284. doi：10.1007/s00192-013-2216-6.

[57] Olsen AL，Smith VJ，Bergstrom JO，et al. Epidemiology of surgically managed pelvic organ prolapse and urinary incontinence [J]. Obstet Gynecol，1997，89（4）：501-506. doi：10.1016/S0029-7844（97）00058-6.

[58] Husby KR，Larsen MD，Lose G，et al. Surgical repair of vaginal vault prolapse；a comparison between ipsilateral uterosacral ligament suspension and sacrospinous ligament fixation-a nationwide cohort study [J]. Int Urogynecol J，2021，32（6）：1441-1449. doi：10.1007/s00192-020-04515-x.

[59] Morgan DM，Rogers MA，Huebner M，et al. Heterogeneity in anatomic outcome of sacrospinous ligament fixation for prolapse：a systematic review [J]. Obstet Gynecol，2007，109（6）：1424-1433. doi：10.1097/01.AOG.0000264066.89094.21.

[60] Garcia AN，Ulker A，Aserlind A，et al. Enlargement of the genital hiatus is associated with prolapse recurrence in patients undergoing sacrospinous ligament fixation [J]. Int J Gynaecol Obstet，

2022，157（1）：96-101. doi：10.1002/ijgo.13828.

[61] Lee GC，Sylla P. Shifting paradigms in minimally invasive surgery：Applications of transanal natural orifice transluminal endoscopic surgery in colorectal surgery [J]. Clin Colon Rectal Surg，2015，28（3）：181-193. doi：10.1055/s-0035-1555009.

[62] Dhillon KS，Awasthi D，Dhillon AS. Natural orifice transluminal endoscopic surgery（hybrid）cholecystectomy：The dhillon technique [J]. J Minim Access Surg，2017，13（3）：176-181. doi：10.4103/0972-9941.207838.

[63] Li J，Hu C，Wang X，et al. Transvaginal single-port laparoscopic pelvic reconstruction with Y-shaped mesh：experiences of 93 cases [J]. Int Urogynecol J，2021，32（4）：905-911. doi：10.1007/s00192-020-04418-x.

[64] Cruikshank SH，Muniz M. Outcomes study：A comparison of cure rates in 695 patients undergoing sacrospinous ligament fixation alone and with other site-specific procedures--a 16-year study [J]. Am J Obstet Gynecol，2003，188（6）：1509-1512；discussion 1512-1515. doi：10.1067/mob.2003.474.

[65] Leone Roberti Maggiore U，Venturini PL，Ferrero S. Operative time required to perform sacrospinous ligament suspension [J]. Arch Gynecol Obstet，2014，289（2）：233-234. doi：10.1007/s00404-013-2996-4.

[66] Maldonado PA，Chin K，Garcia AA，et al. Anatomic variations of pudendal nerve within pelvis and pudendal canal：clinical applications [J]. Am J Obstet Gynecol，2015，213（5）：727. e1-6. doi：10.1016/j.ajog.2015.06.009.

[67] Hayashi S，Kim JH，Rodriguez-Vazquez JF，et al. Influence of developing ligaments on the muscles in contact with them：a study of the annular ligament of the radius and the sacrospinous ligament in mid-term human fetuses [J]. Anat Cell Biol，2013，46（2）：149-156. doi：10.5115/acb.2013.46.2.149.

[68] Kong MK，Bai SW. Surgical treatments for vaginal apical prolapse [J]. Obstet Gynecol Sci，2016，59（4）：253-260. doi：10.5468/ogs.2016.59.4.253.

[69] Katrikh AZ，Ettarh R，Kahn MA. Cadaveric Nerve and Artery Proximity to Sacrospinous Ligament Fixation Sutures Placed by a Suture-Capturing Device [J]. Obstet Gynecol，2017，130（5）：1033-1038. doi：10.1097/AOG.0000000000002324.

[70] Zhang QX，Lang JH，Zhu L，et al. A study on clinically oriented anatomy of the sacropinous ligament region in women [J]. Journal of Reporductive Medicine，2009，18（4）：349-353. doi：10.3969/j.issn.1004-3845.2009.04.006.

[71] Thompson JR，Gibb JS，Genadry R，et al. Anatomy of pelvic arteries adjacent to the sacrospinous ligament：importance of the coccygeal branch of the inferior gluteal artery [J]. Obstet Gynecol，1999，94（6）：973-977. doi：10.1016/s0029-7844（99）00418-4.

[72] Roshanravan SM，Wieslander CK，Schaffer JI，et al. Neurovascular anatomy of the sacrospinous ligament region in female cadavers：Implications in sacrospinous ligament fixation [J]. Am J Obstet Gynecol，2007，197（6）：660. doi：10.1016/j.ajog.2007.08.061.

[73] Stelzner S，Böttner M，Kupsch J，et al. Internal anal sphincter nerves-a macroanatomical and microscopic description of the extrinsic autonomic nerve supply of the internal anal sphincter [J]. Colorectal Dis，2018，20（1）：O7-O16. doi：10.1111/codi.13942.

[74] Wu CJ，Chang WC，Huang KJ，et al. Long-term follow-up of 453 patients with pelvic organ prolapse who underwent transvaginal sacrospinous colpopexy with Veronikis ligature carrier [J]. Sci

Rep，2020，10（1）：4997. doi：10.1038/s41598-020-61995-z.

[75] Biler A，Ertaş İE，Tosun G，et al. Perioperative complications and short-term outcomes of abdominal sacrocolpopexy，laparoscopic sacrocolpopexy，sacrospinous ligament fixation，and iliococcygeus fixation procedures [J]. Turk J Med Sci，2018，48（3）：602-610. doi：10.3906/sag-1712-203.

[76] Wang P，Li M，Sun H，et al. Function，quality-of-life and complications after sacrospinous ligament fixation using an antegrade reusable suturing device（ARSD-Ney）at 6 and 12 months：a retrospective cohort study [J]. Ann Transl Med，2022，10（10）：582. doi：10.21037/atm-22-2150.

十、V-NOTES术后足月妊娠经阴道分娩成功案例报告

【摘要】 **目的** 初步探讨经阴道自然腔道内镜手术（transvaginal natural orifice transluminal endoscopic surgery，V-NOTES）术后经阴道分娩的安全性和可行性。**方法** 回顾性分析在南京医科大学附属常州第二人民医院妇科行V-NOTES术后经阴道分娩患者的临床资料并进行总结分析。患者27岁，2019年2月25日因诊断为右侧输卵管异位妊娠，接受V-NOTES右侧输卵管切除术，术后恢复良好，阴道后穹隆切口愈合良好。患者术后成功妊娠，于2020年9月9日经阴道分娩。**结果** 该产妇成功分娩1个体重为3 600g的健康男婴，母子情况良好，阴道后穹隆切口处未出现新的撕裂伤，定期随访结果良好。**结论** 在严格把握手术适应证与禁忌证的前提下，如果术者的手术技术娴熟，行V-NOTES治疗妇科疾病后的患者经阴道分娩可能是安全、可行的。

【关键词】 经阴道途径；单孔腹腔镜；阴道分娩；足月妊娠

经阴道自然腔道内镜手术是指将内镜通过阴道这一人体自然腔道进入体腔进行诊断及手术治疗的微创手术方式[1]。近年来，随着微创外科的飞速发展和医师人文关怀理念的提升，V-NOTES逐步被用于各类妇科手术中，因其皮肤无瘢痕、术后疼痛轻、恢复快，以及更加微创、美观等独特优点，受到了越来越多的年轻女性和妇科医师的欢迎[2]。同时，随着V-NOTES的不断成熟及该技术在我国的迅速推广，对于此类手术，医师的操作熟练度不断提高，使得该术式的并发症（如入路相关并发症、出血和邻近器官的损伤概率）也不断下降[3, 4]。V-NOTES在妇科手术中的安全、可行性已经得到证实，但该技术对术后经阴道分娩的影响尚缺乏循证医学依据以阐明对患者的受益程度。V-NOTES术后经阴道分娩还在论证阶段，还需要更多数据的支持[3]。鉴于目前相关的临床病例报道较少，笔者将南京医科大学附属常州第二人民医院于2020年9月9日成功实施的1例经V-NOTES异位妊娠切除术后经阴道分娩并取得良好效果的病例报道如下。

（一）资料与方法

1. 一般资料

患者，27岁，已婚，2019年2月25日因“停经43天，阴道少量出血1周”入院，末次月经时间为2019年1月13日。体格检查见右侧附件区增厚并有压痛；检查血hCG：685.30U/L；经阴道超声提示：紧贴右侧卵巢旁见不均回声，大小约4.8cm×2.1cm×3.2cm，边界清；CDFI：可见点状回声。拟诊断为右侧输卵管异位妊娠。

根据患者对切口美观的强烈需求及临床医师的建议，拟对患者行经阴道单孔腹腔镜右侧输卵管切除术。术前Hb：122.00g/L。手术在阴道后穹隆正中近宫颈处做横行切口，深达黏膜下层，Allis钳分别钳夹切口上下部，打开子宫直肠折返腹膜，进入腹腔，可见右侧输卵管稍迂曲，壶腹部至伞端呈紫蓝色膨大4.0cm×2.5cm×2.5cm，双极与剪刀配合，逐步凝切右侧输卵管系膜至峡部，缝合子宫直肠折返腹膜，封闭阴道后穹隆。手术顺利，术后病理为输卵管腔内见滋养叶细胞，与临床诊断相符。术后2天血hCG：83U/L，Hb：113.00g/L；手术切口无活动性出血、无红肿及渗液。患者术后定期随访，阴道后穹隆切口愈合良好，阴道壁无窄缩及明显瘢痕，无阴道异常出血或异常分泌物，性功能正常无疼痛，患者对治疗效果满意。

患者自2019年11月开始妊娠，于2020年9月9日因“停经40周4天，无产兆”入院。体格检查可见妊娠腹隆与孕周相符，10分钟未及宫缩；髂前上棘间径24cm，髂棘间径27cm，骶耻外径19cm，坐骨结节间径9cm；宫高38cm，腹围94cm，左枕前（LOA），胎心率145次/分，胎心音强度中等，先露头，先露位置-3，半入盆，胎膜未破，宫颈质软，宫颈位置居中，宫颈容受80%，宫口未开。一般产前超声检查：宫内可见1个胎儿，胎位为头位，双顶径9.7cm，头围34.8cm，腹围36.8cm，一侧股骨长7.6cm，胎心151次/分，心律齐，检查过程见胎动，胎盘位于前壁，厚约3.8cm，成熟度为Ⅱ+级，胎盘下缘远离宫颈内口，脐动脉血流S/D：1.86，RI：0.46，PI：0.64；羊水指数：12.0cm，提示单活胎，头位晚孕。

2.方法

（1）经阴道单孔腹腔镜异位妊娠手术的后入路建立：常规消毒铺巾后，宫颈钳或Alis钳钳夹宫颈后唇，充分上提宫颈，并显露阴道后穹隆，在宫颈下方1.5～2.0cm处做一小切口，气腹针水平穿刺进入腹腔，向两侧延长阴道后穹隆做切口至3～4cm，进入盆腹腔，置阴道专用通道，建立气腹。

（2）V-NOTES输卵管妊娠输卵管切除术的手术步骤：①探查盆腔及腹腔，清除血块及不凝血。②找到异位妊娠的输卵管。③沿输卵管系膜分次电凝切断。④沿输卵管系膜完整切除输卵管。⑤将切除的输卵管直接自阴道操作通道取出。⑥掀开阴道单孔Port外盖，快速方便取出标本。⑦冲洗创面，探查手术野，无活动性出血。⑧腹膜及阴道后穹隆切口以2-0可吸收线连续缝合。⑨阴道内填塞碘附纱布压迫，次日取出（图10-1至图10-7）。

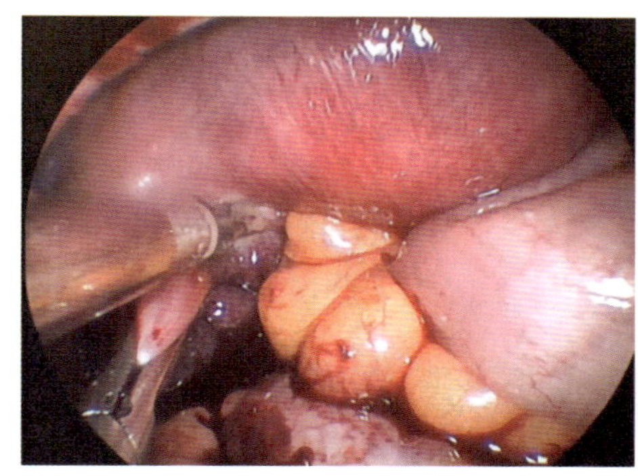
图10-1 找到患侧输卵管

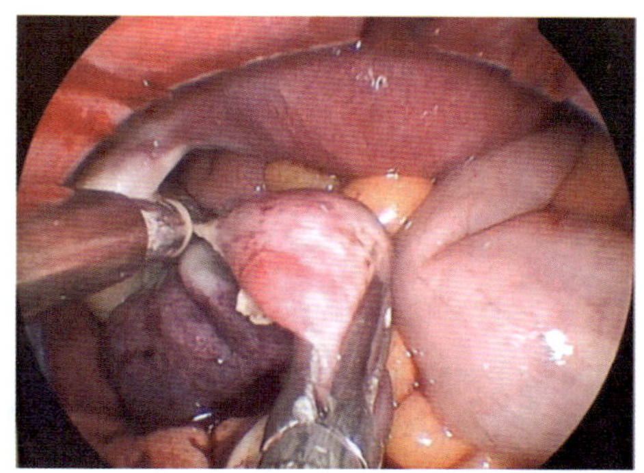
图10-2 电凝切断输卵管系膜

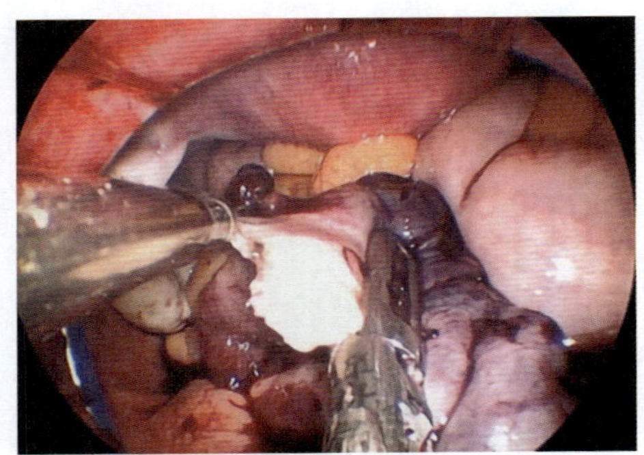

图10-3 切除患侧输卵管

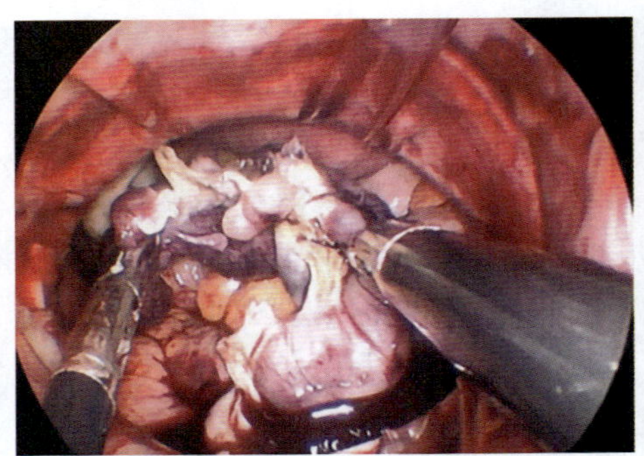

图10-4 直接取出标本

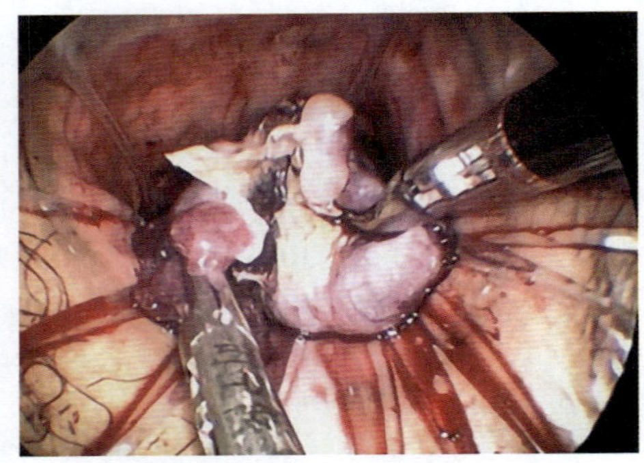

图10-5 从阴道通道取出标本

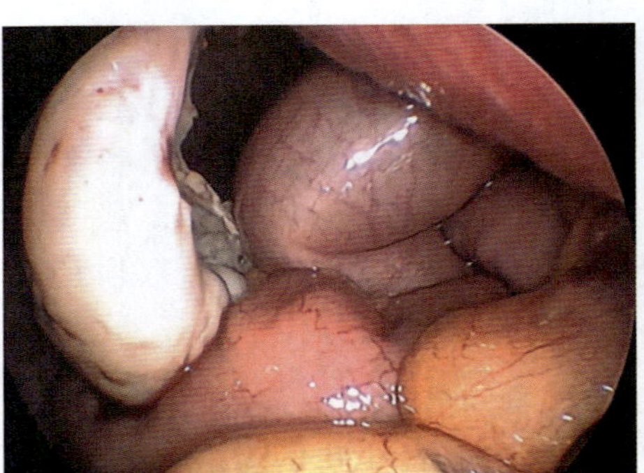

图10-6 探查手术野

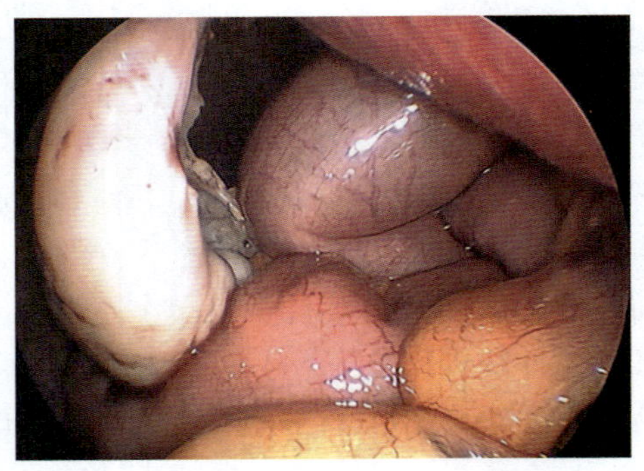

图10-7 探查上腹部

（3）分娩过程：该孕妇满足阴道分娩适应证，通过水囊引产、人工破膜引产及催产素引产，并采用镇痛分娩方式，产程进展顺利，在会阴侧切保护下经阴道成功分娩1个男婴，胎盘、胎膜完整，产时出血量200mL。新生儿为单胎、活产男性，出生体重3 600g；Apgar评分为1分钟：9分，5分钟：10分，新生儿未见明显异常。产后24小时出血量270mL，复查血红蛋白：118g/L。

（二）结果

该孕妇在V-NOTES术后足月妊娠，经阴道成功分娩1个健康的男婴，在分娩过程中未见阴道壁及阴道后穹隆的裂伤，出院时检查会阴侧切伤口愈合理想，阴道复旧良好，阴道后穹隆手术瘢痕处无裂伤、出血、异常排液等现象，定期随访未见异常。

（三）讨论

1. V-NOTES的优势与劣势

近年来，随着人们对美观和微创越来越重视，妇科手术已从传统开腹手术转变为腔镜手术，并由传统腹腔镜手术转变为单孔腹腔镜手术，并在此基础上发展出了经阴道单孔腹腔镜技术、经脐微切口单孔腹腔镜技术及机器人辅助下经阴道单孔腹腔镜技术[4]。1994年，Wilk[5]首次提出了经自然腔道内镜手术的基本概念。2007年，Bessler等[6]提出经阴道腹腔镜进行胆囊切除手术。现在可经V-NOTES进行子宫内膜癌的全面分期手术，逐步实现了无腹壁瘢痕手术治疗妇科良（恶）性疾病的愿望[7]。V-NOTES是单孔腹腔镜与传统阴式手术的结合，兼具两者共同的优点，同时弥补了两者存在的不足。它不仅秉承了传统经阴式手术的腹壁无瘢痕的优势，还通过使用单孔腹腔镜弥补了传统阴式手术视野和操作空间局限的缺点，能够更好地诊治盆、腹腔的疾病，经阴式单孔腹腔镜技术还减轻了经脐单孔腹腔镜手术带来的“筷子效应”，并且出血少、愈合快。但是，它的缺点也不容忽视。V-NOTES是通过经阴道途径进入盆、腹腔，相比传统腔镜技术，该术式将Ⅰ类切口转变为Ⅱ类切口，增加了手术感染的概率[8]。对于一些直肠子宫陷凹存在严重粘连的患者，通过阴道后穹隆经直肠子宫陷凹进入腹腔，常因为解剖关系不清导致手术进展比较困难。过大的切口可能引起直肠前壁在排便过程中脱垂的现象[9]。部分需要通过阴道前穹隆进入腹腔来治疗的疾病，会出现因为术者技术不熟练而造成损伤膀胱的事件[10]。同时，相对于开腹或传统腔镜手术，V-NOTES对术者的技术要求更高，因而学习周期更长。

2. V-NOTES术后患者行经阴道分娩可能是安全、可行的

V-NOTES因其无腹壁瘢痕、创伤小及术后恢复快等特点，获得越来越多年轻患者和妇科医师的青睐。考虑到这些患者将来往往都有生育的需求，所以对于她们日后妊娠是选择经阴道分娩还是选择剖宫产的方式提出了疑问。V-NOTES根据不同的疾病情况可采用不同的手术入路方式，有前穹隆、后穹隆或阴式全子宫切除后，在前穹隆切口、后穹隆切口及阴道残端建立入路平台。现在妇科领域，国内外均有V-NOTES行妇科良性附件手术、子宫肌瘤剥除术、阴道骶骨固定术、全子宫切除术，甚至早期子宫内膜癌分期手术的报道，初步证实V-NOTES途径是安全、可行的[2, 11]。但是，关于V-NOTES术后患者能否成功经阴道分娩还需要进一步论证。本例患者因右侧输卵管异位妊娠于2019年2月25日行经V-NOTES右侧输卵管切除术，术后恢复良好；2020年9月9日成功经阴道分娩1名体重3 600g的足月男婴，可初步证明经V-NOTES术后患者经阴道分娩可能是安全、可行的。本例患者采用经阴道后穹隆的“安全三角”区域为手术入路，最小化对患者的损伤风险[12]。患者取膀胱截石位，该体位使得阴道后穹隆与子宫直肠陷凹紧贴在一起，仅隔阴道壁和腹膜。子宫直肠陷凹又称道格拉斯陷凹，为盆腔内位置最深、最低的凹陷，临床上常以此入路行阴道后穹隆穿刺术，以诊断妇科相关疾病；同时可经过直肠子宫陷凹逆行进行剖宫产手术[13]。所以，由阴道后穹隆经子宫直肠陷凹进入腹腔并没有涉及重要的血管、神经及解剖结构的改变[14]。阴道壁为黏膜组织，切口

正常愈合后不遗留瘢痕组织，延展性几乎与正常阴道后穹隆无异。但是，临床上也有未经V-NOTES的患者足月妊娠，在阴道分娩时发生阴道后穹隆的撕裂[15]。本例患者为足月妊娠产妇，分娩出的新生儿体重3 600g，可以初步说明经V-NOTES术后的患者在满足阴道分娩适应证的情况下，早产甚至足月产的孕妇经阴道分娩可能是安全、可行的。同时，该新生儿为体重3 600g的健康男婴，分娩后Apgar评分1分钟为9分、5分钟为10分，无缺氧表现，可见对新生儿无明显影响。在满足经阴道分娩适应证的情况下，孕妇在行V-NOTES术后经阴道分娩可能是安全、可行的。2017年，有泌尿外科的学者认为V-NOTES能有效治疗泌尿外科原发疾病且对妊娠和生育功能无不良影响[3]。但由于类似的妇科病例还很少，因此需要更多的临床案例进一步论证行V-NOTES术后经阴道分娩是否安全、可行，以及其相关适应证和禁忌证。

3. V-NOTES术后患者经阴道分娩可能存在的问题

虽然本例患者经V-NOTES术后经阴道分娩是成功的，但是有些问题仍然值得进一步探讨。①经V-NOTES术后间隔多长时间可以选择经阴道分娩。本例患者从实施V-NOTES到成功阴道分娩间隔了18个月，在更短的间隔时间能否行阴道分娩还需要更多的临床研究证实。在妊娠期经脐单孔手术治疗妇科良性疾病可以在更短的时间间隔实现分娩且不影响分娩方式，但是V-NOTES术后在相对较短的时间能否采用经阴道分娩的方式完成生产，还有待进一步研究以明确。②阴道为一相对污染的环境，切口感染导致的切口愈合不良可导致阴道后穹隆的手术瘢痕处弹性较差，易发生破裂。同时在阴道分娩的过程中，胎儿在宫缩时通过子宫下段着力于后穹隆部，长时间的宫缩会使后穹隆部发生缺血、缺氧，可能会诱发后穹隆的破裂[16]。这一点在临床上应引起重视。③手术过程中导致的直肠子宫陷凹粘连是否影响妊娠期子宫峡部转化为子宫下段？本例患者在妊娠期间的定期产检中发现子宫峡部正常地转变为子宫下段。④在第二产程的过程中，需要指导孕妇深呼吸并向下屏气用力以增加腹压，对胎儿施加向下的力量，手术切口愈合不良可能诱发穿刺孔疝或盆腔器官脱垂的并发症，而且经阴道手术切口为Ⅱ类切口，手术切口处于一个相对有菌的环境，切口感染导致的切口愈合不良可能会促使穿刺孔疝的发生，但尚未看到会增加穹隆疝风险的报道[17]。这些问题都可能导致经V-NOTES术后患者分娩时剖宫产率的增加，所以对此类患者的长期随访统计和数据分析是非常重要的，有利于帮助她们选择最适合的分娩方式。

总之，V-NOTES满足了医师和患者对微创、美观的要求，这一技术将会在妇科领域发挥越来越重要的作用，这就使得我们要对该术式的远期潜在风险有充分的认知并加以预防。在临床诊治决策中，行V-NOTES治疗妇科疾病不应成为影响患者远期分娩方式的重要因素，这对控制剖宫产率也有着重要影响。本结果初步说明，行V-NOTES治疗妇科疾病后，患者经阴道分娩可能是安全、可行的。但是，这一结论还需要更多的临床研究给予进一步的探索和证实。

（陈 洁 花茂方 陈义松 徐 琳 杨 雲）

参考文献

[1] Kalloo AN，Singh VK，Jagannath SB，et al. Flexible transgastric peritoneoscopy：a novel approach

to diagnostic and therapeutic interventions in the peritoneal cavity [J]. Gastrointestl Endosc, 2004, 60 (1): 114-117.

[2] 关小明，陈琳，郑莹. 妇科经自然腔道内镜手术 [J]. 中国实用妇科与产科杂志，2019，35 (12): 1305-1307.

[3] 孙大为. 中国大陆妇科经阴道自然腔道内镜手术的发展和特点 [J]. 中国实用妇科与产科杂志，2019，35 (12): 1297-1299.

[4] 吴纯华，李力，刘娟. 妇科经自然腔道内镜手术并发症预防与处理 [J]. 中国实用妇科与产科杂志，2019，35 (12): 1326-1329.

[5] Wilk PJ. Method for use in intra-abdominal surgery [J]. US Patent, 1994, 5 (1): 297-536.

[6] Bessler M, Stevens PD, Milone L, et al. Transvaginal laparoscopically assisted endoscopic cholecystectomy: a hybrid approach to natural orifice surgery [J]. Gastrointest Endosc, 2007, 66 (6): 1243-1245.

[7] 王延洲，姚远洋，李宇迪，等. 经阴道自然腔道内镜手术治疗子宫内膜癌的可行性和安全性分析 [J]. 中华腔镜外科杂志（电子版），2018，11 (6): 335-338.

[8] Tolcher MC, Kalogera E, Hopkins M R, et al. Safety of culdotomy as a surgical approach: implications for natural orifice transluminal endoscopic surgery [J]. JSLS, 2012, 16 (3): 413-420.

[9] Harlaar JJ, Kleinrensink GJ, Hop WC, et al. The anatomical limits of the posterior vaginal vault toward its use as route for intra-abdominal procedures [J]. Surg Endosc, 2008, 22 (8): 1910-1912.

[10] Lee CL, Wu KY, Su H, et al. Hysterectomy by transvaginal natural orifice transluminal endoscopic surgery (NOTES): a series of 137 patients [J]. J Minim Invasive Gynecol, 2014, 21 (5): 818-824.

[11] Leblanc E, Narducci F, Bresson L, et al. Fluorescence-assisted sentinel (SND) and pelvic node dissections by single-port transvaginal laparoscopic surgery, for the management of an endometrial carcinoma (EC) in an elderly obese patient [J]. Gynecol Oncol, 2016, 143 (3): 686-687.

[12] R oberts K, Solomon D, Bell R, et al. "Triangle of safety": anatomic considerations in transvaginal natural orifice surgery [J]. Surg Endosc, 2013, 27 (8): 2963-2965.

[13] Selman AE. Author's replyre: caesarean hysterectomy for placenta praevia/accreta using an approach via the pouch of douglas [J]. BJOG, 2016, 123 (10): 1712-1713.

[14] 陈丽华，居灵玉. 足月分娩和中期妊娠引产致阴道后穹隆裂伤六例报告 [J]. 九江学院学报（自然科学版），1994，9 (3): 207-208.

[15] 陈继明，刘俊玲，陆冰颖，等. 5 mm微切口单孔腹腔镜全子宫切除术初探 [J]. 中华腔镜外科杂志（电子版），2019，12 (2): 118-121.

[16] 赵云霞. 足月分娩后穹隆破裂与腹腔相通1例分析 [J]. 中国实用医药，2012，7 (20): 192-193.

[17] 韩璐. 经阴道自然腔道内镜手术在妇科领域的应用发展现状与展望 [J]. 中国实用妇科与产科杂志，2019，35 (12): 1300-1304.

经腹壁瘢痕入路妇科单孔腹腔镜手术理念

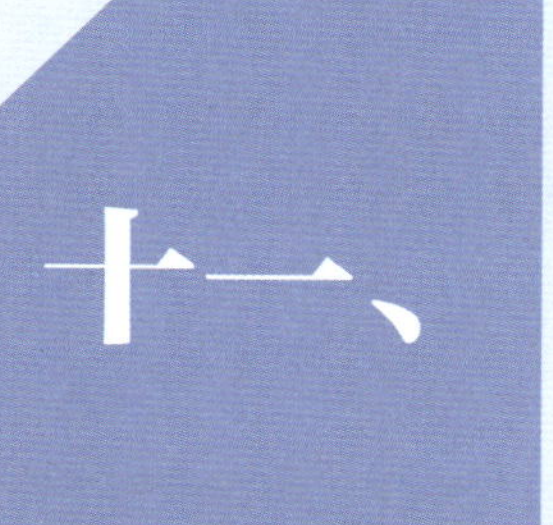

十一、经腹壁瘢痕入路单孔腹腔镜下输卵管再通术

【摘要】 **目的** 初步探讨经腹壁瘢痕入路单孔腹腔镜下输卵管再通术的可行性与安全性。**方法** 回顾性分析2019年8—11月接受经腹壁瘢痕入路单孔腹腔镜下输卵管再通术的2例患者的临床资料。均为双侧输卵管绝育术后再婚有生育需求的患者接受经腹壁瘢痕入路单孔腹腔镜完成手术。术中纵行垂直切开原剖宫产瘢痕下端长约1.5cm皮肤，逐层进腹，安装专用单孔腹腔镜手术Port，置入腹腔镜器械完成手术。**结果** 2例患者均成功接受单孔腹腔镜下双侧输卵管端端吻合术＋双侧输卵管通液术，手术顺利，术中亚甲蓝通液试验提示双侧输卵管通畅，术中未增加穿刺孔中转传统腹腔镜亦未中转开腹手术。术中未损伤附近如输尿管、膀胱及结直肠等其他脏器。本组2例手术时间160～165分钟，术中出血量10～30mL。术后1天体温37.2～37.4℃，术后1～1.5天排气，术后1天拔除导尿管均可自主排尿且无尿潴留发生。术后无须镇痛类药物。腹壁切口愈合均为甲级。术后4～5天出院，现门诊随访中。**结论** 在单孔腹腔镜技术成熟的前提下，选择合适的病例，经瘢痕入路单孔腹腔镜下输卵管再通术可能是安全有效的。

【关键词】 单孔腹腔镜手术；经腹壁瘢痕；输卵管再通术

由于20世纪70年代末计划生育政策的实施，越来越多的女性选择剖宫产术后行输卵管结扎术，现由于某些原因（如生育政策的开放、再婚及孩子夭折等），已输卵管结扎的患者有再次妊娠的需求，输卵管再通术应运而生。早期这种术式通过经腹直视下完成且有着一定的成功率[1, 2]。但由于经腹手术术后的粘连不可避免的影响着术后生育能力，微创手术替代经腹手术是必然的。为了追求更微创化及术后“无瘢痕”的美容效果，经自然腔道内镜手术（natural orifice transluminal endoscopic surgery，NOTES）的应用显著增加。而单孔腹腔镜手术（laparoendoscopic single-site surgery，LESS）作为NOTES中的一种，因其与传统腹腔镜相比有着创伤更小、愈合恢复更快、美观度更高等诸多优点被广大女性患者选择[3, 4]。笔者在先前妇科单孔腹腔镜手术经验积累的基础上[5-8]，利用患者原有手术瘢痕构建单孔手术入路，将单孔腹腔镜手术应用于输卵管再通术，取得了良好的临床效果，现予以报道如下。

（一）一般资料

选取2019年8—11月收治的2例已行双侧输卵管绝育术的患者。患者A：年龄

38岁，绝育后11年，3年前再婚，G2P2（均剖宫产），BMI：20.96kg/m^2。患者B：年龄39岁，绝育后10年，1年前再婚，G3P2（均剖宫产），BMI：17.97kg/m^2。2例患者均接受经腹壁瘢痕入路的单孔腹腔镜下双侧输卵管端端吻合术＋双侧输卵管通液术，吻合后亚甲蓝通液良好，手术顺利完成。

（二）方法

1. 术前准备

患者行腹腔镜术前常规准备：完善相关辅助检查，排除手术禁忌证，术前2～3天流食、肠道准备，术前1天备皮。腹壁剖宫产瘢痕部及阴道擦洗最少3天以减少术后感染。术前常规妇科腹腔镜消毒步骤（重点消毒剖宫产瘢痕部及阴道）、铺单、留置导尿及放置举宫器。单孔腹腔镜术式手术视野显露欠佳，术中需助手使用举宫器操纵子宫配合术者所需手术视野。护士备手术所需器械及耗材。

2. 手术入路平台建立

本组手术均采用经腹壁瘢痕单孔单通道腹腔镜入路方法：垂直纵行逐层切开原剖宫产瘢痕下端长约1.5cm皮肤及皮下各层直至腹腔，手指钝性分离扩张切口深部并于腹膜前间隙处放置5cm切口保护套撑起腹部以保护周围组织，安装一次性单孔腹腔镜操作软鞘管后，连接气腹平台，充入CO_2气体至压力达13mmHg（1mmHg＝0.133kPa），形成气腹。

3. 手术器械与耗材

全套数字腹腔镜系统，单孔通道保护套及专用Port，常规腹腔镜手术器械（分离钳、持针器、剪刀、超声刀、吸引器及双极电凝钳各1把），30°常规腹腔镜镜头1个，常规经腹外科手术器械1套，常规阴式器械1套，光源系统及气腹系统，缝合所需可吸收缝合线，透明质酸钠2支。

4. 手术麻醉及体位

本组手术均采用气管插管全身麻醉，护士术前协助患者摆膀胱截石位（双腿外展达80°～90°，头低足高≥30°），于手术台头侧放置双肩托预防术中患者跌落受伤，保持患者臀部超出手术床下缘达5～10cm。在保证最适宜手术体位的同时保证患者不受损伤。

5. 手术步骤

麻醉满意后，常规妇科腹腔镜术前消毒准备并重点消毒剖宫产瘢痕及阴道，沿原剖宫产瘢痕下段垂直纵行切开长约1.5cm皮肤（图11-1a），逐层进入腹腔，连接切口保护套（图11-1b）及单孔专用Port，连接气腹平台形成气腹。于操作孔置入30°腹腔镜镜头，初步探查盆腹腔各脏器与组织，判断单孔术式完成的可能性及操作所需时间。利用超声刀及分离钳等分离盆腹腔粘连，恢复正常盆腹腔脏器解剖结构，为进一步手术提供良好视野亦增加术后妊娠成功概率。观察双侧输卵管结扎部位，结扎处见输卵管迂回增粗膨大，未见明显输卵管积水征象，给予宫腔亚甲蓝通液，双侧输卵管均未见亚甲蓝液体流出。锐性分离双侧输卵管与同侧卵巢之间膜状粘连，使恢复正常解剖结构。将左侧输卵管提拉出切口至体外操作，给予生理盐水注入输卵管表面浆膜层形成水垫（图

11-1c)。切开浆膜层，分离输卵管管腔，以阑尾钳钳夹输卵管避免损伤，剪除结扎处瘢痕组织，插入导丝（图11-1d）。沿导丝将两侧断端固定，以5-0可吸收缝合线于6点、12点方位各间断缝合一针并血管钳钳夹固定定位，继续于3点、9点方位各间断缝合一针（图11-1e），共四针。检查创口无出血，放回盆腔。同法处理右侧。于宫腔放置宫腔气囊管，向宫腔注入亚甲蓝液体（图11-1f），双输卵管伞端可见亚甲蓝液体流出（图11-1g）。将左侧输卵管提出切口，以4-0可吸收缝合线间断缝合浆膜层，间距约2.5mm（图11-1h）。同法处理右侧。双极电凝器电凝盆腔子宫内膜异位病灶，热色试验阳性。以大量生理盐水冲洗盆腹腔。于创面涂抹透明质酸钠2支减少术后创面粘连发生，撤械排气。以2-0可吸收缝合线连续缝合皮下筋膜组织，再以4-0可吸收缝合线内翻间断缝合切口（图11-1i）。缝合完毕后于切口处放置酒精纱布及干净纱布，以敷贴加压包扎。术毕。

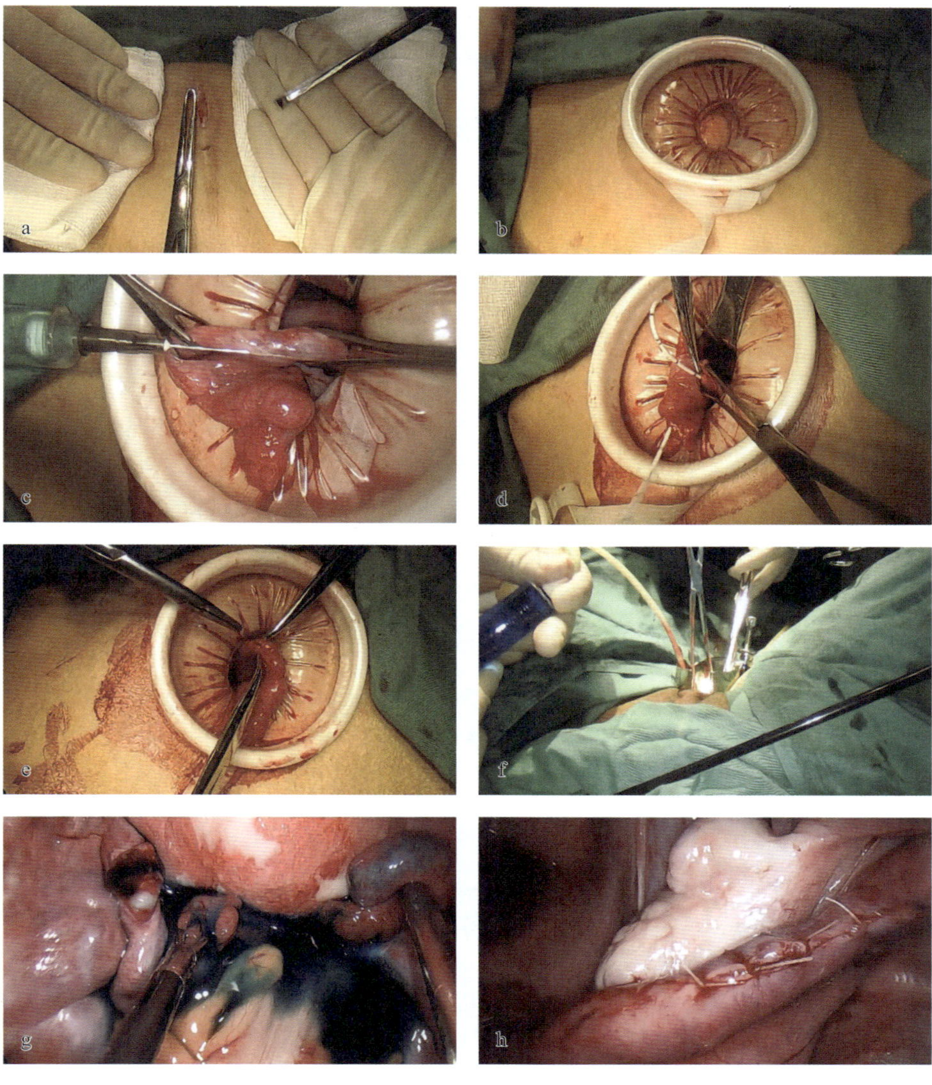

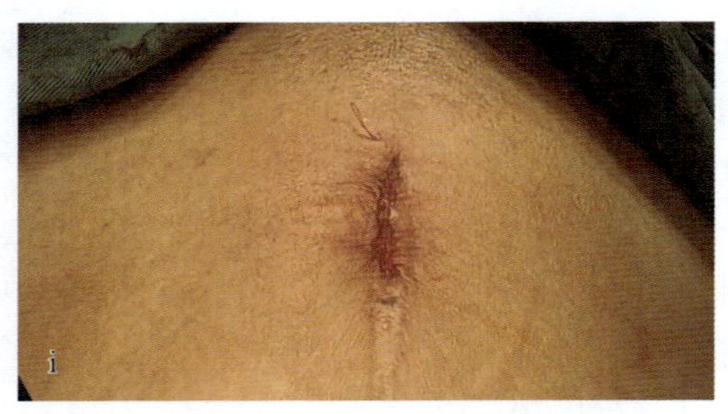

图11-1 手术步骤

注：a.切开原腹壁瘢痕下段长约1.5cm；b.连接切口保护套；c.注射生理盐水形成水垫；d.插入导丝；e. 6点、12点、3点及9点定点缝合；f.宫腔注射亚甲蓝；g.双侧输卵管亚甲蓝引流通畅；h.缝合浆膜层后的输卵管形态；i.内翻缝合后剖宫产瘢痕切口

6.术后处理与随访

本组2例患者术后均安返病房，术后导尿畅、色清。平卧位制动4～6小时，给予24小时心电监护及持续低流量吸氧，并密切关注患者生命体征、伤口及导尿情况，给予低分子肝素预防血栓，给予抗生素预防感染及对症支持治疗。定期给予伤口换药保持清洁，必要时给予镇痛药物治疗。术后患者门诊随访中，因术后禁止同房3个月，术后暂无性生活史。待身体恢复后积极备孕。

（三）结果

2例患者手术均顺利完成，术中双侧输卵管亚甲蓝通液试验提示双侧输卵管通畅且未增加穿刺孔改为传统腹腔镜术式亦未中转开腹手术。术中未损伤附近如输尿管、膀胱及结直肠等其他脏器、神经及大血管。本组2例手术时间160～165分钟，术中出血量10～30mL。2例患者术后1天体温37.2～37.4℃，术后1～1.5天排气，术后1天拔除导尿管均可自主排尿且无尿潴留发生。术后无须镇痛类药物。2例患者腹壁切口愈合均为甲级。切口在原瘢痕上，愈合后瘢痕包含于原瘢痕中，从而体现类似“无瘢痕”的理念，达到“美容”效果。术后4～5天出院，伤口恢复良好，均无出血、无感染、无皮下气肿及切口疝的发生。2名患者术后均恢复良好，对治疗效果满意。

（四）讨论

随着中国生育政策的开放、晚婚晚育及离婚再婚率的提高，对于女性绝育术后生育功能的再恢复已成为热门话题，绝育后恢复生育功能的术式正方兴未艾。随着Sedbon等[9]在1989年首次提出腹腔镜下输卵管绝育后的输卵管吻合术后，此术式便给绝育后有生育需求的女性带来福音。而相关研究数据表明[10-13]，腹腔镜下输卵管再通术后患者复孕成功率略高于开腹手术术后复孕成功率。这可能与开腹术后粘连较腹腔镜更严重有关。输卵管绝育术后再通术复孕成功率与输卵管吻合的质量，吻合后剩余输卵管长度、输卵管壶腹部长度及输卵管是否存在炎症有一定的关系[14]。

腹腔镜术式的优点有创伤小、不直接接触盆腹腔脏器可以减少腹腔感染的概率、术后恢复快、对胃肠功能影响小因而排气快等。经腹术式的优点有直视下缝合更精细、操作更熟练、手术时间短等。两者共同的缺点则是术后瘢痕明显。LESS的出现不仅融合了腹腔镜及经腹术式的优点，并且完美解决了术后瘢痕的问题。两位患者均接受过子宫下段剖宫产术，腹部均有瘢痕。从瘢痕入路建立通道可以在利于操作的前提下，保证创伤更小，术后恢复快，伤口愈合后形成瘢痕会隐藏于原瘢痕中，“不添加”新瘢痕，从而达到相对“无痕”的目的。本研究经腹壁瘢痕LESS的应用最大的优势就是可以直接将盆腔的部分器官如输卵管、卵巢提出至切口外以类似“开腹”的手段处理。本术式中，由于剖宫产瘢痕位于下腹部，切口位置所对应盆腔器官恰巧为子宫及输卵管周围，配合举宫器的使用可以提拉输卵管至切口外，一方面直视下用外科器械操作更熟练、更精细，缝合更加到位，有助于术后输卵管功能的恢复，另一方面可以减少对盆腔其他脏器过多干扰从而减少术中、术后并发症的产生。由此可见单孔单通道腹腔镜术式可以理解为是传统腹腔镜术式与经腹术式的互补与融合。术者直视下利用导丝连接输卵管，定点四方位缝合可以在缝合好输卵管的前提下，尽可能维持输卵管管腔正常形态，防止过度缝合引起狭窄增加术后异位妊娠概率，直视下缝合也可大幅度提高输卵管复通率。而尽可能减少术后粘连及术后的抗感染治疗，这对术后成功妊娠是十分必要的。本组2例手术顺利完成且取得满意的临床效果，术中双侧输卵管亚甲蓝通液试验均显示通畅，术中出血量为10 ～ 30mL，术后患者疼痛评分低、排气早、拔出导尿管后排尿正常。患者对手术切口形态满意，对手术结局亦满意。这些指征可初步证实经腹壁瘢痕入路单孔腹腔镜下输卵管再通术对于输卵管结扎术后有再生育需求的患者可能是安全可行的。

因LESS术式有着自身的局限性及实施难点，经腹壁瘢痕入路的单孔腹腔镜手术应用于输卵管再通术亦有以下几点不容忽视：①术者不仅需要具备经腹输卵管吻合术、精通女性盆腹腔解剖结构，还需要丰富的单孔腹腔镜的技巧及经验积累，以此确保经瘢痕入路单孔腹腔镜术式的成功，以增加术后成功妊娠的概率。②经腹壁瘢痕入路进行单孔腹腔镜手术，患者往往有盆腹腔手术史，粘连常不可避免。合理利用超声刀电凝及电切功能、单双极及剪刀，不仅能快速安全有效的分离粘连，还可在保证安全的前提下提高手术效率。③举宫器的使用对于手术成功至关重要，在举宫器配合下更易提拉输卵管至切口外行吻合术，以此显露术野配合术者手术。④在输卵管表面浆膜层注入生理盐水形成水垫后切开浆膜层，可以在精确分离输卵管管腔的同时，减少对周围组织的损伤。⑤剪除输卵管结扎残端时要尽可能保留输卵管官腔长度以保证良好的拾卵功能，术后应用抗感染药物减轻输卵管吻合端炎症均可增加术后成功妊娠概率。⑥术中缝合要细心，缝合时要注意针距及间距，防止造成管腔狭窄引起异位妊娠的高发。⑦输卵管吻合后，因有炎症的存在，术后有因炎症引起异位妊娠可能。随着输卵管绝育术后时长增加，术后成功妊娠概率也会下降[1]，有关情况需与患者及其家属沟通，并门诊定期随访，成功妊娠后要密切注意是否为异位妊娠。⑧选择手术器械时，可采用直径5mm的30°腹腔镜镜头来增大手术操作空间，扶镜手扶镜时可将镜头与术者操作器械呈“一上一下”交错，形成一个相对较小的手术操作三角，可有效避免或相对减少“筷子效应”。

最后还需要强调的是，本术式采用经腹壁瘢痕入路进行单孔腹腔镜手术对术者要求相对较高，不仅要求术者具备单孔腹腔镜手术技巧，还要求其熟练掌握传统腹腔镜手术及经腹手术技能。而如何有效避免“筷子效应”、分离盆腹腔粘连及尽可能增加术后妊娠成功率都是术者需要认真思考的问题。本术式仍处于探索阶段，其临床效果尚有待验证。因此，经腹壁瘢痕入路的单孔腹腔镜下输卵管再通术能否被广泛应用于妇产科临床中，还需进一步大量的临床数据予以评估。

（杜　雨　汤慧敏　张　潍　徐　琳）

参考文献

[1] 张帝开，陈学煌. 腹式输卵管结扎术后复通术144例临床分析［J］. 中国实用妇科与产科杂志，1994，10（1）：27-28.

[2] 刘书荣，闫木菊. 输卵管结扎术后复通术236例体会［J］. 中国计划生育学杂志，2005，13（10）：622-623.

[3] 刘海元，孙大为，张俊吉，等.《妇科单孔腔镜手术技术专家共识》解读［J］. 中华腔镜外科杂志（电子版），2017，10（1）：1-6.

[4] 孔佳，李斌. 单孔腹腔镜技术在妇科手术中的应用［J］. 中国内镜杂志，2014，20（12）：1337-1339.

[5] 陈继明，丁屹，杨璐，等. 单孔三通道法行单孔腹腔镜手术治疗妇科良性肿瘤［J］. 中华腔镜外科杂志（电子版），2014，7（5）：410-413.

[6] 陈继明，胡丽娜，刘俊玲，等. 单孔腹腔镜手术在子宫内膜癌中的应用初探［J］. 中华腔镜外科杂志（电子版），2018，11（5）：318-320.

[7] 陈继明，刘俊玲，陆冰颖，等. 5 mm微切口单孔腹腔镜全子宫切除术初探［J］. 中华腔镜外科杂志（电子版），2019，12（2）：118-121.

[8] Jiming Chen，Hongyan Gao，Yi Ding，et al. Application of laparoendoscopic single-site surgery using conventional laparoscopic instruments in gynecological diseases［J］. Int J Clin Exp Med，2016，9（7）：13099-13104.

[9] Sedbon E，Delajolinieres JB，Boudouris O，et al. Tubal desterilization through exclusive laparoscopy［J］. Hum Reprod，1989，4（2）：158-159.

[10] 刘群英，卢丽华，石燕. 腹腔镜下输卵管吻合术的应用效果研究［J］. 中国现代药物应用，2018，12（20）：17-19.

[11] 甄文明，邹岚，伍洁燕. 腹腔镜下输卵管吻合术的临床效果评价［J］. 临床医学，2017，37（6）：96-97.

[12] 郭权，刘贵鹏，安訸. 腹腔镜下输卵管吻合术可行性的临床研究［J］. 现代妇产科进展，2014，（10）：817-820.

[13] 王静静，刘雅红，应小燕. 腹腔镜与开腹输卵管吻合术后妊娠率的比较［J］. 中国微创外科杂志，2014（8）：673-676.

[14] 朱其发. 输卵管结扎术后输卵管吻合的疗效因素的分析［J］. 实用妇科内分泌电子杂志，2016，3（11）：27-29.

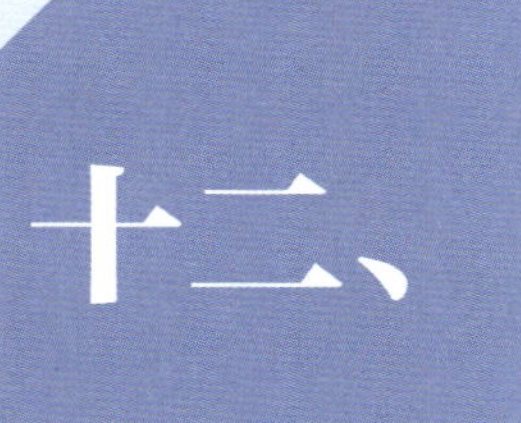

十二、经腹壁瘢痕入路单孔腹腔镜子宫肌瘤剥除术的安全性和可行性初步分析

【摘要】 **目的** 初步探讨经腹壁瘢痕入路单孔腹腔镜子宫肌瘤剥除术的安全性及可行性。**方法** 回顾性研究2021年1—11月行经腹壁瘢痕入路单孔腹腔镜子宫肌瘤剥除术7例患者的临床资料，记录患者的手术时长、术中出血量、术后血红蛋白的下降幅度，术后视觉模拟评分（0分无疼痛，10分最大疼痛）。**结果** 7例患者均顺利完成手术，均未中转传统腹腔镜或开腹手术，平均失血量（101.42±7.89）mL，平均住院天数（5±0.53）天，平均手术时长（130±26.86）分钟，术后24小时疼痛评分（1.57±0.53）分，7例患者均未出现术中或术后并发症，均未伤及输尿管、膀胱。术后拔出导尿管后均可自行排尿，未出现尿潴留、尿路感染等症状。术后均未使用镇痛药物。**结论** 经腹壁瘢痕入路单孔腹腔镜子宫肌瘤剥除术对于符合条件的患者不失为一种更美观、更可行的方案，但需要更多的病例数及研究进一步证实。

【关键词】 腹壁瘢痕；单孔腹腔镜手术；子宫肌瘤

子宫肌瘤好发于生育期女性，是最常见的妇科良性肿瘤，占女性的20%～25%[1]，流行病学统计远低于实际发生率，虽然大多数患者无临床症状，但仍有30%[2]的患者出现月经增多、经期延长、贫血、尿频尿急、腰痛等症状，严重影响患者生活质量。由于子宫肌瘤是雌激素依赖性疾病，常发生在育龄期女性，未初潮女性极为罕见，围绝经期或绝经后女性部分肌瘤可萎缩[2]。对于没有症状的子宫肌瘤患者，多采取定期随访期待治疗。对于有症状的患者，目前的治疗方案主要包括药物治疗、手术治疗或其他介入治疗。对于有症状而不愿手术的子宫肌瘤患者，可使用药物治疗，如孕激素、促性腺激素释放激素激动剂（GnRH-a）、米非司酮等。有文献表明，口服孕激素可将症状或患病率降低25%～50%[3]。GnRH-a治疗3个月可缩小肌瘤及子宫体积达50%[4]，但由于药物“类更年期”症状而不被部分患者所接受，随之而来的反向添加理论的提出可弥补这一缺陷。对于子宫肌瘤导致患者月经增多、贫血、压迫膀胱引起的尿频、压迫直肠引起的排便习惯改变等症状时，可行手术治疗。对于黏膜下肌瘤的女性，因引起子宫内膜环境的改变，一定程度上影响患者的生育能力，导致自然流产率的增加，而通过宫腔镜治疗后可提高生育能力[3]。对于肌壁间肌瘤或浆膜下肌瘤，可选择经腹壁或腹腔镜手术。相比开腹手术，腹腔镜具有创伤小、术后恢复快、术中出血量少等优点[5]，随着单孔腹腔镜首次被用于子宫肌瘤切除以来[6]，该术式经过不断完善与改进已日益成熟。随着人们对美学要求的提高，单孔腹腔镜下子宫肌瘤剥除术也越来越被更多患者选择，笔者所在医院在已顺利完成经腹壁瘢痕入路输卵管再通术[7]的基础上，结合两种术式的优势，顺利完成经腹壁瘢痕入路单孔腹腔镜子宫肌瘤剥除术，并取得较为满意的结果。

（一）资料与方法

1.资料

选取2021年1—11月共7例选择经腹壁瘢痕入路单孔腹腔镜子宫肌瘤剥除术患者，年龄范围33～46岁，平均年龄（38.71±4.89）岁，BMI（22.52±2.62）kg/m^2，1例为浆膜下肌瘤，3例为前壁肌壁间肌瘤，3例为多发性子宫肌瘤，1例为阔韧带肌瘤；7例患者中1例患者有双侧输卵管结扎史；6例患者有剖宫产史（2例为剖宫产横瘢痕，4例为剖宫产竖瘢痕），其中2例患者有剖宫产竖瘢痕合并子宫肌瘤剥除史。

2.纳入标准

①既往有经腹壁切口手术史。②存在子宫肌瘤手术指征。③患者自愿选择经腹壁瘢痕入路术式并签署手术知情同意书。

3.排除标准

①存在恶性肿瘤可能。②BMI ≥ 30kg/m^2。③有基础疾病不适宜手术者。

4.手术方法

（1）术前准备：7例患者均行全身麻醉；术前10小时禁食、禁水，为麻醉做准备；备皮、阴道清洁；术前3天饮食准备，改善肠道环境，以减少术中肠道对手术的影响；对瘢痕处消毒，以减少术后感染概率；护士术前对患者进行术前宣教，以减轻患者紧张情绪。

（2）器械准备：腹腔镜全套数字化系统（如镜头、显示器、气腹系统、光源系统及刻录机等）、常规妇科经腹术式器械包、单孔腹腔镜术式所需（如入路所需Port、保护圈，以及腹腔镜所需镜头、操作器械、缝线等）。

（3）手术步骤：患者取膀胱截石位（保持头低足高≥ 30°，双腿外展＜ 90°），全身麻醉满意后，常规消毒铺单，助手置入举宫器，保留导尿，采用经腹壁瘢痕入路。以剖宫产术后瘢痕为例：在原剖宫产瘢痕下段行2.0cm的切口（图12-1a），逐层进腹，连接切口保护圈及单孔腹腔镜专用Port（图12-1b），固定一次性单孔操作软鞘管，充入CO_2气体至腹内压达14mmHg，置入30°腹腔镜镜头及其他操作器械。在单孔腹腔镜下探查腹腔粘连情况，用超声刀分离粘连恢复正常的盆腔结构。撤去腹腔镜装置，用甲状腺拉钩轻提腹壁，配合举宫器，将子宫推至腹壁切口部位（图12-1c），在子宫肌层（避开瘤体）局部注射稀释后的垂体后叶素。在直视下用电刀切开瘤体表面的浆膜层组织，利用手指或者超声刀钝锐性剥离瘤体（图12-1d）。术者可通过手指自切口伸入盆腔，配合举宫器，仔细探查有无其他可疑瘤体组织（对于后壁的子宫肌瘤，可在瘢痕上段入路，利用腹腔镜剥离肌瘤，以尽可能剥离瘤体）。直视下使用缝线缝合子宫创面肌层、浆膜层，闭合创面、避免无效腔，并形成子宫体（若个别创面位置位于后壁或直视缝合较困难，可连接腹腔镜装置，在腹腔镜下精细缝合）（图12-1e）。直视下用手术刀或剪刀切割分离瘤体取出，必要时送病理检查（图12-1f）。连接单孔腹腔镜装置，用生理盐水冲洗盆腔，避免残留，在镜下观察创面有无活动性出血（图12-1g），撤去器械排空气体，逐层

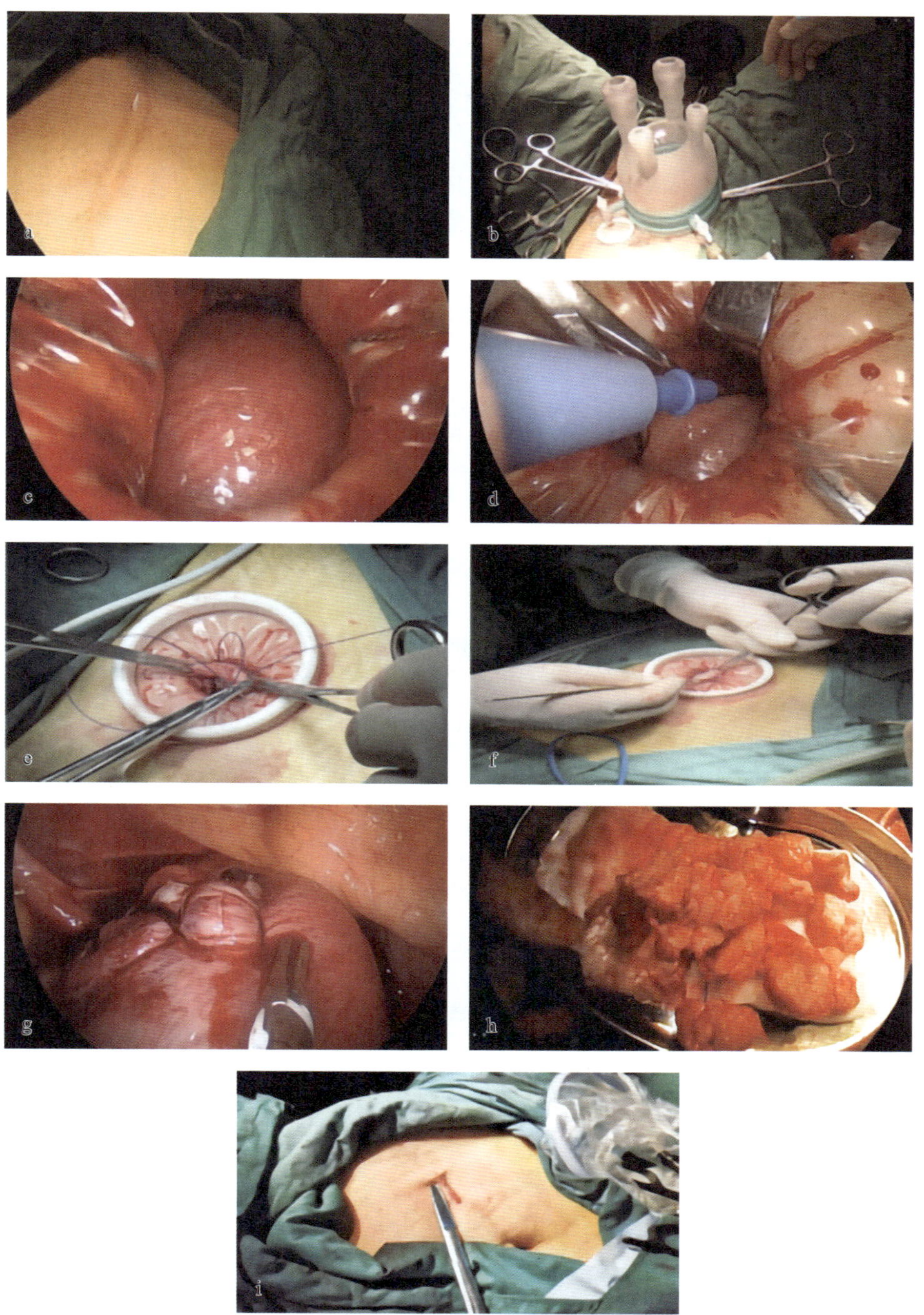

图12-1 手术步骤

注：a.经腹壁瘢痕部位做切口；b.连接单孔Port；c.利用举宫器将子宫推至切口处；d.用电刀在直视下剥离瘤体；e.直视下缝合子宫；f.将瘤体从切口部位分块取出；g.腹腔镜探查止血；h.剥离的瘤体；i.缝合腹壁切口

关闭腹腔。

5. 术后处理

7例患者均顺利返回病房，未有术中并发症，术后均给予缩宫素促进子宫收缩、补液、必要时给予抗生素预防感染，术后换药。

6. 观察指标

观察手术时长、术中出血量，有无术中、术后并发症，术前、术后血红蛋白，术后住院天数，术后视觉模拟评分（采用疼痛评分量表：0～10分代表从无痛到不能忍受的剧烈疼痛），切口愈合等级（切口愈合等级指标：甲级是指拆线后切口一次性愈合，无感染；乙级是指切口有感染，经处理后愈合；丙级是指切口裂开或者感染，没有愈合）。

7. 术后随访

术后6个月随访有无切口疝、肌瘤短期内复发等远期并发症，随访结果显示7例患者均未出现切口疝，阴道超声均未见异常，患者症状均较前明显好转并定期随访中。

8. 统计学分析

运用SPSS 25.0进行统计学数据统计，将符合正态分布条件的数据资料进行均数±标准差（$\bar{x}\pm s$）表示。

（二）结果

7例患者均顺利完成手术，均未中转传统腹腔镜术式或经腹术式，术中未伤及输尿管或膀胱，术后尿清，术后住院天数为4～6天，平均（5.00±0.53）天，术后平均出血量为（101.42±7.89）mL，术后视觉模拟评分（1.57±0.53）分，术后均1～2天排气、1～2天拔出尿管，术后切口愈合良好，未出现伤口感染、出血等并发症；2例患者术后放置腹腔引流管，均于第2天拔出；7例患者切口部位均为原腹壁瘢痕（表12-1至表12-3）。

表12-1 7例患者统计学数据

特征	均数±标准差（$n=7$）
年龄（岁）	38.71±4.89
BMI（kg/m^2）	22.52±2.62
术中出血量（mL）	101.42±7.89
手术时长（min）	130±26.86
术后住院天数（d）	5±0.53
术前血红蛋白（g/L）	125.42±14.63
术后血红蛋白（g/L）	111.86±16.10
术后视觉模拟评分	1.57±0.53

表 12-2　患者一般情况

	年龄（岁）	BMI（kg/m²）	生育史	手术史	腹壁瘢痕部位
患者 1	37	26.44	G5P2	剖宫产史，子宫肌瘤剥除史	剖宫产腹壁竖瘢痕
患者 2	34	26.51	G5P3	剖宫产史	剖宫产腹壁竖瘢痕
患者 3	37	20.88	G5P1	剖宫产史	剖宫产腹壁竖瘢痕
患者 4	46	20.81	G1P1	剖宫产史	剖宫产腹壁横瘢痕
患者 5	46	22.67	G3P1	输卵管结扎史	腹壁输卵管结扎瘢痕
患者 6	33	20.32	G3P1	剖宫产史	剖宫产腹壁横瘢痕
患者 7	38	20	G2P1	剖宫产史，子宫肌瘤剥除史	剖宫产腹壁竖瘢痕

表 12-3　单孔腹腔镜子宫肌瘤剥除术患者的临床资料

	肌瘤个数（枚）	肌瘤大小（cm）	肌瘤位置	手术时间（min）	术中出血量（mL）	术前血红蛋白（g/L）	术后血红蛋白（g/L）	病理	切口愈合等级	术后视觉模拟评分
患者 1	1	6.2×4.5×5.9	左侧阔韧带	125	105	139	117	富于细胞性平滑肌瘤伴脂肪变性	甲	2
患者 2	1	7.3×6.0×5.3	前壁	120	105	127	118	平滑肌瘤	甲	1
患者 3	2	前壁 1 枚：6.5×6.0×6.0；后壁 1 枚：1.8×1.0×1.0	前壁 1 枚；后壁 1 枚	110	110	118	124	平滑肌瘤	甲	2
患者 4	10	最大肌瘤：8.1×5.1×7.9	肌壁间（最大位于后壁）	180	90	96	79	平滑肌瘤伴变性	甲	2
患者 5	1	7.0×6.0×5.0	后壁	160	110	128	108	平滑肌瘤	甲	1
患者 6	1	4.5×5.0×5.0	前壁	115	90	145	133	平滑肌瘤	甲	1
患者 7	2	前壁 2 枚：6.0×5.0×5.0 4.0×4.5×4.5	前壁	100	100	125	104	平滑肌瘤	甲	2

（三）讨论

对育龄期女性来说，子宫肌瘤是最常见的妇科良性肿瘤，其病因尚未明确，可能与患者年龄增长、尚未生育或晚育、肥胖等因素有关[4]。大多数患者无临床症状，仅少部分患者出现月经量增多、阴道分泌物增多、腹痛等症状。对有生育要求或保留子宫的女性，子宫肌瘤剥除是相对安全可行的方法，相比开腹手术，传统腹腔镜或单孔腹腔镜具有更好的美容效果、术后恢复更快、住院时长更短等优势[8]，但是传统腹腔镜需要插入3～4个穿刺器，一定程度上增加了腹部切口疝的发生率，穿刺时肠管及血管的损伤率也随之增加[9]。随着人们对美学要求的提高，LESS应运而生，早在1969年Wheeless[10]首次将单孔腹腔镜术式应用于妇科的输卵管结扎术。但由于单孔腹腔镜术式的操作模式不同，手术时的操作难度更大，往往导致手术时长与传统腹腔镜相比更久，而经脐单孔腹腔镜术后脐孔难度较大，脐孔整形困难，很多初学者会碰到缝合后脐孔组织红肿、渗液、坏死及感染等情况，导致单孔腹腔镜应用受限[11]。而经腹壁瘢痕入路可以避免脐孔整形术，一定程度上可避免此类情况的发生。同时经腹壁瘢痕入路可以减少腹部新瘢痕的形成，利用原瘢痕隐藏新的手术瘢痕，从而形成"隐瘢痕"[12]。

以腹壁剖宫产瘢痕为例，其位置更靠近盆腔部位，相比经脐入路单孔腹腔镜更靠近子宫，有以下优缺点：①术者可配合使用30°腹腔镜镜头，视野更广泛，操作更方便，配合双弯或不同长短的手术器械操作时避免了腹腔镜手术的"筷子效应"[13]，一定程度上缩短了手术时长。在剥除尽视野中的瘤体后，术者可将手指通过切口通道深入盆腔内，通过触觉感知散在小瘤体，可较为准确地触及子宫散在小瘤体，以尽可能的剥除肌瘤，从而降低术后子宫肌瘤复发的可能性，同时可减少因器械盲目探查肌瘤而造成对子宫肌层的损害。笔者团队也曾运用"指探法"完成传统腹腔镜子宫肌瘤剥除术[14]，此为本术式综合经腹术式优势所在。②对于前壁的子宫肌瘤患者，可选择靠近宫底瘢痕部位切开，将经腹术式与免气腹单孔腹腔镜术式相结合，配合举宫器，在直视下运用腹腔镜手术器械，既可增加手术视野，减少术中出血量，也可降低腹腔镜术式的缝合难度，在一定程度上简化了手术，同时采用甲状腺拉钩轻提皮肤，避免了克式钢针对腹壁的损害。对于前壁的子宫肌瘤患者，这不失为一种更加美观、更加可行的方案，笔者团队也完成数例免气腹单孔腹腔镜卵巢囊肿剥除[15]。对于后壁的子宫肌瘤患者，选择腹壁瘢痕上段入路同时配合腹腔镜辅助，可解决经腹壁瘢痕入路盆腔操作空间小的缺点，提高手术安全性。③剖宫产瘢痕部位更靠近子宫，腹腔镜器械操作空间小，手术难度大，较经脐入路更容易导致手术器械"打架"，"筷子效应"更重，因此要求手术者具有更高的操作技术。尤其对于剖宫产横瘢痕患者，由于横瘢痕靠近膀胱，易损伤膀胱，这就要求手术者进腹时更加注意解剖层次，逐层进腹，术前对患者进行评估，对不适宜该术式的患者应选择其他术式。④与腹腔镜辅助的小型剖腹手术相比，经腹壁瘢痕入路可减少腹壁穿刺孔的数量，本术式在腹壁瘢痕基础上入路，切口更小，不增加新的腹壁瘢痕，更加美观。同时可以精细缝合子宫，降低子宫创面渗血。若子宫肌瘤位置较难直视缝合，可在不增加新的穿刺孔的前提下，利用腹腔镜辅助做到精细缝合。⑤对有腹壁瘢痕史的患者而言，最不容忽视的为腹腔粘连问题。据研究，无论何种手术，术后发生粘连的风险可达90%[16, 17]，这极大增加了腹腔镜手术的操作难度，同时增加了损伤盆腹腔脏器概率及中转经腹术式的发生率[18]。对于腹腔脏器粘连，因超声刀产生的局部热量小，对组织热损伤较小，超声刀是分离粘连的最佳选择[19]。因患者有手术史，有一定可能肠管术后粘连至原手术切口处，这就要求手术者进腹时注意分层，操作应更加谨慎，放置切口保护圈后可用腹腔镜镜头探查腹壁肠管粘连情况，必要时中转经腹术式以确保手术的安全进行。

总体来说，经腹壁瘢痕入路单孔腹腔镜肌瘤剥除术更加符合患者的审美要求，对符合手术纳入标准的患者不失为一种安全及可行的方案，但若广泛推广运用还需更多随机对照研究加以证明。

（秦 辉 花茂方 朱鹏峰 徐 琳 杜 雨）

参考文献

[1] Puchar A, Feyeux C, Luton D, et al. Therapeutic management of uterine fibroid tumors [J]. Minerva Ginecol, 2016, 68: 466-476.

[2] Giuliani E, As-Sanie S, Marsh EE. Epidemiology and management of uterine fibroids [J]. Int J Gynaecol Obstet, 2020, 149 (1): 3-9.

[3] Marret H, Fritel X, Ouldamer L, et al. Therapeutic management of uterine fibroid tumors: updated French guidelines [J]. Eur J Obstet Gynecol Reprod Biol, 2012, 165 (2): 156-164.

[4] Pavone D, Clemenza S, Sorbi F, et al. Epidemiology and risk factors of uterine fibroids [J]. Best Pract Res Clin Obstet Gynaecol, 2018, 46: 3-11.

[5] Csatlós E, Rigó J Jr, Laky M. Gene expression patterns of insulin-like growth factor 2 in human uterine fibroid tissues: a genetic study with clinical correlations [J]. Gynecol Obstet Invest, 2013, 75 (3): 185-190.

[6] Kim YW, Park BJ, Ro DY. Single-port laparoscopic myomectomy using a new single-port transumbilical morcellation system: initial clinical study [J]. J Minim Invasive Gynecol, 2010, 17 (5): 587-592.

[7] Qin Z, Bao M, Chen J. Single hole laparoscopic fallopian tube recanalization via abdominal scar approach [J]. Chinese Journal of modern surgery, 2021, 25 (1): 55-59.

[8] Angioni S, Pontis A, Pisanu A. Single-port Access Subtotal Laparoscopic Hysterectomy: A Prospective Case-Control Study [J]. J Minim Invasive Gynecol, 2015, 22 (5): 807-812.

[9] Boruta DM. Laparoendoscopic single-site surgery in gynecologic oncology: An update [J]. Gynecol Oncol, 2016, 141 (3): 616-623.

[10] Wheeless Jr CR. A rapid, inexpensive, and effective method of surgical sterilization by laparoscopy [J]. J Reprod Med, 1969, 3: 65-69.

[11] Sun HD, Horng HC, Liu CH. Comparison of single-port and three-port laparoscopic salpingectomy in the management for tubal pregnancy [J]. J Chin Med Assoc, 2018, 81 (5): 469-474.

[12] Takeda A, Imoto S, Mori M, et al. Isobaric two-port laparoscopic-assisted myomectomy by combined approach through umbilical and suprapubic mini-incisions with hidden scar: a technique and initial experience [J]. Eur J Obstet Gynecol Reprod Biol, 2012, 160: 88-92.

[13] Wang Y, Yao Y, Dou Y, et al. Chopstick technique used in laparoendoscopic single site radical hysterectomy for early stage cervical cancer [J]. Sci Rep, 2021, 11 (1): 6882.

[14] Zhong A, Liu W, Liu J, et al. Finger probe assisted transumbilical single hole laparoscopic multiple myomectomy: a case report [J] Chinese Journal of Modern Surgery, 2020, 24 (4): 318-319.

[15] Qin Z, Wang H, Bao M. A case report of simple suspension airless abdominal micro incision single hole laparoscopic exploration combined with extracorporeal operation mode in the treatment of huge ovarian tumors in mid pregnancy [J]. Journal of Laparoscopic Surgery, 2021, 26 (4): 316-318.

[16] Lee SY, Kim CH, Kim YJ. Laparoscopic surgery for colorectal cancer patients who underwent previous abdominal surgery [J]. Surg Endosc, 2016, 30 (12): 5472-5480.

[17] Strik C，Stommel MW，Schipper LJ. Risk factors for future repeat abdominal surgery [J]. Langenbecks Arch Surg，2016，401（6）：829-837.

[18] Aytac E，Stocchi L，De Long J. Impact of previous midline laparotomy on the outcomes of laparoscopic intestinal resections：a case-matched study [J]. Surg Endosc，2015，29（3）：537-542.

[19] Tulandi T，Bugnah M. Operative laparoscopy：surgical modalities [J]. Fertil Steril，1995，63（2）：237-245.

单孔腹腔镜复杂子宫内膜异位症手术的间隙解剖理念

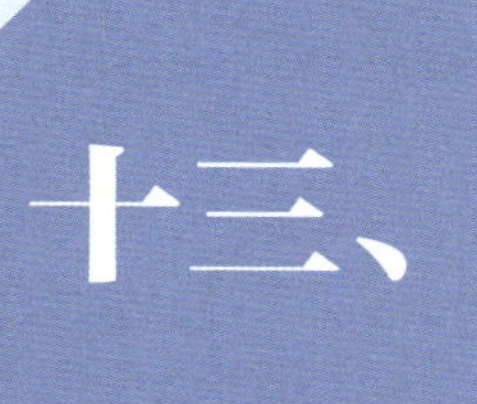

基于盆腔腹膜后间隙解剖的单孔腹腔镜手术治疗深部浸润型子宫内膜异位症：一项回顾性研究

【摘要】 经脐单孔腹腔镜在妇科手术中应用广泛，但由于其自身的不足及深部侵袭性子宫内膜异位症病情复杂等原因，很少用于深部浸润型子宫内膜异位症的治疗。本研究旨在介绍一种基于腹膜后盆腔解剖的经脐单孔腹腔镜手术，可以更容易地完成深部浸润型子宫内膜异位症的手术。回顾性分析采用该方法经脐单孔腹腔镜治疗的63例深部浸润型子宫内膜异位症患者的临床资料。手术时间为120.00（85.00±170.00）（35～405）分钟，术中出血量为（68.41±39.35）mL，术后住院时间为5.00（4.00～6.00）天，术后并发症发生率为4.76%（3/63）。术中发现肠道损伤1例，术后发现输尿管损伤1例，术后盆腔感染1例，复发率为9.52%。术后瘢痕评分为3.00（3.00～4.00）分，术后满意度评分为9.00（8.00～10.00）分。综上所述，基于盆腔腹膜后间隙解剖，经脐单孔腹腔镜手术治疗深部浸润型子宫内膜异位症具有可行性。对于子宫切除、子宫腺肌症切除等手术也同样可行，其优势更加明显。该方法可以使经脐单孔腹腔镜在深部浸润型子宫内膜异位症中的应用更加广泛。

【关键词】 深部浸润型子宫内膜异位症；直肠侧间隙；直肠阴道间隙；经脐单孔腹腔镜手术；妇科微创手术

深部浸润型子宫内膜异位症（DIE）是子宫内膜异位症的一种特殊类型，约占子宫内膜异位症的10%，好发于育龄期女性。它是指子宫体外具有生长活性的子宫内膜组织的生长，常表现为子宫内膜组织浸润至腹膜下深度≥5mm或中空器官固有肌层，常合并卵巢子宫内膜异位症囊肿和腹膜浅表子宫内膜异位症。这些患者出现非周期性慢性盆腔疼痛、痛经、深部性交痛、不孕、胃肠道症状、下尿路症状等，严重影响其生活质量[1-3]。

子宫内膜组织种植在盆腔后部，也可以种植在卵巢、宫骶韧带（USL）、直肠前突、直肠阴道隔、乙状结肠、直肠、膀胱和输尿管，很少有子宫内膜组织可累及腹腔外器官，如肺[4-6]。DIE在盆腔后腔浸润性生长，严重的盆腔粘连和正常的解剖畸变导致致密纤维化。有症状的女性首选激素药物治疗；对药物治疗无反应、不耐受或有控制指征的女性，或与疾病相关的严重肠道或尿路狭窄的女性，可选择手术治疗。因此，DIE的治疗主要是手术治疗结合术后长期药物管理[3]。手术治疗的目的是切除病变、恢复解剖、促进生育。腹腔镜手术是治疗DIE的主要手术方法。与开放手术相比，腹腔镜手术具有手术创伤小、术后疼痛轻、住院时间短等微创优势。同时，放大的视野可以更好地识别子宫内膜异位症病灶，有利于完整切除，但手术治疗可能会增加输尿管、膀胱、直肠损伤的风险。目前主要的手术方式为多孔腹腔镜手术，传统多孔腹腔镜手术在腹壁上会产生3～4个手术瘢痕，且在一定程度上影响美观[1-3, 7, 8]。

随着微创手术技术的进步，单孔腹腔镜手术（LESS）在妇科手术中发展迅速，具有腹壁手术瘢痕较少、手术切口美观等优点，其治疗效果已在多种妇科良恶性疾病中得到证实[9, 10]。但由于后盆腔腔粘连严重，DIE手术操作空间狭窄，放大了LESS手术三角形缺失、器械间相互干扰、视野狭窄等缺陷[9]。同时，DIE常伴有泌尿系统、消化系统等多系统疾病，如何安全、彻底地切除DIE仍是一个巨大的挑战。这些因素限制了LESS在深度浸润型子宫内膜异位症中的应用。

随着现代解剖学的发展和完善，腹膜后盆腔间隙解剖学被广泛应用于结直肠外科、泌尿外科和妇科外科[11-13]。这一非血管区域有助于实现对病灶的高效精准切除，减少对正常组织的损伤。深部浸润型子宫内膜异位症手术需要分离病灶周围粘连的组织器官，然后清除DIE病灶，这与盆腔解剖关系密切。我们希望这种手术解剖理念下经脐单孔腹腔镜手术用于深部浸润型子宫内膜异位症手术，能够优化手术路径，降低手术难度，缩短手术时间，减少术中出血量，降低手术并发症发生率，保证病灶完整切除，缓解疼痛，减少复发。

本研究的目的是在腹膜后骨盆间隙解剖的基础上，提出一种改进的LESS手术治疗DIE的方法，以降低手术难度，方便理解和学习。

（一）方法

本研究是一项单中心回顾性研究，分析了2017年1月至2021年1月使用腹膜后骨盆间隙解剖法接受LESS治疗DIE的患者。所有患者均由精通LESS的微创妇科医师进行手术，并在术中或术后病理检查中诊断为DIE。在进行本研究之前，作者团队已成功使用该方法对7例盆腔DIE患者进行了手术。纳入研究的患者可以自由选择传统的多孔腹腔镜和LESS手术治疗。所有患者术前均签署知情同意书。我们通过电子病例系统收集了纳入患者的所有临床资料，并在收集其临床资料前获得了患者的书面知情同意。所有方法均按照相关指南和规定进行。

1. 盆腔腹膜后间隙

盆腔间隙是指覆盖盆壁肌肉的筋膜与覆盖盆腔器官的脏筋膜之间形成的由疏松结缔组织筋膜或脂肪填充的潜在无血管间隙。在本研究中，手术是基于直肠侧间隙（PRS）和直肠阴道间隙（RSV）进行的。这两个间隙对于DIE手术中重要组织器官的分离、病灶的安全彻底切除具有重要意义。

（1）直肠侧间隙：又称盆腔直肠间隙，位于直肠两侧与盆腔外侧壁之间。上缘为直肠外侧窝腹膜，下缘为肛提肌，内侧缘为直肠筋膜鞘，外侧缘为髂内血管和盆壁，腹侧为主韧带，背侧为骶前筋膜或直肠韧带。纵向输尿管将PRS分为直肠旁内侧间隙（MPS）（Okabayashi间隙）和直肠旁外侧间隙（LPS）（Latzko间隙）。直肠旁外侧间隙的外侧是盆腔侧壁，内侧是输尿管，子宫血管穿过这个空间。这个空间一般用于妇科恶性肿瘤手术的盆腔淋巴结切除和深部浸润型子宫内膜异位症的盆腔侧壁切除。MPS的外侧是输尿管，内侧是直肠或USL。下腹神经丛和盆腔内脏神经位于MPS的深部。在DIE

手术中切除游离输尿管、直肠和USL的子宫内膜异位症病变，以及DIE手术合并神经保留手术时，这个空间尤为重要[11，13]。

（2）直肠阴道间隙：阴道与直肠之间形成的无血管间隙。前界为阴道后壁，后界为直肠前壁，头端为子宫直肠窝腹膜反射及双侧USL头端，尾端为肛提肌。阴道后壁外层覆盖的筋膜与直肠内脏筋膜沿RSV由下而上相互融合，形成充满疏松结缔组织的额筋膜板，称为直肠阴道隔。盆腔DIE手术可通过两侧USL和打开的子宫进入直肠阴道间隙，有利于阴道与直肠的安全分离，对切除直肠阴道隔子宫内膜异位症具有重要作用[11，13]。

2. 手术技术

手术分10个步骤进行：①分离盆壁粘连；②剥除卵巢囊肿，悬吊卵巢；③游离输尿管；④打开PRS；⑤游离USL并从USL中去除DIE结节；⑥切除子宫后壁子宫腺肌症；⑦打开RSV；⑧切除肠道子宫内膜异位症结节；⑨切除直肠阴道隔子宫内膜异位症结节；⑩检查膀胱和直肠损伤。以上手术步骤并非强制性，应根据每例患者的盆腔粘连情况制订个性化的手术方案。

建立以妇科医师为主导、结直肠外科医师和泌尿外科医师为支持的多学科手术团队。通过1.5～2.5cm脐切口建立LESS手术通道。进入腹腔，用30°腹腔镜显露腹腔和盆腔，评估手术的可行性和难度。如果发生严重的盆腔粘连，使LESS手术变得困难，手术可以转换为传统的多孔腹腔镜或开放手术。术中可根据难度增加额外5mm的操作孔。使用双极电凝、超声刀或锋利的剪刀解剖切除病变。

分离与盆腔侧壁粘连的乙状结肠和系膜组织，电凝或切除盆腔侧壁腹膜上的子宫内膜异位症浅表病灶。将与周围组织粘连的卵巢内异症囊肿从盆腔侧壁、阔韧带、卵巢窝或子宫壁中游离。切开卵巢内异症囊肿，使用负压吸引器将卵巢内异症囊肿内的陈旧性血液吸出并冲洗。沿囊肿切口剥离囊壁，将浸润较轻且与正常卵巢组织分界明显的囊壁容易剥离。因病灶浸润深度深、与卵巢粘连紧密而导致囊壁边界模糊的患者，剥除时应尽可能保留正常卵巢组织，以减少术后对卵巢内分泌及生殖功能的影响。用3-0可吸收缝线缝合剩余卵巢组织进行止血和卵巢塑形手术，用直针或弯针将塑形后的卵巢悬吊在前腹壁或盆腔外侧壁上。

从输尿管穿过髂血管的正常腹膜处识别输尿管，打开腹部，将输尿管游离。沿输尿管方向游离至直肠侧窝。在输尿管外侧切开LSP，检查有无盆腔壁子宫内膜异位症病变，子宫动脉分离，再将输尿管推至LSP。打开MSP，沿MSP释放输尿管至USL（图13-1a）。解离和释放输尿管时，注意输尿管变异，保持输尿管血管和系膜的完整性。在这里进一步解剖分离到盆腔深部，下腹丛和盆腔内脏神经就会显现出来。仔细鉴别神经纤维是否被子宫内膜异位症病灶浸润。外推神经组织和输尿管，向内侧牵拉USL，切除USL子宫内膜异位症结节（图13-1b）。游离对侧输尿管，用同样的方法切除对侧USL子宫内膜异位症结节。

DIE与子宫腺肌症密切相关。多数患者存在子宫后壁子宫腺肌症。子宫后壁常与直肠前壁形成致密粘连。通过直肠两侧的MSP，切除子宫后壁浆膜侧的部分子宫后壁即可分离粘连，靠近直肠浆膜侧即可切除直肠侧病变。随后取出子宫后壁子宫腺肌症，使用可吸收倒刺缝线缝合重塑子宫。

切除所有可见盆腔内异症病灶后，继续分离两侧MSP至左、右侧USL断端及直肠前壁。确定子宫直肠凹陷及RSV位置，打开闭合的子宫直肠凹陷（图13-1c），进入RSV，钝性分离RSV松散结缔组织，直至结节病变。对于直径≥1cm的直肠阴道隔肌型子宫内膜异位症结节，将病灶从两侧游离至肛提肌，然后从中间将结节切成两半，以增加后续切除所需的空间（图13-1d）。先切除直肠子宫内膜异位症病灶，将浸润至肠浆膜层或浅肌层的病灶清除。将病灶向阴道侧牵拉，增加病灶与直肠前壁之间的安全间隙。切除直肠表面的脂肪组织，作为靠近直肠前壁的安全边界（图13-1e）。使用可吸收缝线修复和加强薄弱的肠壁。对于浸润整个肠壁的病变，由结直肠外科医师行肠蝶形切除或节段性肠切除吻合术。随后，将阴道后壁病变结节牵拉至直肠侧，靠近阴道后壁切除。对于深部浸润性病变，可切除部分阴道壁，实现病灶完整切除，降低术后复发率。应使用可吸收缝线闭合阴道壁间隙。直肠阴道隔子宫内膜异位症≤1cm病灶直接切除。助手操作子宫提升器，将阴道后壁向上提起。术者夹闭直肠前壁，向下牵拉，使病变与直肠前壁脱离（图13-1f）。将悬吊的卵巢放置在卵巢窝内，并冲洗盆腔。

将悬吊卵巢放置于卵巢窝，并冲洗盆腔。通过向膀胱内注入亚甲蓝试剂并进行直肠充气试验，判断术中是否损伤膀胱和直肠。术中在手术创面放置粘连材料，防止术后粘连，并经脐切口放置一次性引流管结束手术（图13-2）。术后给予抗生素预防感染，给予肝素预防血栓形成。

3. 术后治疗及随访情况

根据术后妊娠需要，使用黄体酮、促性腺激素释放激素激动剂、避孕药等药物进

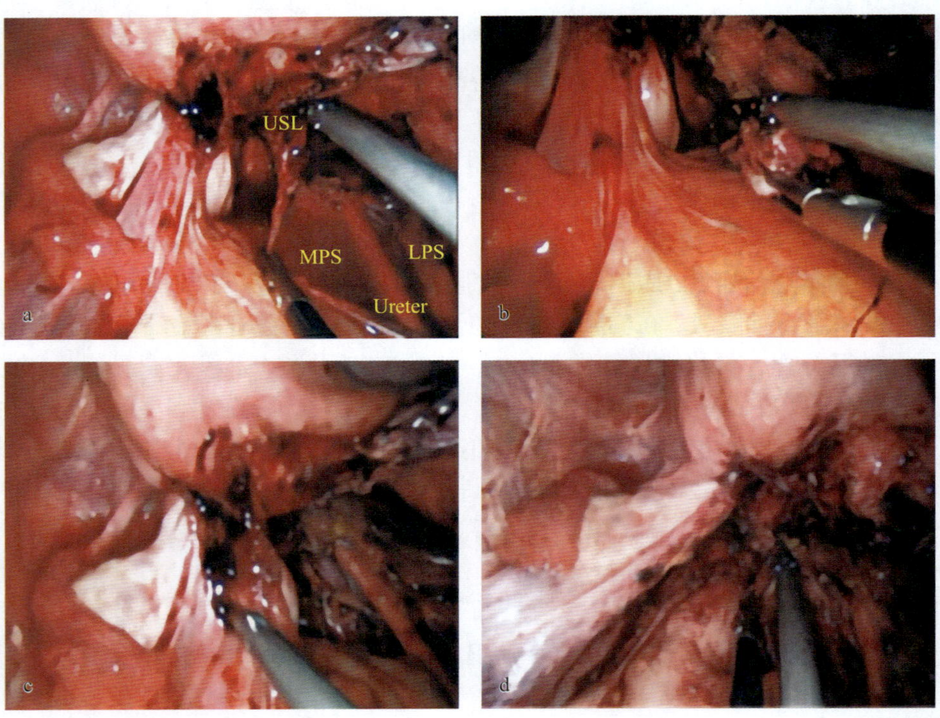

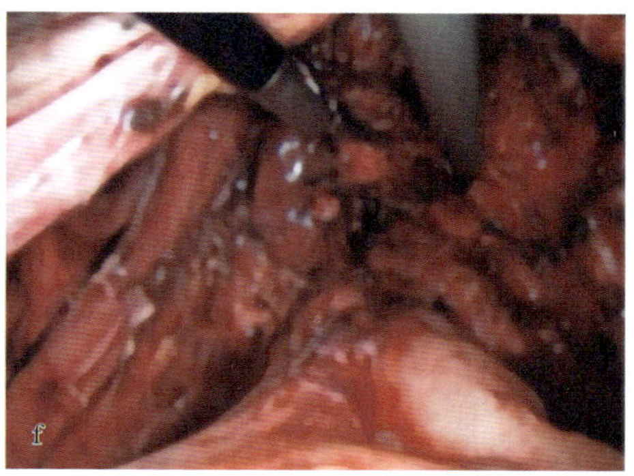

图 13-1　手术步骤

注：a.游离输尿管，打开输尿管两侧的直肠旁外侧间隙和直肠旁内侧间隙；b.切除左侧宫骶韧带子宫内膜异位症结节；c.打开直肠和宫腔，巧克力色液体流出；d.将子宫内膜异位症结节分为两部分；e.切除直肠侧子宫内膜异位症结节，结节下方黄色组织为脂肪组织（安全边界）；f.切除阴道后壁的子宫内膜异位症结节

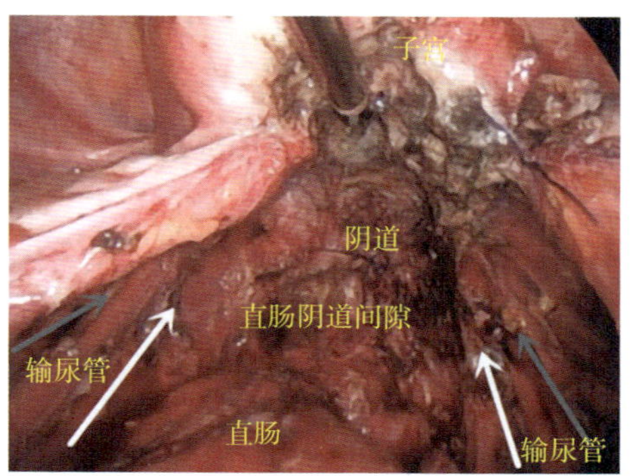

图 13-2　间隙解剖图解

注：对1例Ⅳ期（rAFS评分94分）严重DIE患者的盆腔内异症病灶全部切除后，由于粘连和破坏导致的正常盆腔结构得到恢复，如图所示。白色箭头表示直肠旁内侧间隙，灰色箭头表示直肠旁外侧间隙

行长期管理和治疗，以降低复发率。术后6个月每月复查1次，之后3年每6个月复查1次，最后每年复查1次。

4.结果

电子病例获取的临床数据主要包括人口统计学数据、围术期数据和随访数据。包括年龄、体重指数（BMI）、CA125、既往子宫内膜异位症手术史、症状、合并子宫腺肌症、手术时间、估计出血量、手术并发症Clavien-Dindo（C-D）分级、住院时间（从术后第1天至出院）、中转手术方式、术后瘢痕评分、患者对手术的满意度、复发情况。术中采用改良美国生育学会评分（r-AFS）和改良ENZIAN评分（r-ENZIAN）对子宫内膜异位症进行分级。复发包括症状提示复发、阴道超声提示复发、症状和阴道超声结果提示复发。术后6个月由非手术医师对患者脐部切口瘢痕进行温哥华瘢痕量表（VSS）评分。同时，采用代表患者手术总体满意度的视觉模拟评分评估患者对手术效果的满意度。主观满意度为1～10分（0分表示非常不满意，10分表示非常满意）。

（二）统计分析

所有结果用SPSS 22.0进行分析。采用Shapiro-Wilk检验进行描述性数据分布的正态性检验。符合正态分布的计量资料以均数（标准差）表示；不符合正态分布的计量资料以中位数（四分位距）表示。分类变量以例数和百分比表示。

（三）结果

2017年1月至2021年1月，共63例盆腔DIE患者成功行LESS手术。其中6例患者因盆腔粘连严重，术中操作困难，增加5mm辅助手术孔后顺利完成手术。

本研究63例患者的基线特征见表13-1。其中14例患者因既往子宫内膜异位症手术后复发需要再次手术。患者的尿路症状主要为血尿2例，尿频2例，输尿管轻度扩张2例。消化道症状主要为便秘5例，腹泻4例，排便疼痛1例。25例深部浸润型子宫内膜异位症患者均有不同程度的子宫腺肌症。Ⅰ期为4.00（3.25～4.00），Ⅱ期为10.86±2.34，Ⅲ期为29.00±6.92，Ⅳ期为65.53±12.36。63例患者的病灶均按r-Enzian分类，如图13-3所示。

表13-1　63例患者的临床特征

特点	数值
年龄	31.25±5.81
BMI	22.62±2.79
CA125	114.74±65.29
子宫内膜异位症手术史	14（22.22%）
症状	
疼痛	55（87.30%）
泌尿道症状	6（9.52%）
下消化道症状	10（15.87%）
不孕	9（14.28%）
腺肌症	25（39.68%）
rAFS	
Ⅰ	4（6.35%）
Ⅱ	7（11.11%）
Ⅲ	20（31.75%）
Ⅳ	32（50.79%）

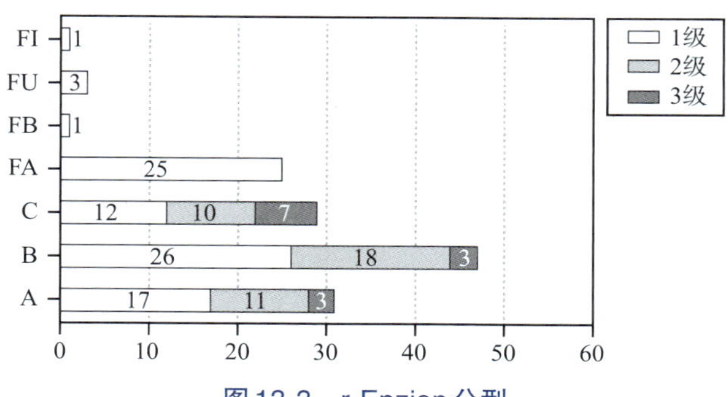

图 13-3 r-Enzian 分型

注：该图为63例DIE患者手术中发现的137个病灶的r-Enzian分型。A.直肠阴道隔和阴道；B.子宫骶骨韧带至骨盆壁；C.直肠和乙状结肠。FA.子宫腺肌症；FB.膀胱受累；FU.输尿管固有受累；FI.直肠乙状结肠结合部肠病；1级：浸润＜1cm；2级：浸润1～3cm；3级：浸润＞3cm

在研究期间，45例患者因卵巢子宫内膜异位囊肿行子宫切除术，22例患者行保留子宫腺肌病的子宫切除术，3例患者因子宫腺肌症无生育要求而行子宫切除术。患者手术时间为120.00（85.00～170.00）分钟，术中出血量为（68.41±39.35）mL，术后住院时间为5.00（4.00～6.00）天，术后并发症发生率为4.76%（3/63）。根据Clavien-Dindo手术并发症分级，1例患者为Clavien-Dindo Ⅱ～Ⅲ级，术后盆腔感染，应用抗生素后出院。2例患者为Clavien-Dindo Ⅲ级。1例患者术中发现肠道损伤，经术中肠道修补后治愈。1例患者术后发现输尿管损伤，术中未发现，行双J管引流后痊愈。手术结果见表13-2。

表 13-2 63 例患者的手术结果

特点	数值
手术时间（min）	120.00（85.00～170.00）
估计出血量（mL）	68.41±39.35
根据Clavien-Dindo分类的手术并发症	3（4.76%）
Ⅰ～Ⅱ级	1
Ⅲ～Ⅴ级	2
住院时间（d）	5.00（4.00～6.00）
卵巢囊肿剥除	45（71.43%）
保留子宫的腺肌症手术	21（33.33%）
子宫切除	4（6.35%）
其他	5（7.94%）

术后随访时间为（22.90±5.45）个月。随访期间，共有6例（9.52%）患者发现术后复发。其中3例患者疼痛症状复发，2例患者阴道超声提示卵巢子宫内膜异位症囊肿复发，1例患者疼痛症状复发联合阴道超声提示。术后VSS评分为3.00（3.00～4.00）分，患者满意度评分为9.00（8.00～10.00）分。所有患者术后随访期间均未发生切口疝（表13-3）。

表 13-3 63例患者术后随访结局

特点	数值
随访时间（月）	22.90±5.46
VSS	3.00（3.00～4.00）
手术满意度	9.00（8.00～10.00）
自然怀孕	5（55.56%）
复发	6（9.52%）
症状复发	3（50%）
阴道超声提示复发	2（33.33%）
症状及阴道超声均提示复发	1（16.67%）

（四）讨论

经脐单孔腹腔镜因其独特的微创优势，腹壁无明显瘢痕，已迅速广泛地应用于妇科手术中。DIE患者往往存在严重的盆腔粘连和多系统受累，再加上手术操作复杂、手术时间长、术中出血、转用其他手术方式率高等问题，经脐单孔腹腔镜手术并非明智之举[14-16]。我们根据LESS和DIE的特点设计了合适的手术方式。

腹膜后盆腔解剖的理念源于Werthem和Okabayasi的宫颈癌广泛性子宫切除术和保留盆腔神经的宫颈癌广泛性子宫切除术，以缩短手术时间，减少出血量，降低手术并发症发生率，提高肿瘤患者[17]生存率。随着妇科盆腔筋膜解剖系统的完善，这一解剖理念逐渐应用于其他复杂妇科手术[13]。与宫颈癌根治性手术不同，深部浸润性子宫内膜异位症虽然是一种良性疾病，不需要进行盆腔淋巴结清扫，但深部浸润型子宫内膜异位症会造成病灶周围致密粘连和纤维化，导致原有的解剖标志和层次消失。安全切除病灶的前提是将病灶周围正常的无血管间隙与重要脏器、血管、神经进行游离和暴露，最大限度地切除病灶。

深部浸润性子宫内膜异位症手术相关的腹膜后盆腔间隙包括直肠侧间隙、直肠阴道间隙、直肠后间隙（骶前间隙）、耻骨后间隙、膀胱子宫间隙、膀胱阴道间隙、膀胱旁内侧间隙和第四间隙[13]。同时，腹膜后骨盆间隙解剖有利于DIE手术中神经功能的保存。通过进入MPS，可以识别下腹部神经丛和盆腔内脏神经。这些神经支配膀胱、宫颈、阴道上段和直肠的生理功能。保留神经功能有助于保护排便、排尿和性功能，降低神经源性排尿功能障碍的发生率[18, 19]。这种手术方式也有利于将原有的粘连、混乱的解剖恢复为正常的生理结构，有利于不孕症患者术后生殖功能的恢复。经过我们手术方式的改进，手术时间为（140.81±74.66）分钟，估计术中出血量为（68.41±39.35）mL，与Saget等报道的机器人辅助腹腔镜手术时间为（138±75）分钟，估计术中出血量为（70±107）mL相似。手术并发症发生率为4.76%（3/63），术后自然妊娠率为55.56%（5/9），高于文献报道的43.64%（24/55），可能与本研究不孕症患者样本量小[20]有关。复发率为9.52%（6/63），随访时间为（22.90±5.46）个月，复发率低可能与随访时间[21]较短有关。

术前根据患者的症状、体征、影像学检查、输尿管镜或结肠镜检查结果综合评估经脐单孔腹腔镜手术的可行性。术前进行阴道检查和直肠检查对判断病变浸润深度、制订手术方式非常重要。经脐单孔腹腔镜手术涉及复杂输尿管及肠道的可行性应由妇科、泌尿外科、结直肠外科医师共同评估。经脐单孔腹腔镜可用于深部浸润性子宫内膜异位症相关的泌尿外科及结直肠外科手术，但目前应用较少。对于复杂的多学科手术，仍推荐采用传统的多孔腹腔镜或机器人辅助腹腔镜手术，以降低手术中转率。

在DIE中，由于致密纤维组织的牵引或输尿管受累，输尿管经常被阻塞和扭曲，使输尿管失去正常的解剖结构。建议在输尿管正常位置跨髂血管进行识别和解剖，通过开放的PRS安全游离输尿管。Kondo和Cabrera等提出了不同的治疗直肠阴道隔子宫内膜异位症的策略[22，23]。本研究根据直肠阴道隔结节的大小，选择不同的手术方式。对于直肠阴道隔子宫内膜异位症≥ 1cm的病灶，先将结节两侧游离，再从中间将结节分成两部分释放操作空间，先处理直肠侧病灶，最后处理阴道侧病灶；对于直肠阴道隔子宫内膜异位症＜ 1cm的病灶，先对直肠侧病灶进行处理，再对阴道侧病灶进行处理。由于直肠阴道隔子宫内膜异位症的治疗往往是手术的最后环节，长期手术可能会导致术者疲劳，手术能力下降。先对直肠侧进行治疗有助于减少因疲劳引起的直肠损伤。与直肠损伤相比，妇科医师在处理阴道损伤时更有信心。当病变明显浸润阴道壁或穿透阴道壁时，可能会损伤阴道壁或行阴道部分切除术，以提高病变的切除率。但术后伤口愈合不良或纤维化可能导致性交困难[24]，进而影响生育力。

适当的手术技术也是LESS成功的关键。卵巢子宫内膜异位囊肿切除后，将卵巢悬吊于前腹壁或腹膜上，可为后续游离输尿管的手术空间、视野和解剖提供所需的张力。王毅等提出的“筷子技术”，通过解决LESS手术中缺少手术三角形和器械相互干扰的问题[9]，降低了复杂手术操作的难度，便于DIE手术中对重要器官和组织的精细解剖。在游离血管、输尿管和肠管时，精细操作也减少了系膜损伤出血的可能，血液易在开放空间蓄积，影响手术视野的显露。缝合是一个具有挑战性的问题，外科医师使用LESS，特别是当缝合阴道间隙，狭窄的手术视野和操作空间会影响结扎。可以在盆腔内制作一个线圈，然后将线圈推到需要缝合打结的位置。此外，对于接受子宫腺肌症切除或子宫切除术的患者，使用可吸收缝线可以明显缩短缝合时间，减少出血量。对于盆腔粘连严重或手术困难的患者，可额外使用5mm的操作孔进行辅助手术。手术孔通常位于脐带与左或右髂前上棘[25]的中、外1/3交界处。本研究中6例患者均取得良好效果。

我们的研究优势在于LESS在DIE手术治疗中的应用拓宽了LESS的应用范围，提出了一种基于腹膜后盆腔解剖的改进手术方式，取得了良好的效果。我们认为这可能是LESS手术治疗DIE的一种非常合适的标准方法。同时，我们也认识到本研究存在样本量小、单中心回顾性研究、缺乏对照组等局限性。由于我们团队的外科医师是一位精通LESS手术的医师，所以外科医师的LESS手术经验也是一个重要的促成因素。未来将开展多中心、多样本、前瞻性研究，研究手术入路的学习曲线，尝试多学科手术治疗复杂DIE，让更多患者受益于LESS微创优势。

（五）结论

综上所述，基于腹膜后骨盆间隙解剖的骨盆DIE LESS可能是安全可行的。该改良术式有利于简化手术步骤，降低手术难度，缩短手术时间，减少术中出血量和并发症。该术式非强制性。应尊重患者的需求，并根据病变大小、位置及术者的操作技能决定手术方式。

（宋 丹 徐 琳 杜 雨 花茂方）

参考文献

[1] Zondervan KT, Becker CM, Missmer SA. Endometriosis [J]. N Engl J Med, 2020, 382 (13): 1244-1256.

[2] Taylor HS, Kotlyar AM, Flores VA. Endometriosis is a chronic systemic disease: clinical challenges and novel innovations [J]. Lancet, 2021, 397 (10276): 839-852.

[3] Saunders PTK, Horne AW. Endometriosis: Etiology, pathobiology, and therapeutic prospects [J]. Cell, 2021, 184 (11): 2807-2824.

[4] Sampson JA. Peritoneal endometriosis due to the menstrual dissemination of endometrial tissue into the peritoneal cavity [J]. Am J Obstet Gynecol, 1927, 14: 422-469.

[5] Audebert A, Petousis S, Margioula-Siarkou C, et al. Anatomic distribution of endometriosis: A reappraisal based on series of 1101 patients [J]. Eur J Obstet Gynecol Reprod Biol, 2018, 230: 36-40.

[6] Montanari E, Dauser B, Keckstein J, et al. Association between disease extent and pain symptoms in patients with deep infiltrating endometriosis [J]. Reprod Biomed Online, 2019, 39 (5): 845-851.

[7] Demirayak G, Özdemir İA, Comba C, et al. Comparison of laparoendoscopic single-site (LESS) surgery and conventional multiport laparoscopic (CMPL) surgery for hysterectomy: long-term outcomes of abdominal incisional scar [J]. J Obstet Gynaecol, 2020, 40 (2): 217-221.

[8] Mikhail E, Pavlovic ZJ, Al Jumaily M, et al. Robot-Assisted surgery for endometriosis current and future perspectives [J]. Surg Technol Int, 2022, 40: 197-202.

[9] Wang Y, Yao Y, Dou Y, et al. Chopstick technique used in laparoendoscopic single site radical hysterectomy for early stage cervical cancer [J]. Sci Rep, 2021, 11 (1): 6882.

[10] Zheng M, Lian F, Xiang S, et al. Laparoendoscopic single-site surgery improves the surgical outcome and life quality of patients with endometrial carcinoma [J]. Am J Transl Res, 2022, 14 (6): 4058-4065.

[11] Asakage N. Paradigm shift regarding the transversalis fascia, preperitoneal space, and Retzius' space [J]. Hernia, 2018, 22 (3): 499-506.

[12] Hamner JJ, Carrick KS, Ramirez DMO, et al. Gross and histologic relationships of the retropubic urethra to lateral pelvic sidewall and anterior vaginal wall in female cadavers: clinical applications to retropubic surgery [J]. Am J Obstet Gynecol, 2018, 219 (6): 597.

[13] Kostov S, Slavchev S, Dzhenkov D, et al. Avascular spaces of the female pelvis-clinical applications in obstetrics and gynecology [J]. J Clin Med, 2020, 9 (5): 1460.

[14] Haas D，Shebl O，Shamiyeh A，et al. The rASRM score and the Enzian classification for endometriosis：their strengths and weaknesses [J]. Acta Obstet Gynecol Scand，2013，92（1）：3-7.

[15] Canes D，Desai MM，Aron M，et al. Transumbilical single-port surgery：evolution and current status [J]. Eur Urol，2008，54（5）：1020-1029.

[16] Moon HS，Shim JE，Lee SR，et al. The comparison of robotic single-site surgery to single-port laparoendoscopic surgery for the treatment of advanced-stage endometriosis [J]. J Laparoendosc Adv Surg Tech A，2018，28（12）：1483-1488.

[17] Yabuki Y，Sasaki H，Hatakeyama N，et al. Discrepancies between classic anatomy and modern gynecologic surgery on pelvic connective tissue structure：harmonization of those concepts by collaborative cadaver dissection [J]. Am J Obstet Gynecol，2005，193（1）：7-15.

[18] Darwish B，Roman H. Nerve sparing and surgery for deep infiltrating endometriosis：pessimism of the intellect or optimism of the will [J]. Semin Reprod Med，2017，35（1）：72-80.

[19] Che X，Huang X，Zhang J，et al. Is nerve-sparing surgery suitable for deeply infiltrating endometriosis? [J]. Eur J Obstet Gynecol Reprod Biol，2014，175：87-91.

[20] Zhang N，Sun S，Zheng Y，et al. Reproductive and postsurgical outcomes of infertile women with deep infiltrating endometriosis [J]. BMC Womens Health，2022，22（1）：83.

[21] Yela DA，Vitale SG，Vizotto MP，et al. Risk factors for recurrence of deep infiltrating endometriosis after surgical treatment [J]. J Obstet Gynaecol Res，2021，47（8）：2713-2719.

[22] Kondo W，Bourdel N，Zomer MT，et al. Surgery for deep infiltrating endometriosis：technique and rationale [J]. Front Biosci（Elite Ed），2013，5（1）：316-332.

[23] Cabrera R，Tessmann Zomer M，Larrain D，et al. Laparoscopic reverse technique for posterior rectovaginal deep endometriosis nodule step by step [J]. J Minim Invasive Gynecol，2020，27（3）：577-578.

[24] Di Donato N，Montanari G，Benfenati A，et al. Sexual function in women undergoing surgery for deep infiltrating endometriosis：a comparison with healthy women [J]. J Fam Plann Reprod Health Care，2015，41（4）：278-283.

[25] Huang Y，Duan K，Koythong T，et al. Application of robotic single-site surgery with optional additional port for endometriosis：a single institution's experience [J]. J Robot Surg，2022，16（1）：127-135.

十四、经脐单孔腹腔镜与传统多孔腹腔镜切除深部浸润型子宫内膜异位症病灶的比较

【摘要】 **研究目的** 比较经脐单孔腹腔镜与传统多孔腹腔镜在盆腔深部浸润性子宫内膜异位症病灶切除术中的治疗效果。**设计** 单中心、回顾性研究。**单位** 一所医科大学附属医院。**患者** 115例患者分别采用经脐单孔腹腔镜和传统多孔腹腔镜行深部浸润型子宫内膜异位症切除术。**干预措施** 研究期间，由同一妇科微创医师团队分别采用经脐单孔腹腔镜或传统腹腔镜手术切除深部浸润型子宫内膜异位症。**测量方法和主要结果** 分为LESS组和CMPL组，LESS组55例，CMPL组60例。两组患者分别采用LESS和CMPL治疗，统计两组患者的临床资料。与CMPL相比，LESS的手术时间［(126.03±52.45）分钟 vs（108.01±40.31）分钟，$P=0.044$］、术后24小时疼痛评分（3.09±1.11 vs 4.10±1.10，$P<0.001$）、住院时间［(5.54±1.53）天 vs（6.05±1.22）天，$P=0.014$）］、术后瘢痕评分和患者对手术的总体满意度均有显著差异（$P<0.01$）。**结论** 经脐单孔腹腔镜盆腔深部浸润性子宫内膜异位症切除术安全可行。具有术后疼痛轻、住院时间短、外形美观、总体手术满意度高等优点。

【关键词】 子宫内膜异位症；深部浸润型子宫内膜异位症；经脐单孔腹腔镜；传统多孔腹腔镜；妇科微创手术

子宫内膜异位症是指子宫外存在活跃的子宫内膜组织，常导致非周期性慢性盆腔痛、痛经、深度性疼痛、不孕，甚至消化道或泌尿道等症状。该病影响到约10%的育龄女性，影响到全世界超过1.9亿女性。同时，子宫内膜异位症还可导致中枢性疼痛过敏，增加抑郁和焦虑，是一种严重影响女性工作和生活的慢性全身性疾病[1, 2]。

子宫内膜异位症根据临床病理分型可分为卵巢子宫内膜异位症、浅腹壁子宫内膜异位症、深部浸润型子宫内膜异位症（DIE）及其他部位子宫内膜异位症。DIE是指病变浸润至腹膜下深度超过5mm或进入中空器官固有肌层，常伴有严重的纤维化和粘连的子宫内膜异位症。DIE引起的疼痛症状较其他类型的子宫内膜异位症更为严重，且疼痛症状与病灶的位置和浸润深度有关。药物治疗为一线治疗，但患者往往对药物治疗不敏感，因此手术切除病变是治疗DIE的最佳方法[1-3]。

DIE的手术治疗以腹腔镜手术为主。与开腹手术相比，腹腔镜手术具有手术瘢痕小、术中出血量少、住院时间短、疼痛轻、完整切除率高等优点。随着微创外科技术的发展，经脐单孔腹腔镜手术（LESS）将手术瘢痕隐藏在脐孔的自然瘢痕中。“无瘢痕”的微创优势使其在妇科手术中越来越受欢迎。LESS在大多数妇科良恶性疾病中证实可行，并成功应用于妇科肿瘤等复杂手术[5-7]。由于经脐单孔腹腔镜手术器械仅从脐的狭

窄切口进入腹腔，存在器械相互干扰、缺乏解剖三角[5]等缺点。同时DIE常伴有严重的盆腔粘连，导致盆腔解剖复杂，操作空间有限，加重了“筷子效应”，在一定程度上延长了学习曲线。这些因素可能限制了经脐单孔腹腔镜在DIE中的应用。

目前关于LESS治疗DIE的研究较少，但有研究表明这可能是一种值得探索的方法[9, 10]。本研究旨在探讨LESS治疗DIE的安全性和可行性，并与传统多孔腹腔镜（CMPL）的治疗效果进行比较。

（一）材料与方法

1.患者资料

回顾性分析2017年1月至2021年1月在南京医科大学附属常州市第二人民医院行DIE手术的患者资料。通过电子病历系统检索所有因DIE接受手术患者的病例资料，在获得患者知情同意后统计患者的电子病历信息。本研究采用经脐单孔腹腔镜或传统多孔腹腔镜进行手术。患者的手术指征为非周期性慢性盆腔疼痛、痛经、经药物治疗未缓解的深部性交痛症状、合并附件包块≥4cm或不孕。纳入标准如下：门诊因非周期性慢性盆腔痛、痛经、深部性交痛等症状经妇科检查、CA125、阴道超声考虑为DIE手术患者。排除经手术病理未确诊DIE、开腹手术、合并妇科恶性肿瘤、失访或外院复查患者。门诊医师指示患者对目前的疼痛症状进行评分。根据患者疼痛症状分为非周期性慢性盆腔痛、痛经、深部性交痛，采用视觉模拟评分法（VAS）评估疼痛程度。DIE由经验丰富的妇科医师按照子宫内膜异位症方向诊断。DIE的最终诊断依据术中所见及病理结果。

2.术前准备

术前均行经阴道超声及MRI检查，明确DIE病灶的位置及浸润程度。对于怀疑输尿管受侵的患者，术前置入输尿管支架管。术前根据需要对患者进行阴道和肠道清洁。接受LESS治疗的患者于术前1天进行手术。使用抗生素预防感染。所有手术均由同一妇科微创团队完成，泌尿外科和肠道外科多学科协作。

3.手术方法

手术包括卵巢囊肿切除和卵巢形成、卵巢或输卵管切除术、盆腔粘连松解术、子宫内膜异位症电凝术或切除术、宫骶韧带切除术、输尿管松解术、膀胱部分切除术、肠壁表面病变切除或椎间盘切除或节段性肠切除吻合术、阴道直肠间隔病变切除和阴道损伤缝合术、输卵管积液检查、子宫腺肌症切除术、子宫切除术等。术中主要使用双极电刀、超声刀和锋利剪刀对病变组织进行解剖分离和切除。

气管插管后行全身麻醉。手术区域消毒并覆盖无菌床单。术中放置Foley导尿管持续引流膀胱，放置子宫抬高器或子宫杯实现必要的子宫牵引。经脐单孔腹腔镜手术的流程如下：为了在脐部上缘取1.5～2.5cm的纵向切口（图14-1），安装了用于经脐单孔腹腔镜手术的专用Port。当盆腔粘连严重影响手术时，可在脐与左髂前上棘连线的中、外1/3连接处加一个5mm的操作孔，方便手术操作。以CO_2气体充盈至腹内压为13～15mmHg，转换为头低臀高15°体位。传统多孔腹腔镜手术入路的建立包括4个腹部切口，通过10mm脐部切口建立气腹并观察，在脐部孔与双侧髂前上棘连线的中间和外1/3处建立5mm操作孔，左侧耻骨上操作孔10mm。将子宫骶韧带向下向内分离，识别出腹下神经干、神经丛和盆腔内脏神经。DIE手术可保留神经。将子宫后壁与直肠的粘连分离至子宫直肠凹陷处，初步恢复盆腔解剖结构。切除所有观察到的盆腔内异症病灶后，打开子宫直肠凹陷处。沿直肠阴道隔打开直肠阴道间隙，暴露DIE结节。对直肠阴道隔结节≥1cm者，先将结节分为两部分，先切除直肠结节，再切除阴道结节。如直肠阴道隔结节＜1cm可直接切除；病变可经阴道壁切开，保证病变完整切除，减少复发（图14-2）。可吸收缝线用于缝合破裂的阴道壁。子宫腺肌症患者接受了保留子宫的子宫腺肌症病变切除术或子宫切除术。手术结束前向膀胱内注射亚甲蓝并进行直肠充气试验，评估术中是否发生膀胱直肠损伤。放置可吸收防粘连和止血材料，放置一次性腹腔引流管并通过脐孔延长。浅筋膜采用2-0可吸收缝线缝合，脐孔采用4-0可吸收缝线重建。传统多孔腹腔镜手术患者采用2-0可吸收缝线缝合浅筋膜。

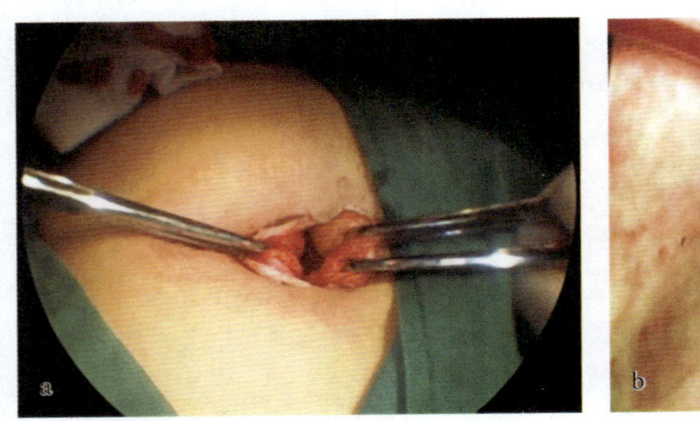

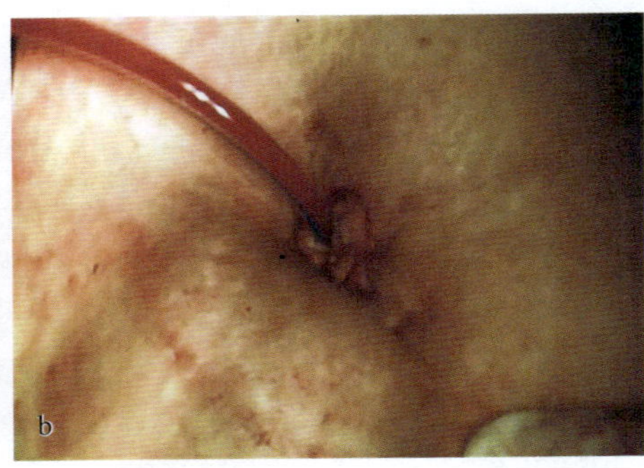

图14-1 手术通道建立及重建

注：a.在脐孔建立一个1.5～2.5cm的切口进入腹腔；b.通过脐孔放置腹腔引流管，术后对脐孔进行重塑

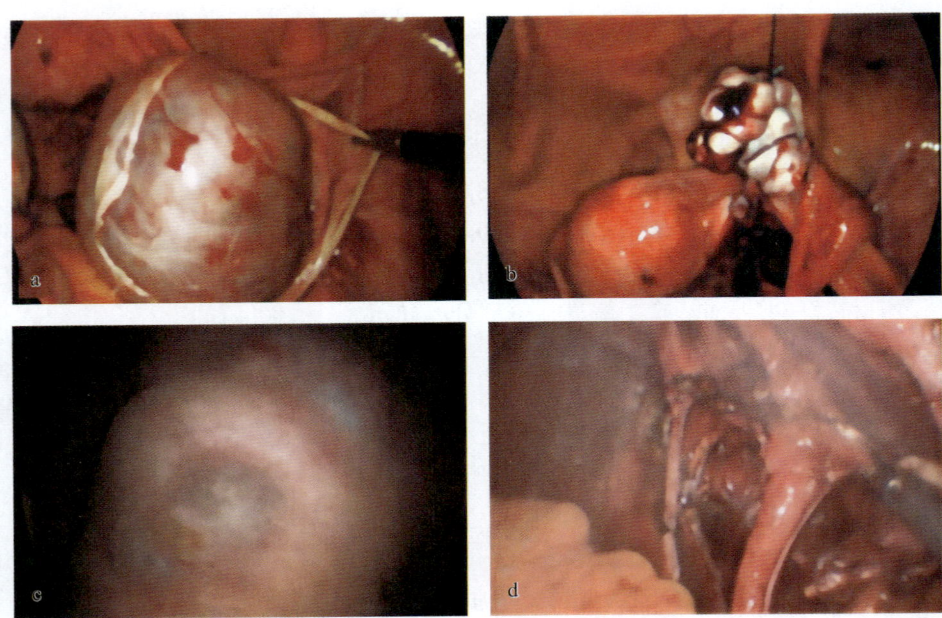

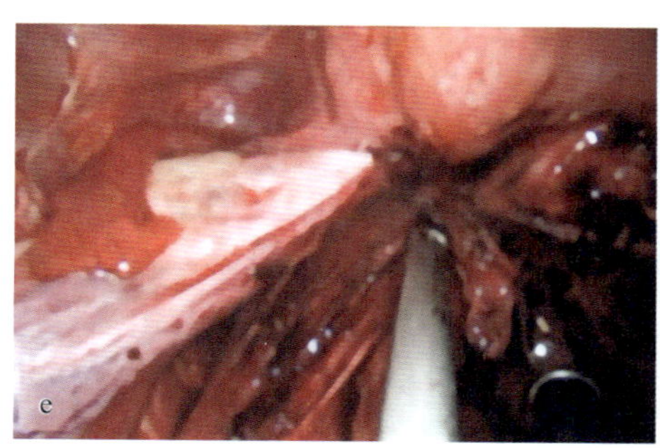
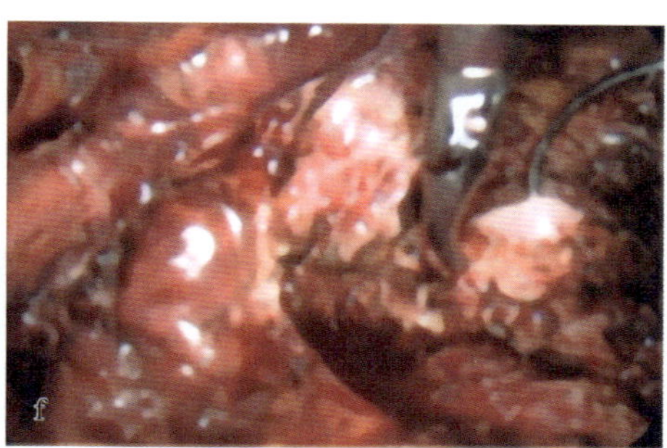

图14-2 手术步骤

注：a. LESS切除直径约7cm的卵巢子宫内膜异位症囊肿；b.将缝合好的卵巢组织用丝线悬吊于腹壁；c.膀胱镜检查发现暗区为膀胱子宫内膜异位症组织；d.切除输尿管子宫内膜异位症；e.切除左侧子宫骶韧带子宫内膜异位症；f.缝合破裂的阴道壁

所有患者均给予抗生素预防感染，给予低分子肝素预防血栓形成。根据患者的需要，口服非甾体类镇痛药或静脉镇痛泵进行镇痛治疗。

术中采用r-AFS（revised American fertility society scoring, r-AFS）和r-ENZIAN（the revised ENZIAN score，r-ENZIAN）对子宫内膜异位症病灶进行分级[11, 12]。记录卵巢病灶位置、大小、DIE病灶数量及最大病灶直径。记录围术期资料，包括手术方式、手术时间（定义为从切皮到闭合皮肤的时间）、估计失血量、采用Clavien-Dindo分级统计手术并发症、记录中转其他手术方式情况、采用10cm视觉模拟评分法对术后24小时疼痛情况和术后住院时间（从术后第1天开始计算）进行评分。术后对所有切除病灶行病理学检查。浸润深度≥ 5mm的子宫内膜异位症诊断为DIE。

4.术后治疗及随访

根据患者的妊娠意愿，给予复方口服避孕药（COC）、黄体酮、促性腺激素释放激素激动剂或左炔诺孕酮宫内缓释系统（LNG-IUS）治疗。按照计划对患者进行随访。术后3个月采用10cm视觉模拟评分（VAS）评价患者疼痛缓解情况。术后6个月，医师和患者在门诊完成VSS（温哥华瘢痕量表）和POSAS（患者和观察者瘢痕评估量表）评分，并要求所有患者使用10cm视觉模拟评分法对手术总体满意度进行评分。所有患者术后至少随访1年，根据术后疼痛是否复发，或阴道超声提示复发，记录患者的复发情况。

（二）统计学方法

采用SPSS 22.0软件进行统计学分析。采用Komolgorov-Smirnov检验或Shapiro-Wilk检验研究样本的正态性。采用均数±标准差和t检验进行统计学分析。分类变量用数字和百分比表示。连续变量分析采用Mann-Whitney U检验和t检验，分类变量分析采用X^2检验和Fisher确切概率法。以$P < 0.05$为差异有统计学意义。

(三)结果

1.患者特征

2017年1月至2021年1月，173例患者因慢性非周期性盆腔疼痛、痛经、深部性交痛等症状经门诊医师诊断为DIE后住院手术治疗。其中150例患者术中及术后经病理学检查确诊为DIE，其中35例患者被排除，包括9例因严重盆腔粘连难以采用开放手术或腹腔镜手术的患者。1例DIE合并卵巢恶性子宫内膜异位囊肿患者中转开腹。失访或未复查25例。57例患者行LESS手术，2例患者发现LESS难以转化为CMPL，60例患者行CMPL手术。

2.疾病分类

根据r-AFS分期标准，LESS组Ⅰ期2例，Ⅱ期3例，Ⅲ期13例，Ⅳ期37例；CMPL组Ⅰ期1例，Ⅱ期4例，Ⅲ期14例，Ⅳ期41例。两组比较差异无统计学意义（$P=0.878$）。两组rASRM评分差异无统计学意义［（56.03±26.53）分vs（58.78±24.56）分,$P=0.565$］。DIE中卵巢囊肿的位置、数量、大小差异无统计学意义。根据r-ENZIAN分类描述了两组中所有病变的分布（表14-1及图14-3）。

表14-1 两组患者疾病严重程度分类比较

特点	LESS（$n=55$）	CMPL（$n=60$）	P
rASRM 分期			
Ⅰ	2（3.6%）	1（1.7%）	0.878
Ⅱ	3（5.4%）	4（6.7%）	
Ⅲ	13（23.6%）	14（23.3%）	
Ⅳ	37（67.2%）	41（68.3%）	
rASRM 评分	56.03±26.53	58.78±24.56	0.565
卵巢子宫内膜异位囊肿	40（72.7%）	44（73.3%）	0.942
左	12/40（30.0%）	12/44（27.3%）	0.892
右	9/40（22.5%）	11/44（25.0%）	
双侧直径	19/40（47.5%）	21/44（47.7%）	
左	6.64±2.02	6.72±1.89	0.867
右	6.07±2.25	6.46±1.88	0.461

3.手术结局

本组115例患者均顺利完成手术，LESS组55例患者中有4例通过增加辅助孔顺利完成手术。LESS手术时间长于CMPL［（126.03±52.45）分钟vs（108.01±40.31）分钟，$P=0.044$］。术中出血量分别为（66.27±39.36）mL和（63.16±26.79）mL，差异无统计学意义（$P=0.625$）。LESS组术中出现Ⅲ级并发症2例，其中输尿管损伤1例，小肠损伤1例；CMPL组术中出现Ⅲ级并发症2例，输尿管损伤1例，膀胱损伤1例；与

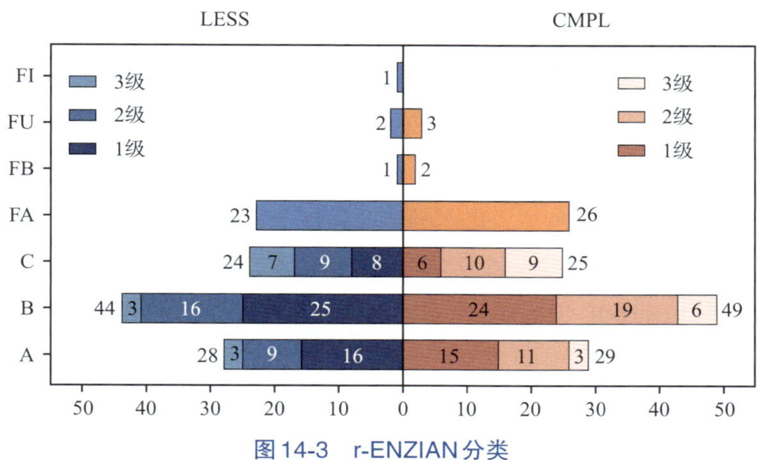

图14-3 r-ENZIAN分类

注：该图描述了根据r-ENZIAN分类，LESS组和CMPL组两组患者的病变分布情况。A.直肠阴道隔与阴道；B.子宫骶骨韧带至盆腔；C.直肠和乙状结肠；FA.子宫腺肌症；FB.膀胱受累；FU.输尿管受累；FI.直肠和乙状结肠交界处。1级：浸润深度＜1cm；2级：浸润深度1～3cm；3级：浸润深度＞3cm

CMPL相比，术后24小时疼痛评分差异有统计学意义。LESS组住院时间短于CMPL组，差异有统计学意义（表14-2）。

表14-2 两组患者的手术资料比较

特点	LESS（$n=55$）	CMPL（$n=60$）	P
手术时间（min）	126.03±52.45	108.01±40.31	0.044
估计出血量（mL）	66.27±39.36	63.16±26.79	0.625
Clavien-Dindo手术并发症分级	2	2	N
术后24小时疼痛评分	3.09±1.11	4.10±1.10	＜0.001
住院时间	5.54±1.53	6.05±1.22	0.014

4.随访

患者出院后30天内未出现与手术相关的并发症。两组患者在非周期性慢性盆腔痛、痛经、深度性交痛方面均有显著改善；但LESS组痛经改善程度优于CMPL组（$P<0.05$）。LESS组和CMPL组的随访时间分别为（22.89±5.66）个月和（21.53±5.28）个月，差异无统计学意义（$P=0.184$）。LESS组和CMPL组的复发率分别为9.1%（$n=5$）和10%（$n=6$），差异无统计学意义（$P=0.868$）。两组患者的VSS、POSAS、手术总体满意度评分比较，差异均有统计学意义（$P<0.01$），LESS组患者术后瘢痕美学效果优于CMPL组，如表14-3所示。随访期间无切口疝发生。

表 14-3　两组患的随访结果

特点	LESS（$n=55$）			CMPL（$n=60$）			P
VAS	术前	术后	P	术前	术后	P	
非周期性慢性盆腔痛	4.89±2.02	2.00±1.16	＜0.001	5.00±1.71	2.48±1.15	＜0.001	0.190
痛经	5.05±1.87	1.97±1.11	＜0.001	5.37±2.01	2.37±1.45	＜0.001	＜0.05
深部性交疼痛	5.73±2.05	3.09±1.11	＜0.001	5.00±1.85	4.10±1.10	＜0.001	0.346
VSS		3.38±1.23			4.10±1.24		0.006
POSAS							
OSAS		9.41±2.91			11.46±2.71		＜0.001
PSAS		7.81±1.95			11.28±2.69		＜0.001
手术满意度		9.03±1.01			7.98±1.09		＜0.001
随访时间		22.89±5.66			21.53±5.28		0.184

（四）讨论

DIE主要累及后盆腔。病变具有侵袭性生长的特点，常与输尿管、膀胱、直肠等重要器官形成致密粘连[1-3, 13]。特别是子宫腺肌症患者常增加DIE的严重程度和[14]手术的难度。因此，DIE的手术需要更复杂的外科技术。由于其自身的不足，LESS在DIE治疗中的应用往往受到限制。LESS可能不是一个合适的选择[16-18]。机器人辅助腹腔镜手术在一定程度上弥补或减少了腹腔镜手术的不足。然而，由于医院规模和经济水平的限制，机器人手术平台在发展中国家的普及并不令人满意。LESS在妇科恶性肿瘤方面的成功应用，为DIE等复杂手术提供了可能[6-8]。同时Şendağ等报道了LESS在DIE[9]患者全子宫切除术中的应用。

初步结果表明，LESS治疗DIE安全、有效。与CMPL相比，虽然LESS手术时间较长[16]，但术后24小时疼痛更轻，术后腹部瘢痕评分明显优于CMPL，患者总体手术满意度更高。LESS与CMPL术后复发率差异无统计学意义。LESS术后复发率为9.09%，随访时间为（22.89±5.66）个月，低于既往研究报道的复发率25%～43%[20]，可能与较短的随访时间和术后药物治疗管理[21]有关，因此需要更多的长期随访来研究这种手术方式的远期复发率；无严重并发症发生，经治疗后患者均痊愈出院。我们认为并发症的发生与盆腔粘连程度和手术技术有关。与CMPL相比，LESS可通过扩大的脐部切口[22]切除较大的内异症病灶或子宫腺肌症标本。

LESS手术时间长于CMPL的原因可能是：LESS建立入路和缝合脐孔的时间相对较长；LESS存在器械相互干扰、视野受限、缺乏解剖三角等“筷子效应”，限制了手术操作。对于子宫腺肌症或行子宫切除术的患者，缝合子宫、缝合破损的阴道、缝合阴道残端等手术操作需要大量的缝合操作。

对于有多次盆腔手术史或子宫内膜异位症复发的患者，LESS可能不是合适的选择。此类患者盆腔粘连较严重，常限制LESS手术。术前肠道准备有利于减少术中肠道扩张对视野的影响。通过掌握盆腔间隙的解剖知识，可利用直肠旁间隙、直肠阴道间隙等非血管间隙制订高效的手术路径，安全快速分离粘连和游离脏器，缩短手术时间，减少术中出血。同时，DIE手术通过直肠旁间隙保留神经，避免了对术后排尿、排便和性功能的不良影响[23-25]。Wang等[6]提出使用“筷子技术”可以在一定程度上减少筷子效应的干扰，改善LESS的操作方式，有利于更复杂、更精密的操作，如释放输尿管、肠道等重要器官。对于LESS，缝合难度大是手术时间延长的重要原因。手术量的增加可以提高LESS的缝合技术，合理使用可吸收缝线缩短缝合时间[18]。对于严重的盆腔粘连，LESS手术难度较大。额外的5mm操作孔可用于辅助手术[19]。本研究中4例患者采用该方法并顺利完成手术。有助于提高完整切除率，降低LESS复发率，因为二次手术非常困难。

与CMPL相比，LESS显示出令人满意的微创优势。虽然有研究表明LESS和CMPL在术后瘢痕美学评分[27]方面并无明显优势，但我们的研究结果表明，在LESS术后瘢痕美学方面，LESS组术后瘢痕美学相对优于CMPL组，患者对手术的总体满意度也更好[5，28，29]。DIE患者多为育龄期女性，对腹壁瘢痕要求较高。LESS既能达到治疗DIE的效果，又能满足患者对术后瘢痕美学的需求。年轻患者也更愿意选择LESS，这也为青少年子宫内膜异位症的手术治疗提供了更人性化的手术方式。Guan等[30]提出经阴道机器人手术可以实现真正的腹壁无瘢痕，但对于子宫和直肠凹陷处粘连严重或无性生活的患者可能并无益处。LESS将是一个适合他们的选择。虽然有研究表明LESS可能会增加术后切口疝[29]的发生率，但LESS治疗DIE的手术时间较长可能会增加切口疝的发生率。随访期间无切口疝发生，可能与样本量小、随访时间短有关。

据我们所知，这是第一份比较LESS和CMPL治疗DIE的报告。同时，我们也认识到本研究的局限性。本研究为单中心回顾性研究，样本量较小。随访时间短，无法反映远期复发率，且缺乏与机器人辅助腹腔镜手术的比较。因此，我们建议多机构开展大样本、更长随访时间的前瞻性研究。同时，未来将通过更多的样本，建立LESS治疗DIE的学习曲线，确定掌握该手术方式所需的病例数，让更多的青年医师掌握该手术方式。

（五）结论

综上所述，LESS是一种安全可行的治疗DIE的手术方法。其手术治疗效果与CMPL相当，且具有术后疼痛更轻、住院时间更短、术后瘢痕外观更好、患者满意度更好等优势，值得进一步研究和推广。

（花茂方　徐　琳　吴忆寒　杜　雨）

参考文献

[1] Zondervan KT，Becker CM，Missmer SA．Endometriosis [J]．N Engl J Med，2020，382 (13)：1244-1256．doi：10.1056/NEJMra1810764．

[2] Taylor HS，Kotlyar AM，Flores VA．Endometriosis is a chronic systemic disease：clinical challeng-

es and novel innovations [J]. Lancet, 2021, 397 (10276): 839-852. doi: 10.1016/S0140-6736 (21) 00389-5.

[3] Chapron C, Marcellin L, Borghese B, et al. Rethinking mechanisms, diagnosis and management of endometriosis [J]. Nat Rev Endocrinol, 2019, 15 (11): 666-682. doi: 10.1038/s41574-019-0245-z.

[4] Chalermchockchareonkit A, Tekasakul P, Chaisilwattana P, et al. Laparoscopic hysterectomy versus abdominal hysterectomy for severe pelvic endometriosis[J]. Int J Gynaecol Obstet, 2012, 116(2): 109-111. doi: 10.1016/j.ijgo.2011.09.022.

[5] Canes D, Desai MM, Aron M, et al. Transumbilical single-port surgery: evolution and current status [J]. Eur Urol, 2008, 54 (5): 1020-1029. doi: 10.1016/j.eururo.2008.07.009.

[6] Wang Y, Yao Y, Dou Y, et al. Chopstick technique used in laparoendoscopic single site radical hysterectomy for early stage cervical cancer [J]. Sci Rep, 2021, 11 (1): 6882. doi: 10.1038/s41598-021-85783-5.

[7] Chen S, Qi X, Chen L, et al. Laparoendoscopic single-site surgery for comprehensive staging of early ovarian cancer[J]. J Minim Invasive Gynecol, 2019, 26(5): 806. doi: 10.1016/j.jmig.2018.09.781.

[8] He G, Liu L, Liu X, et al. Comparison of clinical efficacy and safety of transvaginal natural endoscopic surgery and transumbilical single port laparoscopy surgery for endometrial cancer [J]. Am J Transl Res, 2022, 14 (4): 2647-2654.

[9] Şendağ F, Peker N, Aydeniz EG, et al. Single-Port total laparoscopic hysterectomy in a patient with deep infiltrating endometriosis [J]. J Minim Invasive Gynecol, 2017, 24 (2): 196-197. doi: 10.1016/j.jmig.2016.07.018.

[10] Moon HS, Shim JE, Lee SR, et al. The comparison of robotic single-site surgery to single-port laparoendoscopic surgery for the treatment of advanced-stage endometriosis [J]. J Laparoendosc Adv Surg Tech A, 2018, 28 (12): 1483-1488. doi: 10.1089/lap.2018.0118.

[11] Haas D, Wurm P, Shamiyeh A, et al. Efficacy of the revised Enzian classification: a retrospective analysis. Does the revised Enzian classification solve the problem of duplicate classification in rASRM and Enzian? [J]. Arch Gynecol Obstet, 2013, 287 (5): 941-945. doi: 10.1007/s00404-012-2647-1.

[12] Haas D, Oppelt P, Shebl O, et al. Enzian classification: does it correlate with clinical symptoms and the rASRM score? [J]. Acta Obstet Gynecol Scand, 2013, 92 (5): 562-566. doi: 10.1111/aogs.12118.

[13] Morgan-Ortiz F, López-de la Torre MA, López-Zepeda MA, et al. Clinical characteristics and location of lesions in patients with deep infiltrating endometriosis using the revised Enzian classification [J]. J Turk Ger Gynecol Assoc, 2019, 20 (3): 133-137. doi: 10.4274/jtgga.galenos.2018.2018.0120.

[14] Marcellin L, Santulli P, Bourdon M, et al. Focal adenomyosis of the outer myometrium and deep infiltrating endometriosis severity [J]. Fertil Steril, 2020, 114 (4): 818-827. doi: 10.1016/j.fertnstert.2020.05.003.

[15] Collinet P, Leguevaque P, Neme RM, et al. Robot-assisted laparoscopy for deep infiltrating endometriosis: international multicentric retrospective study [J]. Surg Endosc, 2014, 28 (8): 2474-2479. doi: 10.1007/s00464-014-3480-3.

[16] Angioni S, Pontis A, Cela V, et al. Surgical technique of endometrioma excision impacts on the ovarian reserve. Single-port access laparoscopy versus multiport access laparoscopy: a case control study [J]. Gynecol Endocrinol, 2015, 31 (6): 454-457. doi: 10.3109/09513590. 2015. 1017812.

[17] Park HS, Kim TJ, Song T, et al. Single-port access (SPA) laparoscopic surgery in gynecology: a surgeon's experience with an initial 200 cases [J]. Eur J Obstet Gynecol Reprod Biol, 2011, 154 (1): 81-84. doi: 10.1016/j.ejogrb.2010.09.004.

[18] Mencaglia L, Mereu L, Carri G, et al. Single port entry-are there any advantages? [J]. Best Pract Res Clin Obstet Gynaecol, 2013, 27 (3): 441-455. doi: 10.1016/j.bpobgyn.2012.12.002.

[19] Huang Y, Duan K, Koythong T, et al. Application of robotic single-site surgery with optional additional port for endometriosis: a single institution's experience [J]. J Robot Surg, 2022, 16 (1): 127-135. doi: 10.1007/s11701-021-01217-4.

[20] Yela DA, Vitale SG, Vizotto MP, et al. Risk factors for recurrence of deep infiltrating endometriosis after surgical treatment [J]. J Obstet Gynaecol Res, 2021, 47 (8): 2713-2719. doi: 10.1111/jog.14837.

[21] Zakhari A, Delpero E, McKeown S, et al. Endometriosis recurrence following post-operative hormonal suppression: a systematic review and meta-analysis [J]. Hum Reprod Update, 2021, 27 (1): 96-107. doi: 10.1093/humupd/dmaa033.

[22] Chang Y, Kay N, Huang MR, et al. Laparoendoscopic single-site supracervical hysterectomy with manual morcellation: A retrospective study [J]. J Minim Invasive Gynecol, 2018, 25 (6): 1094-1100. doi: 10.1016/j.jmig.2018.02.017.

[23] Darwish B, Roman H. Nerve sparing and surgery for deep infiltrating endometriosis: pessimism of the intellect or optimism of the will [J]. Semin Reprod Med, 2017, 35 (1): 72-80. doi: 10.1055/s-0036-1597305.

[24] Che X, Huang X, Zhang J, et al. Is nerve-sparing surgery suitable for deeply infiltrating endometriosis? [J]. Eur J Obstet Gynecol Reprod Biol, 2014, 175: 87-91. doi: 10.1016/j.ejogrb.2014.01.027.

[25] Ceccaroni M, Clarizia R, Roviglione G. Nerve-sparing surgery for deep infiltrating endometriosis: laparoscopic eradication of deep infiltrating endometriosis with rectal and parametrial resection according to the negrar method [J]. J Minim Invasive Gynecol, 2020, 27 (2): 263-264. doi: 10.1016/j.jmig. 2019. 09. 002.

[26] Sibiude J, Santulli P, Marcellin L, et al. Association of history of surgery for endometriosis with severity of deeply infiltrating endometriosis [J]. Obstet Gynecol, 2014, 124 (4): 709-717. doi: 10.1097/AOG. 0000000000000464.

[27] Kim TJ, Shin SJ, Kim TH, et al. Multi-institution, prospective, randomized trial to compare the success rates of single-port versus multiport laparoscopic hysterectomy for the treatment of uterine myoma or adenomyosis [J]. J Minim Invasive Gynecol, 2015, 22 (5): 785-791. doi: 10.1016/j.jmig.2015.02.022.

[28] Demirayak G, Özdemir İA, Comba C, et al. Comparison of laparoendoscopic single-site (LESS) surgery and conventional multiport laparoscopic (CMPL) surgery for hysterectomy: long-term outcomes of abdominal incisional scar [J]. J Obstet Gynaecol, 2020, 40 (2): 217-221. doi: 10.1080/01443615.2019.1606183.

[29] Haueter R, Schütz T, Raptis DA, et al. Meta-analysis of single-port versus conventional laparoscopic cholecystectomy comparing body image and cosmesis [J]. Br J Surg, 2017, 104 (9): 1141-1159. doi: 10.1002/bjs.10574.

[30] Guan X, Welch JR, Wu G. Robotic transvaginal natural orifice transluminal endoscopic surgery for resection of parametrial and bowel deeply infiltrated endometriosis [J]. J Minim Invasive Gynecol, 2022, 29 (3): 341-342. doi: 10.1016/j.jmig.2021.11.020.

妇科单孔腹腔镜手术镜下联合体外操作新理念

十五、单孔腹腔镜镜下联合体外操作模式在妇科疾病诊治中的应用

【摘要】随着单孔腹腔镜技术在妇科疾病诊疗中的逐步应用，单孔腹腔镜术后患者恢复快、疼痛轻、美容效果佳等优点逐渐凸显，但其独特的操作难点也给术者带来极大的挑战。单孔腹腔镜镜下联合体外操作模式巧妙地结合了开腹手术与腹腔镜手术的优点，降低术者操作难度的同时满足患者的微创要求，已被应用到多种妇科疾病的诊治中，为妇科微创手术的发展提供了新的方向。

【关键词】单孔腹腔镜手术；经脐；镜下操作；体外操作；妇科疾病

近年来，随着医疗技术的不断发展及微创理念的逐步渗透，妇科疾病的手术治疗方式已由传统的开腹手术逐渐向多孔腹腔镜、单孔腹腔镜甚至微切口单孔腹腔镜方向发展[1]。基于微创及无痕的理念，单孔腹腔镜被越来越多的应用于妇科疾病的诊治中，但因其操作难度大、技术要求高，让很多医师心有余而力不足。作者团队在多年的单孔腹腔镜临床实践中发现，如果单孔腹腔镜术中联合体外操作能很好地规避一些单孔腹腔镜操作的难点，甚至在某些疾病的手术治疗中显示出独有的优势。现将单孔腹腔镜镜下联合体外操作模式在妇科疾病诊治中的应用综述如下。

（一）单孔腹腔镜应用于妇科手术的发展现状

单孔腹腔镜分为经自然腔道内镜手术（nature orifice transluminal endoscopic surgery，NOTES）及经脐单孔腹腔镜手术（transumbilicallaparoendoscopic single-site surgery，TU-LESS）[2]。前者是指内镜系统经自然腔道如口腔、肛门、阴道等进入人体进行手术，在妇科领域主要是指TU-LESS及经阴道单孔腹腔镜。1973年Thompson[3]等首次报道了TU-LESS输卵管绝育术，自此单孔腹腔镜技术不仅在妇科，在其他手术科室也逐渐开展且日渐成熟。早期单孔腹腔镜手术因器械及技术的限制在妇科的发展缓慢，但近年来，随着单孔腹腔镜可变视角镜头及加长操作器械的研发，术者手术经验的积累，单孔腹腔镜技术已广泛应用于各种妇科良性疾病的治疗，也逐渐涉足高难度的妇科恶性疾病的手术治疗。随着2009年Fader[4]等首次报道了通过TU-LESS行妇科肿瘤的手术以后，2011年刘木彪[5]报道国内首次妇科恶性肿瘤的TU-LESS，2017年王延洲[6]报道了单孔腹腔镜宫颈癌手术经验，2018年陈继明[7]报道了单孔腹腔镜手术在子宫内膜癌诊治中的应用。随着机器人的研发，2018年刘晓军[8]等报道了用第三代达芬奇Si机器人完成妇科单孔腹腔镜手术操作。有理由相信，随着技术的进步和发展，单孔腹腔镜因其独

特的微创无痕效果及术后恢复快、疼痛轻、患者满意度高等优势，将在临床工作中有着更好的发展趋势及更广泛的应用前景。

（二）单孔腹腔镜手术存在的问题

单孔腹腔镜技术在妇科领域的临床应用中暴露了一些局限与不足。为了让单孔腹腔镜技术更好地在三级医院甚至基层医院推广及发展，现将单孔腹腔镜技术在妇科手术应用中存在的一些问题进行归纳总结。

1. 单孔腹腔镜的手术操作技术难度大

进行多孔腹腔镜手术时，器械从不同的切口进入盆腹腔，各器械间可通过形成的三角关系进行操作完成手术，但单孔腹腔镜时多个手术器械均通过同一切口且近乎平行的进入盆腹腔，三角关系极度减弱，外加器械使用时的相互干扰、长度不够及操作柄在体外的拥挤等因素，极大地增加了手术操作难度[2]。然而，大多数的妇科手术不仅仅包括简单的电凝与电切，更多时候需要行复杂的缝合与打结，这对术者的技术要求是个极大的挑战，需要一定数量和时间的操作学习，限制了其在临床上的快速发展，也让很多基层医院对其望而却步。

2. 单孔腹腔镜的影像设备及手术器械的局限

目前临床上虽有专门的单孔腹腔镜穿刺Port、可弯曲的腹腔镜镜体及加长的腹腔镜器械，但因其费用较高，不仅增加患者的经济压力，而且与医院现阶段实施的医保付费方式有冲突，很难在医院进行广泛开展，更别提在基层医院推行。在临床实践中也发现，可弯曲的腔镜器械夹持力较弱，很难做到精准操作，并不能满足手术需要[1]。在实际的临床应用中，反而不断有传统的腔镜器械在单孔腹腔镜手术中应用的报道[9]，这也从侧面说明临床上仍缺少合适的单孔腹腔镜器械，还需要继续开发研制满足临床需要的器械及设备。

3. 单孔腹腔镜手术适用人群有局限

在传统的单孔腹腔镜操作前，患者的选择有一定的标准，一般需将肥胖、盆腔手术史、孕妇、较大盆腔肿块、恶性肿瘤及多发或较大的子宫肌瘤等排除在外。肥胖患者腹腔内容物多，可操作空间较小，术野显露困难，手术难度加大，手术时间延长，随之带来了手术并发症的增多，患者的手术安全得不到保障，即使拥有再多优点的单孔腹腔镜手术也不会成为患者及术者的首选。腹腔镜手术操作时需要向腹腔内充入CO_2气体维持气腹压力，难免会有CO_2气体被吸收入血，增加患者动脉血的剩余碱及CO_2分压，严重者影响患者的呼吸及循环系统，对孕妇、肥胖及老年患者影响更大[10]。也有研究表明，孕妇长时间处于气腹高压的环境下，容易发生胎儿宫内缺氧、酸中毒等风险。巨大的盆腔肿块，不仅严重影响手术视野，还会导致操作空间的狭窄，使术中发生邻近脏器副损伤的概率明显增加，肿块较大时操作中肿块破裂的风险也会明显升高，若肿块为交界性肿瘤甚至恶性肿瘤则会造成医源性的种植播散，直接影响患者的预后。因腹腔镜术中无法实现触摸，多发子宫肌瘤或多发卵巢肿瘤行腹腔镜手术时存在小病灶残留、日后需要再次手术的可能。2017年王清等[11]报道了一篇关于妇科腹腔镜手术中转经腹的原因分析研究，发现发生中转经腹的主要妇科疾病为子宫肌瘤及卵巢肿瘤。

（三）单孔腹腔镜联合体外操作技术的构想

单孔腹腔镜只是众多手术方式的一种，任何手术的开展前提一定是确保患者的安全及达到手术的效果。为了有效规避上述问题，提高手术的安全及有效性，在单孔腹腔镜的长时间临床应用中，单孔腹腔镜联合体外操作的构想应运而生。将病灶暴露于切口保护套外进行如传统开腹手术一样直视触摸下对病灶的切、剥、缝等精细操作，对于单孔腹腔镜下操作技术尚未熟练的医师、缺少专业单孔腹腔镜摄像设备和器械的医院及想要实现微创手术的高危患者来说，这无疑是一次新的机遇。2011年Kim[12]首次报道了经脐单孔腹腔镜联合体外操作模式行卵巢囊肿的剥除，术中在脐部切开2cm切口放入使用手套自制的单孔装置，借助传统腹腔镜器械进行手术，抽吸囊液后，从切口取下单孔装置，将卵巢囊肿暴露于体外，行囊肿剥除及卵巢成形后回纳至盆腔。自此单孔腹腔镜联合体外操作模式也在其他妇科疾病进行初探。目前单孔腹腔镜联合体外操作模式在妇科疾病的应用尚处于起步阶段，其手术的适应证及安全有效性仍需大量的临床数据支持。

（四）单孔腹腔镜联合体外操作模式应用于妇科疾病的诊治

单孔腹腔镜联合体外操作模式正慢慢地被应用到更多的妇科疾病手术治疗中，在多次的临床实践后，我们发现对于不适宜传统单孔腹腔镜手术的人群，单孔腹腔镜联合体外操作模式不仅是安全可行的手术方式，甚至对于某些妇科疾病来说可能是目前医疗诊疗模式中相对优选的手术方式。

1.单孔腹腔镜联合体外操作模式应用于卵巢良性肿瘤的治疗

卵巢肿瘤可发生在女性的任何年龄，但以育龄期最为常见。卵巢肿瘤根据其恶性潜能可分为良性、交界性及恶性，90%的卵巢肿瘤为良性[13]。如果卵巢肿瘤持续存在并生长或发生并发症如蒂扭转、破裂、恶变、感染等则建议手术治疗。对于有手术指征的年轻女性来说，尽可能保护卵巢功能的病损切除术及极度微创的单孔腹腔镜手术成为其青睐的手术方式。但腹腔镜卵巢病损切除术中双极电凝等能量器械的使用并不利于保护卵巢功能，那么是否适用于青少年及有生育要求的女性。同时对于10cm以上的卵巢巨大囊肿，因手术视野受限及易破裂等风险，能否进行腹腔镜下的手术也存在很大争议。但在2015年Chong[14]等报道了一项单孔腹腔镜联合体外操作模式下卵巢大囊肿剥除术的研究。研究结果表明，单孔腹腔镜联合体外操作模式组囊液的溢出率、手术时间及术中失血量均低于传统多孔腹腔镜组及开腹手术组。2021年也有一篇相似结果的研究[15]，纳入了95例卵巢巨大良性肿瘤（直接≥15cm）的患者，分别行单孔腹腔镜联合体外操作模式下卵巢肿瘤剥除术、开腹卵巢肿瘤剥除术及多孔腹腔镜下卵巢肿瘤剥除术，对比发现单孔腹腔镜联合体外操作模式组肿瘤的破裂风险远低于多孔组（3% vs 22.2%）。对于卵巢巨大囊肿，腹腔镜手术也不再是其绝对的禁忌证。2012年韩丽萍[16]等还报道了免气腹悬吊式腹腔镜辅助下治疗卵巢巨大囊肿的研究，手术时不需要向盆腹腔充入CO_2气体，避免了气腹对人体产生的各种影响，为不能耐受气腹的患者进行微创手术提供了新的思路。大量的数据表明单孔腹腔镜联合体外操作模式下卵巢肿瘤剥除术是安全可行的，并且比传统的腹腔镜及开腹手术更具有手术时间短、手术难度低、肿瘤破裂风险低等优势。

2. 单孔腹腔镜联合体外操作模式应用于子宫肌瘤的治疗

子宫肌瘤是育龄期女性最常见的妇科良性肿瘤，对于需生育或有保留子宫意愿的患者来说，子宫肌瘤切除术是主要的手术方式，手术途径有开腹、腹腔镜或经阴道。随着微创理念的发展，腹腔镜下子宫肌瘤剥除术已成为主流术式，然而，因多发肌瘤、特殊部位或较大肌瘤及肌瘤粉碎机的使用等问题，使得腹腔镜下子宫肌瘤剥除手术的快速发展受到了限制。随着经脐单孔腹腔镜技术的不断开展，在临床应用中我们发现，将已剥除的肌瘤放入标本取物袋直接从脐部切口取出，操作简单方便，同时也避免了肌瘤粉碎机的使用，减少术中周围脏器的副损伤，规避了医源性子宫肌瘤寄生、播散性平滑肌瘤及恶性肿瘤种植的发生，为腹腔镜下肌瘤剥除术提供了新的思路。但在2017年王清[11]等报道的腹腔镜中转开腹的原因分析中有2例术前B超提示子宫多发肌瘤但腹腔镜术中并未发现肌瘤，这也反映了腹腔镜术中术者不能用手直接触摸病灶而存在病灶残留的可能。2018年钟阿红[17]等提出了指探法辅助经脐单孔腹腔镜完成子宫多发肌瘤的剥除，手术时术者将手指通过切口伸入腹腔，触摸子宫，为触及腔镜视野不能发现的小肌瘤及较深位置的肌瘤，甚至是术前超声不能发现的肌瘤，最大限度地避免遗漏和残留，术中不需要使用超声定位，既节约成本，缩短手术时间，同时也达到微创的效果，操作简单可重塑，值得在临床上推广应用。对于既往有手术史的子宫肌瘤患者，Tang[18]等团队创新性采用经腹壁瘢痕入路进行单孔腹腔镜子宫肌瘤剥除术，术中巧妙地采用镜下联合体外操作模式进行手术，取得了满意地临床效果。该研究中所有患者均顺利完成手术，术中未发生手术方式的更改，术后观察未出现周围脏器的副损伤，切口愈合良好，随访至术后6个月，所有患者均未发生切口疝及肌瘤的复发。

3. 单孔腹腔镜联合体外操作模式应用于输卵管疾病的治疗

输卵管是女性重要的生殖器官，具有拾卵和输送受精卵至宫腔的功能，也是精子与卵子受精的地方，输卵管相关病变可引起不孕症及异位妊娠，其中以输卵管炎及输卵管积水较为常见。临床上因输卵管疾病需要手术者，通常选择腹腔镜下操作，在单孔腹腔镜应用的初期也都选择术式较为简单且为侵袭性的输卵管切除术。但对于有生育要求需要保留输卵管甚至是输卵管结扎后的再通等精细手术，单孔腹腔镜技术是否能既保证手术效果又能提高术后的受孕概率。2019年秦真岳[19]等报道了2例在患者下腹部剖宫产手术瘢痕处构建单孔入路，进行单孔腹腔镜辅助体外操作模式下双侧输卵管再通术，手术取得了较好的临床效果，该术式结合了腹腔镜及开腹手术的优点，且不形成新的手术瘢痕。从原下腹部瘢痕入路，切口位置正对应盆腔器官，术中配合使用简易举宫器，将输卵管暴露至切口外，在直视下使用常规外科手术器械进行熟练及精细的操作，不仅有助于输卵管功能的恢复，还可减少对盆腹腔周围脏器的干扰，减少并发症。虽然病例不多，但已然证实经瘢痕入路单孔腹腔镜辅助体外操作模式下输卵管再通术的安全可行性，也为单孔腹腔镜手术的入路提出了新的思路。

4. 单孔腹腔镜联合体外操作模式应用于妊娠期急腹症的治疗

随着产前检查的普及、B超的常规检查，近年来妊娠期卵巢肿瘤发病率呈现上升的趋势。妊娠期子宫体积逐渐增大，雌孕激素分泌增多，韧带被牵拉变软，发生卵巢肿瘤蒂扭转、感染、破裂及恶变等风险较非妊娠期明显增加，特别是当卵巢肿块大于6cm时，发生并发症的风险会升高。另外卵巢巨大包块会压迫子宫引起胎儿宫内缺氧、胎儿生长受限，甚至流产、早产等严重影响母儿的妊娠结局；即便妊娠至足月，也有可能导致梗阻性难产等风险。因此，妊娠期检查如发现卵巢囊肿持续存在且增长快速或发生急腹症时，应尽早考虑手术干预。有研究表明，最合适的择期手术时机是在妊娠16～20周，此孕周子宫的位置及大小均适中，胎盘功能稳定，发生流产、早产等风险较低。妊娠期行开腹或腹腔镜手术均可，但良性肿瘤更推荐行腹腔镜手术。2018年Kurihara等报道了10例妊娠中期患者进行单孔腹腔镜辅助体外操作妊娠期卵巢肿瘤剥除术。手术时可在直视下使用尖刀切开脐孔皮肤至腹膜，安装切口保护套，相对于妊娠期多孔腹腔镜的手术，可避免子宫及肠管的穿刺伤的风险，术中也发现增大的子宫反而使得卵巢肿瘤离脐部切口更近，更易从脐部切口取出卵巢肿瘤进行体外剥离及缝合，也可缩短气腹的暴露时间，减少对母体及胎儿的不良影响。2019年秦真岳[20]等报道了1例免气腹简单悬吊式单孔腹腔镜联合体外操作模式治疗妊娠中期卵巢巨大肿瘤，术中未使用气腹及能量器械，最大程度的减少手术对孕妇及胎儿的刺激。再次证实单孔腹腔镜联合体外操作模式治疗妊娠期急腹症是安全可行的，此术式充分结合单孔腹腔镜手术及开腹手术的优点，同时又减少手术对孕妇及胎儿的不良影响，可在妊娠期急腹症患者中应用。但目前仍缺少大样本数据的对比分析，仍需进一步的研究评估。

5.单孔腹腔镜联合体外操作模式应用于卵巢交界性甚至恶性肿瘤的治疗

2014年Song[21]等进行了一项研究，纳入31名术前怀疑卵巢交界性或恶性肿瘤的患者，均行单孔腹腔镜联合体外操作模式的手术，快速病理提示交界性恶性肿瘤6例，恶性肿瘤4例。其中2例晚期卵巢癌患者术中中转开腹行全面的分期手术，其余患者均在单孔腹腔镜下完成手术。术中未形成气腹，避免了与烟囱效应相关的端口转移。术中抽吸囊肿内容物后即进行体外操作，也减少肿瘤细胞及囊液外渗的污染。2020年秦真岳[22]等也报道了1例单孔腹腔镜联合体外操作模式治疗保留生育功能卵巢交界性肿瘤的手术，手术顺利，未出现并发症，患者预后良好。2021年吕净上[23]等也报道了39例行保留生育功能的卵巢恶性肿瘤的不全分期手术，单孔腹腔镜辅助组的手术时间、术中失血量及术后恢复时间均优于开腹组及多孔腹腔镜组，也从侧面说明了单孔腹腔镜辅助组手术安全无瘤、省时省力、微创美容、手术时间短和术后恢复快等优点。虽然随着妇瘤科医师手术技巧的提高及经验的积累，单孔腹腔镜辅助体外操作模式治疗卵巢恶性肿瘤的手术方式逐渐被认可，但术者仍需结合自身的技术水平及患者的病情综合考虑，在确保患者安全及预后的前提下慎重选择。

（五）结语与展望

随着医疗技术水平的发展及患者对美观及舒适的追求，妇科疾病的手术治疗方式正发生着改变。近年来多孔腹腔镜技术已在大多数妇科疾病的诊治中得到广泛应用，技术成熟、效果明显，而单孔腹腔镜技术是对微创化的更进一步探索，目前在妇科疾病的诊治中占据着重要的地位。尽管单孔腹腔镜存在操作难度大、设备要求高、适用范围小等缺点，但妇产科同仁仍在不断地探索新的技术，在既确保患者安全及手术效果，又满足患者对美观及舒适的要求，提出了单孔腹腔镜联合体外操作的新技术。单孔腹腔镜联合体外操作模式结合了传统开腹手术及腹腔镜技术的优点，降低手术难度的同时改善患者的预后，已有大量数据证实单孔腹腔镜联合体外操作模式的安全可行性。相信在今后的临床探索中，单孔腹腔镜联合体外操作模式可以运用到更多的妇科疾病中，也希望单孔腹腔镜联合体外操作模式能被更多的医师尤其是基层医生知晓，让更多的患者受益。

（徐　琳　张守枫　邢庭玮　杜　雨　花茂方）

参考文献

[1] 鲍明月，秦真岳，陈继明，等. 微切口单孔腹腔镜妇科手术现状与进展［J］. 中国实用妇科与产科杂志，2021，37（2）：264-267.

[2] 唐均英，龚瑶. 单孔腹腔镜技术在妇科应用中的若干问题［J］. 第三军医大学学报，2019，41（7）：631-636.

[3] Thompson BH，Wheeless CRJ. Gastrointestinal complications of laparoscopy sterilization［J］. Obstetrics and Gynecology，1973，41（5）：669-676.

[4] Fader AN，Escobar PF. Laparoendoscopic single-site surgery（LESS）in gynecologic oncology：technique and initial report［J］. Gynecologic Oncology，2009，114（2）：157-161.

[5] 刘木彪，蔡慧华. 全国首例单孔腹腔镜手术治疗妇科恶性肿瘤［J］. 南方医科大学学报，2011，31（9）：1619-1621.

[6] 王延洲，陈功立，徐嘉莉，等. 单孔腹腔镜广泛子宫切除盆腔淋巴结清扫治疗宫颈癌：一项单中心的初步研究［J］. 第三军医大学学报，2017，39（13）：1392-1395.

[7] 陈继明，胡丽娜，刘俊玲，等. 单孔腹腔镜手术在子宫内膜癌中的应用初探［J］. 中华腔镜外科杂志（电子版），2018，11（5）：318-320.

[8] 刘晓军，高京海，刘洋，等. 第三代da Vinci Si手术机器人系统在妇科单孔腹腔镜手术中的初步应用［J］. 第二军医大学学报，2021，42（5）：573-576.

[9] 陆乐，丁屹，陈继明. 传统器械行单孔腹腔镜手术联合体外缝合法处理双侧卵巢巨大肿瘤1例报告［J］. 腹腔镜外科杂志，2020，25（2）：157-159.

[10] CN G，A M，A K，et al. Circulatory and respiratory complications of carbon dioxide insufflation［J］. Digestive Surgery，2004，21（2）：95-105.

[11] 王清，陈继明，高红艳. 妇科腹腔镜手术中转开腹的原因分析［J］. 腹腔镜外科杂志，2017，22（10）：789-792.

[12] Kim W C，Im K S，Kwon Y S. Single-port transumbilical laparoscopic-assisted adnexal surgery［J］. JSLS，2011，15（2）：222-227.

[13] Anne-Marie EAO，Kenneth WG，Christopher BM，et al. Management of large ovarian neoplasms in pediatric and adolescent females［J］. Journal of Pediatric and Adolescent Gynecology，2016，29（2）：88-94.

[14] Chong GO，Hong DG，Lee YS. Single-port（OctoPort）assisted extracorporeal ovarian cystectomy for the treatment of large ovarian cysts：compare to conventional laparoscopy and laparotomy［J］. Journal of Minimally Invasive Gynecology，2015，22（1）：45-49.

[15] Xiaoying W，Yan L. Comparison of perioperative outcomes of single-port laparoscopy，three-port laparoscopy and conventional laparotomy in removing giant ovarian cysts larger than 15 cm［J］. BMC Surgery，2021，21（1）：205.

[16] 韩丽萍，金凤斌，张玲．悬吊式腹腔镜辅助治疗巨大卵巢囊肿［J］．中国微创外科杂志，2012，12（2）：121-123．
[17] 钟阿红，刘文佳，刘俊玲，等．指探法辅助经脐单孔腹腔镜下多发性子宫肌瘤剔除术1例报告［J］．中国现代手术学杂志，2020，24（4）：318-319．
[18] Tang HM，Dong ZY，Qin ZY，et al．Preliminary analysis of safety and feasibility of a single-hole laparoscopic myomectomy via an abdominal scar approach［J］．Front Surg，2022，9：916792．
[19] 秦真岳，鲍明月，陈继明，等．经腹壁瘢痕入路单孔腹腔镜下输卵管再通术［J］．中国现代手术学杂志，2021，25（1）：55-59．
[20] 秦真岳，王慧慧，鲍明月，等．简易悬吊式无气腹微切口单孔腹腔镜探查联合体外操作模式治疗中孕期卵巢巨大肿瘤1例报告［J］．腹腔镜外科杂志，2021，26（4）：316-318．
[21] Song MJ，Lee SJ，Yoo SH，et al．Single port gasless laparoscopy-assisted mini-laparotomic ovarian resection（SP-GLAMOR）：reasonable treatment for large cystic ovarian tumors with suspicion of malignancy［J］．Gynecol Oncol，2014，132（1）：119-124．
[22] 秦真岳，王慧慧，陈继明，等．单孔腹腔镜下保留生育功能的卵巢交界性肿瘤手术初探［J］．中国现代手术学杂志，2020，24（5）：353-358．
[23] 吕净上，付秀虹，梁金玉，等．手辅助经脐单孔腹腔镜保留生育功能的卵巢恶性肿瘤手术的临床效果［J］．现代肿瘤医学，2022，30（12）：2224-2228．

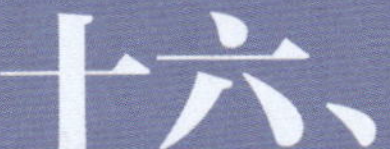

十六、经脐单孔腹腔镜镜下联合体外操作模式治疗卵巢良性肿瘤

【摘要】目的 探讨经脐单孔腹腔镜镜下联合体外操作模式在治疗卵巢良性肿瘤中的可行性与临床疗效。**方法** 分析收治的81例卵巢良性肿瘤患者的临床资料，根据患者的手术方式分为单孔腹腔镜镜下联合体外操作模式组（A组27例，简称联合组）、纯单孔腹腔镜镜下操作组（B组27例，简称单孔组）及传统多孔腹腔镜操作组（C组27例，简称多孔组）。所有患者术后病理均明确诊断为卵巢良性肿瘤。对三组患者的手术时间、术中出血量、术后通气时间、术后恢复正常活动时间、术后住院天数、术后VAS评分、术后手术满意度及切口满意度进行统计分析。**结果** 在术中出血量、术后通气时间、术后住院天数、术后VAS评分及术后正常活动时间中，A组明显优于B、C组，差异具有统计学意义（$P < 0.05$）；在手术时间上，A组仅优于B组（$P < 0.05$），与C组无显著差异（$P > 0.05$）。B组在术后通气时间、术后住院天数、术后VAS评分及术后正常活动时间明显优于C组，差异具有统计学意义（$P < 0.05$）。**结论** 经脐单孔腹腔镜镜下联合体外模式治疗卵巢良性肿瘤是可行的，患者恢复时间更短、术后满意度更高，疗效显著，值得在临床针对合适人群推广使用。

【关键词】 单孔腹腔镜手术；经脐；体外模式；卵巢良性肿瘤

卵巢良性肿瘤是育龄期妇女最常见的疾病之一，腹腔镜手术已成为治疗良性卵巢肿瘤的常用方法。与传统的腹腔镜手术相比，单孔腹腔镜手术（laparoscopic single site surgery，LESS）具有术后疼痛减轻、住院时间缩短、美容效果更好等优点，已成为妇科疾病中最常见和侵入性最小的干预措施之一[1-3]，受到广大患者的青睐。然而，尽管单孔腹腔镜技术和手术设备均取得了长足的进步，但由于“筷子效应”的必然存在，LESS在妇科手术中的临床推广进展较为缓慢。事实上，大多数妇科手术医师对体外直视下操作模式更为熟练，且直视下操作更为快捷、便利、精准，更有利于降低手术难度、缩短手术时间。为了充分发挥和有机结合LESS镜下的微创优势及体外操作模式的便捷优势，笔者团队在熟练开展常规单孔腹腔镜妇科手术的基础上[4-7]，创新性尝试将单孔腹腔镜镜下操作联合体外操作模式应用于卵巢良性肿瘤的手术治疗。将两种操作模式合理分配，灵活转换，有机结合，可以明显提高手术效率。本研究回顾性分析了本院经手术治疗的卵巢良性肿瘤患者的临床资料，综合评估经脐单孔腹腔镜镜下联合体外模式在卵巢良性肿瘤手术治疗中的疗效及其安全性。

（一）资料与方法

1. 一般资料

收集2019年10月至2023年2月手术治疗的81例卵巢良性肿瘤的患者临床资料，所有患者均由同一手术团队进行手术，并签署知情同意书。

纳入标准：BMI ≤ 24kg/m^2，可以将卵巢良性肿瘤牵拉至腹部切口；手术前进行过盆腔超声或磁共振成像，诊断为卵巢肿瘤并有手术指征；术后通过组织病理学证实为卵巢良性肿瘤；肿瘤标志物水平正常，包括糖类抗原125（CA125）及人附睾蛋白4（HE4）；根据美国麻醉医师协会（ASA）分级标准进行麻醉前病情评估为Ⅰ～Ⅱ级。

排除标准：BMI > 24kg/m^2，不可将卵巢良性肿瘤牵拉至腹部切口；影像学或术后组织病理学提示为恶性肿瘤；合并其他肿瘤；有严重的内外科疾病；合并子宫肌瘤需要手术治疗；处于妊娠期或哺乳期女性。

2. 研究分组

将81例卵巢良性肿瘤患者采用简单随机分组的方法平均分为三组，三组采用不同的手术方法。分别为单孔腹腔镜联合体外模式组（A组27例，简称联合组）：采用单孔腹腔镜镜下联合体外操作模式进行手术；纯单孔腹腔镜组（B组27例，简称单孔组）：采用纯单孔腹腔镜镜下操作模式进行手术；多孔腹腔镜组（C组27例，简称多孔组）：采用传统多孔腹腔镜镜下操作模式进行手术。

3. 手术方法

麻醉满意后，患者取膀胱截石位，常规消毒铺单，单孔组纵向切开脐孔长约1.5cm，逐层进腹，固定一次性单孔操作软鞘管，充入二氧化碳气体至腹内压达15mmHg，置入30°腹腔镜镜头，置入操作器械进行手术操作。多孔组切开脐孔，Veress针穿刺脐孔，进入腹腔，滴水试验阳性，充入二氧化碳气体至腹内压达15mmHg，10mm Trocar穿刺脐孔进入腹腔，置入0°或30°腹腔镜镜头，在右下、左下腹部及耻骨联合上缘上2cm常规置入三个操作孔，置入操作器械。单孔组及多孔组均为常规气腹中、腹腔镜下操作；联合组建立入路后，首先将卵巢肿瘤牵拉至切口处，充分显露，进行直视下剥离肿瘤等操作，直至不能在直视下操作后转为镜下操作。术中均保留导尿，置入举宫器协助固定子宫位置。剥除肿瘤或囊肿后，多采取可吸收线缝合的方式止血，必要时采取电凝止血。手术切口缝合：单孔组均采用2-0可吸收缝合线间断、逐层缝合腹膜、筋膜组织、皮下脂肪。4-0可吸收缝合线内缝皮肤。多孔组采用4-0不可吸收线缝合腹壁切口（图16-1）。

术后根据患者实际情况采取对症支持治疗，所有患者均未放置盆腔引流管。

4.联合组手术关键部分

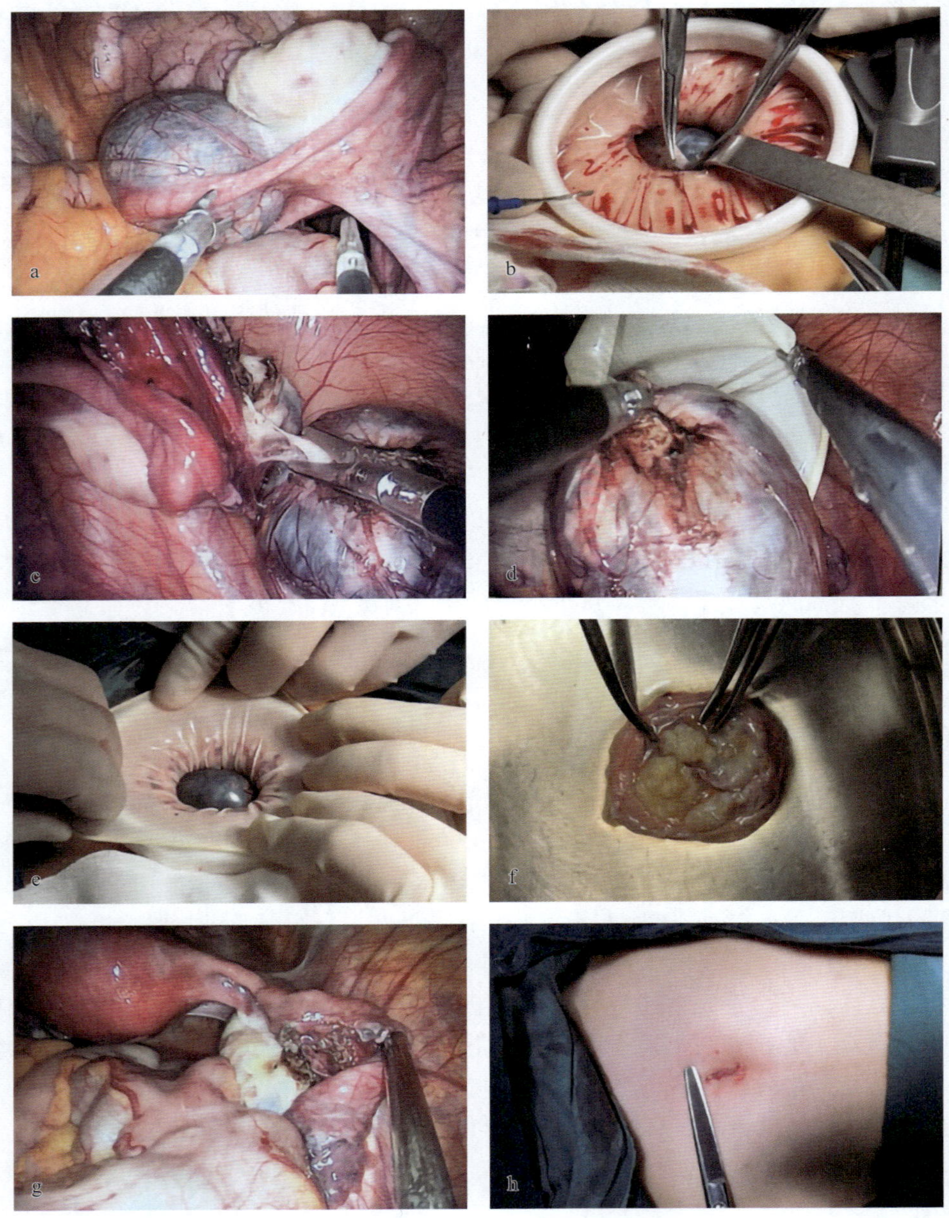

图16-1 关键手术步骤

注：a.腹腔镜进腹探查盆腹腔相关情况；b.将卵巢良性肿瘤牵拉至切口处进行充分剥离；c.将卵巢良性肿瘤于镜下进一步完整剥离、切除；d.将剥离的卵巢良性肿瘤套入标本袋中；e.将卵巢良性肿瘤经切口从标本袋中取出；f.体外剖开卵巢良性肿瘤；g.再次探查盆腔相关情况；h.逐层缝合单切口

5.观察指标

（1）手术时间：从切开皮肤到皮肤缝合完成的时间。

（2）术中出血量：记录术中吸引装置收集的出血量。

（3）术后通气时间：记录患者术后肛门排气时间。

（4）术后恢复正常活动时间：患者认为自己可以从事与术前一样强度的工作或学习任务的时间。

（5）术后住院天数：记录患者手术完成到出院的时间。

（6）术后VAS：术后6～8小时通过VAS评估患者的疼痛程度，最低分0分，最高分10分。0分为无痛；≤3分为患者有轻微疼痛感；4～6分为患者有较为明显的疼痛感，但不影响患者的睡眠；7～10分为患者有剧烈的疼痛感并且难以忍受。

（7）术后手术及切口满意度：患者对手术效果、术后恢复及手术切口的满意程度，最低分1分，最高分4分。

6.统计学方法

采用SPSS24.0进行统计学分析，计量资料以（$\bar{x}\pm s$）表示，运用t检验或方差分析；计数资料以n（%）表示，运用卡方检验x^2，$P<0.05$时，有统计学意义。

（二）结果

1.三组患者一般资料

三组患者例数均为27例。A组患者年龄为（26.85±9.72）岁，B组患者年龄为（31.70±9.69）岁，C组患者年龄为（31.15±7.23）岁。其中A组有腹部手术史及孕产史的患者分别为8（29.6%）例、9（33.3%）例；B组有腹部手术史及孕产史的患者分别为7（25.9%）例、11（40.7%）例；C组有腹部手术史及孕产史的患者分别为10（37.0%）例、12（44.4%）例。所有患者术后病理均诊断为卵巢良性肿瘤，卵巢囊肿大小（直径大小）A组为（6.52±0.95）cm，B组为（6.32±1.16）cm，C组为（6.31±0.92）cm。病理组织学亚型分为单纯性囊肿、囊腺瘤、畸胎瘤、子宫内膜样囊肿及其他组织学亚型（表16-1）。

表16-1 三组患者一般资料

分组	A组	B组	C组
例数	27	27	27
年龄	26.85±9.72	31.70±9.69	31.15±7.23
腹部手术史	8（29.6%）	7（25.9%）	10（37.0%）
孕产史	9（33.3%）	11（40.7%）	12（44.4%）
卵巢囊肿大小（cm）	6.52±0.95	6.32±1.16	6.31±0.92
病理组织学亚型			
单纯性囊肿	8（29.6%）	8（29.6%）	4（14.8%）
囊腺瘤	2（7.5%）	1（3.7%）	2（7.5%）
畸胎瘤	8（29.6%）	11（40.7%）	7（25.9%）
子宫内膜样囊肿	5（18.5%）	6（22.3%）	10（37.0%）
其他	4（14.8%）	1（3.7%）	4（14.8%）

2. 三组患者术中术后各项指标对比

在术中出血量、术后通气时间、术后住院天数、术后VAS评分及术后正常活动时间中，A组明显优于B、C组，差异具有统计学意义（$P < 0.05$）；而在手术时间上，A组仅优于B组（$P < 0.05$），与C组差异无统计学意义（$P > 0.05$）。对于B组而言，其在术后通气时间、术后住院天数、术后VAS评分及术后正常活动时间方面明显优于C组，差异具有统计学意义（$P < 0.05$）（表16-2）。

表16-2　三组患者术中、术后各项指标对比

分组	例数	手术时间（min）	术中出血量（mL）	术后通气时间（h）	术后住院天数（d）	术后VAS评分（分）	术后正常活动时间（d）
A组	27	65.18±12.05[a]	10.74±6.15[ac]	9.07±2.43[ac]	4.30±0.67[c]	1.09±0.20[c]	22.67±6.76[c]
B组	27	76.30±17.90[a]	27.48±31.93[a]	16.52±4.15[ab]	4.49±0.70[b]	1.19±0.31[b]	23.67±5.73[b]
C组	27	67.44±17.26	25.59±19.71[c]	32.52±10.02[bc]	6.19±0.96[bc]	2.29±0.47[bc]	28.44±7.01[bc]
F		3.659	4.708	94.173	47.130	102.460	6.051
P		0.003	0.012	0.000	0.000	0.000	0.004

注：a. A组与B组两两比较，$P < 0.05$；b. B组与C组两两比较，$P < 0.05$；c. A组与C组两两比较，$P < 0.05$

3. 三组患者腹部切口满意度及手术满意度对比

A组、B组的腹部切口满意度均明显高于C组，差异有统计学意义（$P < 0.05$），而三组患者对手术的满意度A组明显优于C组，差异具有统计学意义（$P < 0.05$）（表16-3）。

表16-3　三组患者术后腹部切口满意度及手术满意度总体对比

分组	例数（n）	腹部切口满意度（分）	手术满意度（分）
A组	27	3.89±0.21[c]	3.96±0.13[c]
B组	27	3.87±0.26[b]	3.94±0.21
C组	27	3.42±0.38[bc]	3.83±0.24[c]
F		21.231	3.308
P		0.000	0.042

注：a. A组与B组两两比较，$P < 0.05$；b. B组与C组两两比较，$P < 0.05$；c. A组与C组两两比较，$P < 0.05$

（三）讨论

卵巢肿瘤是育龄期妇女最常见的肿瘤之一，大多为良性，并且通常没有症状[8]。卵巢良性肿瘤包括子宫异位囊肿、浆液性囊肿、黏液性囊肿、单纯性囊肿、畸胎瘤等多种类型[9]。卵巢良性肿瘤并发破裂、出血和扭转时，通常被认为是妇科急症。其中，7%的患者需要进行急诊手术[10]。

剖腹手术曾经是治疗妇科急症的首选方式。然而，多年来，随着世界范围内医疗技术的进步，腹腔镜手术已成为妇科手术的常规手术方式。考虑到美容等相关因素，一种被称为单孔腹腔镜手术的方法随之出现[11]。单孔腹腔镜手术，顾名思义只通过单一的切口作为操作入路，多个操作器械一起通过这一入路进入患者的盆腹腔，完成相应手术操作。因此，LESS不仅在妇科领域优势明显，还在其他外科的各种手术中显示出不错的效果。而且越来越多的研究已证实，单孔腹腔镜技术是有效的、安全的[12, 13]。经脐单孔腹腔镜手术（trans-umbilical laparoendoscopic single site surgery，TU-LESS）将手术切口隐藏于脐孔或脐周，使手术几乎不留任何痕迹，具有极为突出的美容优势，是对传统腹腔镜技术极好的补充[14]。在本研究中，单孔手术组（A组和B组）在术后通气时间、术后住院天数、术后VAS评分均明显优于多孔组，这与丁烨玮等的研究结果相一致[15]。虽然目前尚无指南指导妇科医师选择单孔和多孔腹腔镜中的哪一种来切除良性肿瘤，但单孔腹腔镜在术后恢复及术后满意度方面效果卓越。

由于单孔腹腔镜手术所有操作器械均需经过单一孔道进入，操作空间狭小，器械之间相互交叉干扰，易形成“筷子效应”。这使得手术难度加大、手术时间延长，对术者的要求更高[16]。笔者团队创新性的将单孔镜下与体外模式相结合，可将卵巢肿瘤牵拉至切口处充分显露，弥补了单孔腹腔镜镜下视野欠佳、操作精度下降的缺点，降低了手术难度，缩短了手术时间，同时也降低了出血风险。在我们的研究中，也证明了以上优势。联合组在术后各项指标中均显著优于单孔组及多孔组；相比纯单孔操作组，联合组在手术时间上具有明显优势。这表明单孔腹腔镜联合体外模式对于患者的手术效果、术后恢复具有显著优势。

我们还随访了患者术后恢复正常生活的时间，结果表明单孔组显著优于多孔组。卵巢良性肿瘤患者以育龄期妇女居多，尤其是对生活质量要求高、渴望早日重返工作岗位或早期回归正常学习、生活的女性。延迟术后恢复的时间可能会增加患者延长病假和生活质量下降的风险，这可能会造成巨大的经济损失或其他不良影响[17]。单孔腹腔镜联合体外模式的出现减少了患者术后恢复的时间、降低了患者的痛苦，对于打造“无痛病房”具有重要意义。现如今，随着生活水平的不断提高，患者对于手术后瘢痕美容的要求也随之提高。相比传统多孔腹腔镜，经脐单孔腹腔镜联合体外模式的手术满意度及腹部切口满意度疗效优越。在随访中，单孔组的多数患者都认为手术切口处已看不出任何手术瘢痕，或仅留下轻微手术瘢痕，不影响美观。本研究的不足之处是单孔腹腔镜联合体外模式的开展时间短暂，纳入研究的样本量较小。接下来还需进一步扩大样本量、完善相关评估指标，从而更全面的评估、优化这一创新性操作。

综上所述，经脐单孔腹腔镜联合体外模式，手术精确度更高、操作更简易，能有效缩短手术操作时间，降低术中出血量，减少术后恢复时间，能使患者更早的恢复术前的工作、生活中，对于合适的手术人群具有较高的临床应用价值，值得推广。

（徐　琳　王慧慧　花茂方　蔡智慧　杜　雨）

参考文献

[1] Moulton L，Jernigan A M，Carr C，et al．Single-port laparoscopy in gynecologic oncology：seven

years of experience at a single institution [J]. Am J Obstet Gynecol，2017，217（5）：610.

[2] Schmitt A，Crochet P，Knight S，et al. Single-Port laparoscopy vs conventional laparoscopy in benign adnexal diseases：a systematic review and meta-analysis [J]. J Minim Invasive Gynecol，2017，24（7）：1083-1095.

[3] 朱可安，陈灵，李昭，等. 应用单孔腹腔镜开展常见妇科手术的可行性探讨 [J]. 中华腔镜外科杂志（电子版），2021，14（3）：158-162.

[4] Tang H，Dong Z，Qin Z，et al. Preliminary analysis of safety and feasibility of a single-hole laparoscopic myomectomy via an abdominal scar approach [J]. Front Surg，2022，9：916792.

[5] 鲍明月，秦真岳，陈继明，等. 微切口单孔腹腔镜手术治疗妇科疾病30例分析 [J]. 中国实用妇科与产科杂志，2020，36（9）：870-873.

[6] 鲍明月，秦真岳，陈继明，等. 单孔腹腔镜子宫腺肌病病灶大部切除术临床应用 [J]. 中华腔镜外科杂志（电子版），2020，13（4）：239-243.

[7] 陆佳，刘俊玲，施如霞，等. 手套接口单孔腹腔镜手术治疗附件良性病变的临床分析 [J]. 中国内镜杂志，2019，25（5）：41-46.

[8] 王丹妮，刘岿然. 加速康复外科在腹腔镜手术治疗卵巢良性疾病中的效果分析 [J]. 腹腔镜外科杂志，2019，24（2）：5.

[9] 张楠，狄文. 卵巢良性肿瘤手术中的无瘤防御 [J]. 中国实用妇科与产科杂志，2023，39（1）：25-27.

[10] Wang D，Liu H，Li D，et al. Comparison of the impact of single-port laparoscopic and conventional laparoscopic ovarian cystectomy on the ovarian reserve in adult patients with benign ovarian cysts [J]. Minim Invasive Ther Allied Technol，2020，29（4）：224-231.

[11] Fader A N，Levinson K L，Gunderson C C，et al. Laparoendoscopic single-site surgery in gynaecology：A new frontier in minimally invasive surgery [J]. J Minim Access Surg，2011，7（1）：71-77.

[12] Huang L，Lin Y H，Yang Y，et al. Comparative analysis of vaginal natural orifice transluminal endoscopic surgery versus transumbilical laparoendoscopic single-site surgery in ovarian cystectomy [J]. J Obstet Gynaecol Res，2021，47（2）：757-764.

[13] 鲍明月，秦真岳，陈继明，等. 微切口单孔腹腔镜妇科手术现状与进展 [J]. 中国实用妇科与产科杂志，2021，37（2）：264-267.

[14] 罗丽芳，李桂梅，阮军谊. 经脐单孔腹腔镜治疗卵巢良性肿瘤的临床效果 [J]. 中国病案，2019，20（7）：96-99.

[15] 丁烨玮，邹雪平，应瑜. 经脐单孔和经阴道腹腔镜剔除术治疗卵巢囊肿的效果比较及对卵巢功能的影响 [J]. 中国乡村医药，2022，29（20）：3.

[16] 孙大为. 中国大陆妇科单孔腹腔镜手术的现状和展望 [J]. 中国临床新医学，2020，13（8）：752-755.

[17] Tang Y，Wen M B，Su B，et al. Early return to work：Single-port vs. multiport laparoscopic surgery for benign ovarian tumor [J]. Front Surg，2022，9：1005898.

十七、经脐微切口单孔腹腔镜辅助体外卵巢囊肿剥除术——儿童巨大卵巢囊肿的微创治疗

【摘要】 卵巢囊肿是儿童常见的良性卵巢肿瘤类型，常引起囊肿破裂和扭转。微创手术已成为治疗儿童卵巢囊肿的主要方式，具有恢复时间短、术后疼痛轻、美容效果好等优点。本研究报道经脐单孔微切口腹腔镜辅助体外卵巢囊肿剥除术治疗一位有9cm×8cm×8cm的巨大卵巢囊肿患儿。手术效果令人满意，术后腹部瘢痕肉眼几乎看不到。儿童巨大卵巢囊肿切除常面临微创手术、遵守肿瘤手术原则、保留生殖功能等多重挑战，采用经脐微切口单孔腹腔镜辅助的体外卵巢囊肿剥除术可以有效解决这些问题，可推荐用于儿童巨大卵巢囊肿的手术治疗。

【关键词】 小儿妇科；微切口；经脐单孔腹腔镜；卵巢巨大囊性肿瘤；妇科超微创手术

儿童卵巢肿瘤是相对少见的肿瘤，与成人相比发病率相对较低。儿童的发病率约为2.6/100 000[1]。绝大多数为良性卵巢肿瘤，多表现为卵巢囊肿。大多数卵巢囊肿不需要治疗，当卵巢囊肿较大时，常需要手术治疗，儿童和青少年需要通过手术保留卵巢功能。手术治疗以腹腔镜手术[2]为主，但巨大卵巢囊肿行腹腔镜手术难度较大，囊肿占据腹腔绝大部分，导致腹腔内操作空间狭窄，容易造成卵巢囊液泄漏的风险。

因此，本研究描述了一种经脐单孔微切口腹腔联合体外卵巢囊肿剥除术治疗儿童巨大卵巢囊肿的超微创手术方法。手术效果满意，推荐用于儿童巨大卵巢囊肿的手术治疗。

（一）案例介绍

9岁女孩因腹胀就诊于妇科门诊。患儿3个月前出现轻度下腹胀。近1个月，患儿父母发现患儿腹部明显增大，腹胀症状更明显。患者无其他症状，无消瘦、泌尿系统及消化系统症状，无癌症家族史。

腹部检查示左侧盆腔囊性肿物，直径约10cm。肿块上缘可达脐水平以上3cm。肿块表面光滑，活动度良好。肿块处有轻度压痛。B超及彩色多普勒检查示左侧盆腔直径约9cm的单房囊肿，未见异常血流信号。CT及MRI检查发现左侧盆腔约9.6cm×8.8cm×7.7cm囊性肿块，考虑为左侧附件来源。血清肿瘤标志物CA 72-4：15.31U/mL和NSE：16.4ng/mL均高于正常值。CA125、CEA、AFP、HE-4、β-hCG均在正常范围。我们检查了患者的性激素和抗米勒管激素，患者目前的卵巢功能良好。我们

认为该卵巢囊性肿块多为良性，建议行腹腔镜下卵巢功能保留手术，术中如发现恶性肿瘤，可告知患者家属中转开腹。手术可选择采用传统多孔腹腔镜和经脐单孔腹腔镜进行手术治疗。患儿家长担心腹部瘢痕不美观对患儿术后生长发育的影响，要求行经脐单孔腹腔镜手术。

术前1天对患儿进行脐部消毒和聚乙二醇肠道准备。在脐部注射利多卡因后，沿脐孔中线纵行切开约0.7cm。沿切口逐层进入腹腔内，放置多通道小端口Port。手术入路建立后，术者站在患者头部进行经脐单孔腹腔镜手术。进入腹腔后，左侧盆腔有一个巨大的囊性肿块，大小约9cm×8cm×8cm（图17-1），起源于左侧卵巢，与盆腔外侧壁及周围组织无粘连。收集腹腔灌洗液进行脱落细胞学检查。用分离钳牵拉左侧卵巢的骨盆漏斗韧带，将囊肿牵拉固定于切口下。直视下将囊壁表面用丝线进行荷包缝合，使用一次性穿刺抽吸器小心地在囊腔的荷包缝线中心点进行穿刺抽吸。所有囊液吸出后反复冲洗。从脐部切口收紧囊袋将整个囊肿从腹腔中取出，并用温湿的纱布包裹。整个囊腔在腹腔外打开。直视下完全剥除囊壁并进行快速冷冻病理检查。剩余卵巢组织用3-0可吸收线从中心向外周进行螺旋式缝合。幸运的是，患者术中快速冷冻病理提示卵巢浆液性囊腺瘤。因此可以进行保留卵巢手术。将卵巢初步缝合止血后重新放入腹腔内，接着采用经脐单孔腹腔镜进一步检查，若有出血可补充缝合止血，最后冲洗整个腹腔，再次收集腹腔灌洗液行脱落细胞学检查。检查对侧卵巢、盆腔淋巴结、腹膜、大网膜、肝脏及膈肌表面均未发现肿瘤。采用2-0可吸收线缝合浅筋膜，脐孔采用4-0可吸收线进行重建整形。手术时间约为45分钟，术中估计出血量5mL。

石蜡病理切片示左侧卵巢浆液性囊腺瘤，腹腔灌洗液未见脱落肿瘤细胞。患者术后感觉很好。术后VAS评分为2分。患者不需要使用对乙酰氨基酚、非甾体抗炎药和阿片类镇痛药。术后4周、3个月门诊随访，肿瘤标志物均恢复正常。性激素和AMH较术前变化不大，均在正常范围；患者切口愈合良好，手术瘢痕被凹陷的脐孔完全覆盖，肉眼几乎看不见，患者及其父母对手术效果非常满意（图17-1）。

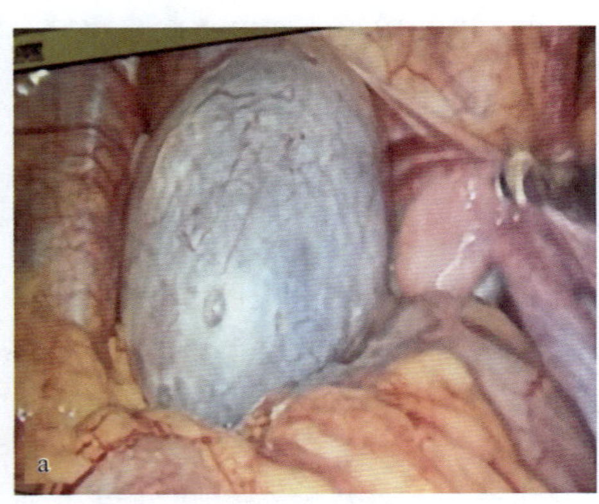
a

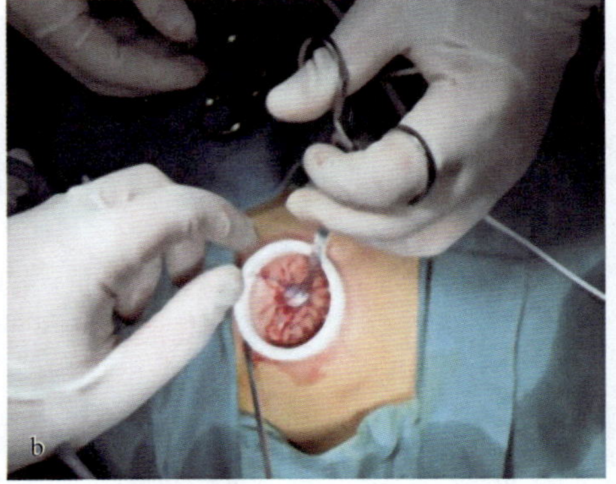
b

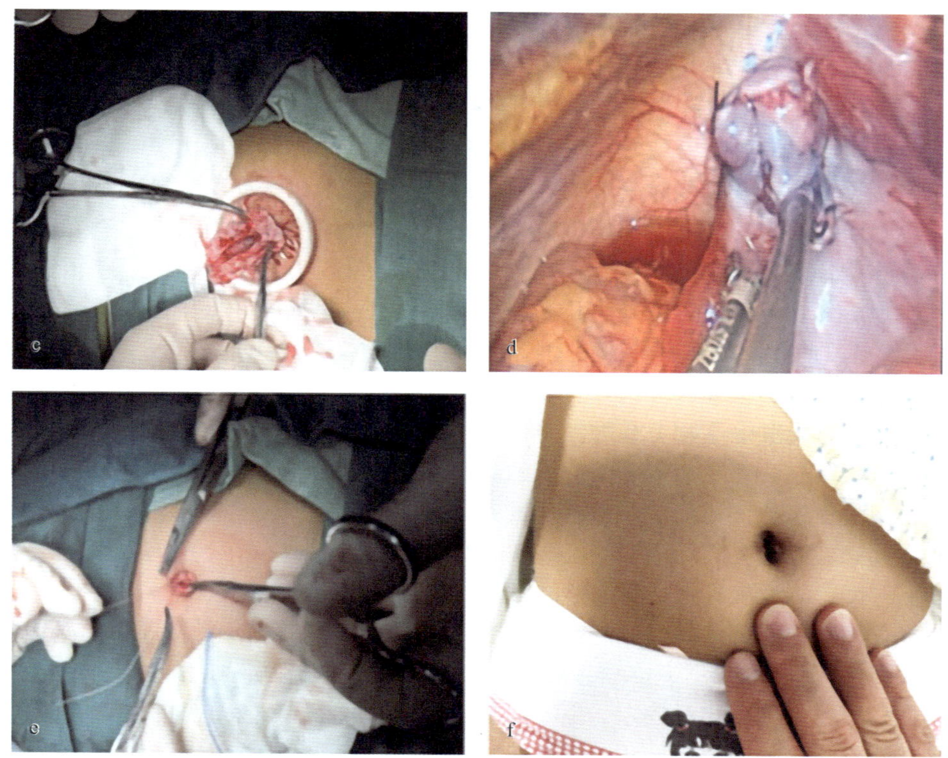

图 17-1　手术步骤

注：a. 左侧盆腔有一个 9cm×8cm×8cm 的卵巢囊肿；b. 将巨大囊肿拉至脐下；c. 将整个囊壁切除；d. 卵巢止血并整形；e. 缝合脐孔；f. 术后 3 个月瘢痕

（二）讨论

儿童卵巢囊肿以良性肿瘤为主，少数为恶性。以往由于检测和诊断方法的局限性，术前对卵巢囊肿良恶性的判断不够明确，常采用开放手术进行。然而，随着术前诊断准确性的提高，目前的手术方式主要以腹腔镜为主。腹腔镜手术的安全性和治疗效果已得到证实。与开放手术相比，具有腹壁瘢痕小、术后疼痛轻、住院时间短、术后粘连形成少等明显优势[3]。然而，儿童腹腔狭窄和巨大卵巢囊肿往往限制了腹腔镜手术的操作。卵巢囊肿常在术中破裂。虽然囊肿破裂引起的严重并发症很少，但囊肿液的流出会导致潜在的肿瘤细胞扩散或囊肿液刺激引起腹膜炎[4, 5]，这违反了肿瘤外科的原则，也增加了术后输卵管粘连的发生率。

因此，Pelosi 等提出了体外囊肿切除术治疗巨大卵巢囊肿[6]的手术方法。这种方式通过腹壁 3 ～ 5cm 小切口可以在直视下对囊肿进行穿刺引流，并将整个囊肿拖出体外进行彻底切除。直视下穿刺引流可明显降低囊液泄漏的发生率。与腹腔镜手术相比，该方法可实现囊肿的完整切除，降低复发率，同时保留更多的卵巢组织，有利于生育力的保存。体外操作也有利于减少对胃肠道的影响，术后肠道恢复排气时间更短。

与传统腹腔镜相比，经脐单孔腹腔镜可减少腹壁创面数量，具有更好的美容效果。

目前，不仅在成人妇科广泛应用，而且越来越多的儿科医师也更愿意选择经脐单孔腹腔镜作为首选手术入路[7]。由于儿童与成人腹腔的解剖差异，主动脉位于脐的正下方。传统的腹腔镜Trocar或气腹穿刺针穿刺可能会增加主动脉损伤的风险，导致危及生命的腹腔内出血。同时，患儿膀胱位置较高，穿刺时膀胱损伤的风险增加[8, 9]。经脐单孔腹腔镜减少了传统腹腔镜Trocar进入腹腔的穿刺并发症，减少了卵巢囊肿因穿刺引起的囊液泄漏。经脐单孔腹腔镜的脐部切口更具有延展性，更容易取出巨大卵巢囊肿。但传统经脐单孔腹腔镜手术切口常为1.5～3cm，且患儿脐孔较小。常规切口会破坏脐孔的正常形状，术后形成的瘢痕难以被脐孔完全掩盖。同时，患儿脐孔周围腹壁较薄弱，可能增加脐切口疝的发生率，与所坚持的美容理念相违背。

应用经脐微切口单孔腹腔镜联合体外卵巢囊肿剥除术治疗小儿巨大卵巢囊肿，在完全切除囊肿并符合肿瘤手术方式的同时，进一步减少了手术瘢痕，减少了脐切口疝的发生，真正实现了脐孔完全覆盖手术瘢痕的微创优势。囊肿剥除后，采用体外直视下腹腔镜下缝合止血，避免使用能量器械，可最大限度保留剩余卵巢组织。对于无法完全进行缝合止血的患者，可在腹腔内使用经脐单孔腹腔镜，以减少术中麻醉药用量，减少术中气腹使用时间，降低气腹对心肺功能的影响及皮下或膈下气肿的发生率。

由于切口较小，经脐单孔腹腔镜视野受限、器械干扰、缺乏手术三角等缺点会更加明显。Wang等提出了“筷子技术”来弥补这一缺陷[10]。外科医师站在患者的头旁，以便于操作。患儿的长度相对较短，更有利于减轻术者的背部疲劳，可能更适用于小儿妇科手术。我们将该技术应用于儿童妇科经脐单孔腹腔镜手术，取得了良好的效果。鉴于经脐微切口单孔腹腔镜的微创优势，将考虑在儿童及青少年畸胎瘤、附件扭转、子宫畸形及青少年子宫内膜异位症的手术治疗中应用，使儿童及青少年获得最大的获益，这同时对儿童及青少年妇科微创手术具有深远的意义。

（三）结论

经脐微切口单孔腹腔镜辅助体外卵巢囊肿剥除术是治疗儿童巨大卵巢囊肿的一种安全可行的杂交手术方法。它既尊重肿瘤外科原则，允许手术分期，又能提供理想的美容效果和快速的术后恢复，减少患者痛苦。我们期望这项技术能应用于较大的卵巢囊肿，使更多的患者受益。

（朱维培　鲍明月　贺红英　陈煜昷）

参考文献

[1] de Campos Vieira Abib S，Chui CH，Cox S，et al. International society of paediatric surgical oncology（IPSO）surgical practice guidelines［J］. Ecancermedicalscience，2022，16：1356. doi：10.3332/ecancer. 2022. 1356.

[2] Hermans AJ，Kluivers KB，Wijnen MH，et al. Diagnosis and treatment of adnexal masses in children and adolescents［J］. Obstet Gynecol，2015，125（3）：611-615. doi：10.1097/AOG.0000000000000665.

[3] Medeiros LR，Rosa DD，Bozzetti MC，et al. Laparoscopy versus laparotomy for benign ovarian tu-

mour[J]. Cochrane Database Syst Rev, 2009, (2): CD004751. doi: 10.1002/14651858.CD004751.

[4] Childress KJ, Santos XM, Perez-Milicua G, et al. Intraoperative rupture of ovarian dermoid cysts in the pediatric and adolescent population: should this change your surgical management? [J]. J Pediatr Adolesc Gynecol, 2017, 30 (6): 636-640. doi: 10.1016/j.jpag.2017.03.139.

[5] Watanabe E, Tanaka K, Takeda N, et al. Surgical technique to prevent spillage of cyst fluid during operation for cystic ovarian tumors [J]. Pediatr Surg Int, 2013, 29 (6): 645-649. doi: 10.1007/s00383-013-3277-9.

[6] Pelosi M Ⅱ, Pelosi M Ⅲ. A novel minilaparotomy approach for large ovarian cysts, surgical techniques [J]. OBG Manag, 2004, 16 (2): 17-30.

[7] Cobellis G, Torino G, Noviello C, et al. Versatility of one-trocar surgery in children [J]. J Laparoendosc Adv Surg Tech A, 2011, 21 (6): 549-554. doi: 10.1089/lap. 2010. 0063.

[8] Montero M, Tellado MG, Ríos J, et al. Aortic injury during diagnostic pediatric laparoscopy [J]. Surg Endosc, 2001, 15 (5): 519. doi: 10.1007/s004640040012.

[9] Sharp HT. Laparoscopy in children [J]. Clin Obstet Gynecol, 1997, 40: 210-218.

[10] Wang Y, Yao Y, Dou Y, et al. Chopstick technique used in laparoendoscopic single site radical hysterectomy for early-stage cervical cancer [J]. Sci Rep, 2021, 11 (1): 6882. doi: 10.1038/s41598-021-85783-5.

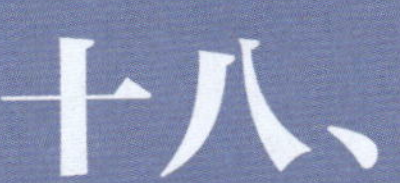

十八、经脐单孔腹腔镜下卵巢巨大卵巢畸胎瘤剥除术

【摘要】卵巢成熟畸胎瘤是卵巢良性生殖细胞肿瘤，占卵巢肿瘤的10%～20%，占卵巢畸胎瘤的95%。成熟卵巢畸胎瘤常见于年轻女性。它们通常是单侧，质地为囊性，表面光滑，生长缓慢，很少有腹水存在。治疗方法首选卵巢囊肿剥除术，相较于卵巢切除术，可更好保护卵巢功能。我们报道一例19岁的青春期女性的巨大盆腔畸胎瘤，大小约20.7cm×10.5cm。患者主要临床表现为轻度下腹痛，经脐单孔腹腔镜卵巢囊肿切除术后，最终病理报告为双侧卵巢成熟畸胎瘤。本病例报道提示经脐单孔腹腔镜辅助下卵巢囊肿剥除术治疗卵巢巨大良性肿瘤是安全可行的。它有效地结合了体外手术和腹腔镜手术切除卵巢巨大囊肿的优点，既保护了卵巢功能，又避免了囊肿液溢出，且术后美容效果显著。然而，本研究也有一定的局限性。首先，这是一份病例报告，而不是一项多中心随机对照试验。其次，该研究仅纳入一名患者，随访时间较短，尚无法得出关于该治疗方法的长期疗效和安全性的结论。

【关键词】成熟卵巢畸胎瘤；经脐单孔腹腔镜；卵巢囊肿切除术

畸胎瘤是由胚胎细胞在三个原始胚胎层（内胚层、中胚层和外胚层）的异常发育形成的肿瘤[1]。通常分为性腺源和非腺源，易发生于轴前、中位和中心旁（如睾丸、卵巢、骶尾骨、纵隔、腹膜后和颅内）[2]。卵巢畸胎瘤属于卵巢生殖细胞肿瘤。肿瘤良、恶性及恶性的程度取决于肿瘤组织的分化程度。直径大10cm的卵巢囊肿称为巨型卵巢囊肿[3]。良性肿瘤的卵巢囊肿切除术代替卵巢切除术是保留卵巢功能的首选治疗方案[4, 5]。腹腔镜下巨大卵巢囊肿手术仍是妇科医师面临的一大临床难题，这主要是由于巨大肿瘤的恶性可能性增大及对于手术技术的挑战。随着腹腔镜手术器械的发展和手术技术的进步，越来越提倡微创手术用于治疗卵巢巨大良性囊肿[6]。Chong等[7]报道了25例接受单孔腹腔镜联合体外卵巢囊肿剥除术的患者，比较了常规腹腔镜和开放性手术治疗卵巢大肿块（＞8cm）的手术效果、并发症和漏腔率，最后得出结论单孔腹腔镜手术可替代传统腹腔镜和剖腹手术。Lee等[8]介绍了一种新的体内外联合的单孔卵巢剥除术及卵巢残余组织再植方法，并联合快速、防漏的脐部单切口，该方法不仅减少了手术时间，而且适用于所有直径的卵巢肿块，即使肿块直径未到脐周围（通常卵巢肿块大小为10～15cm）。然而，目前关于经脐单孔腹腔镜治疗卵巢巨大囊肿的临床资料相对较少。因此，本研究的目的是补充临床资料，进一步验证该方法治疗良性巨大卵巢囊肿（≥15cm）的可行性、安全性和患者满意度，并详细描述该方法和治疗结果。

（一）病例情况

一名19岁女患者因间歇性下腹痛1天于2022年5月17日入院。平素体健，无既往病史。未婚，未育，有性生活史。月经周期正常，6～7天/30～35天，无痛经，末次月经：2022年4月20日。体重：70kg，身高：168cm，BMI：24.80kg/m^2，体格检查：腹部隆起，柔软，腹壁可触摸大小约15cm×15cm的肿块，质地柔软，活动，无压痛。B超：子宫大小约4.7cm×4.1cm×4.5cm，形态正常。肌壁内回声均匀。腹部及骨盆混合回声，大小约20.7cm×10.5cm。边界清晰，形状不规则。CDFI：可见明显血流信号。考虑到盆腔-腹膜腔混合占位，不排除畸胎瘤可能。肿瘤标志物：CA125：1.07ng/mL，AFP：1.75ng/mL，CEA：1.07ng/mL（均在正常范围内）；AMH：6.24ng/mL；全腹部CT：腹部、骨盆及右侧附件区密度不规则异常，横截面积约16cm×17cm，密度不均匀。病变中可见低密度脂肪图像、水密度图像、软组织密度图像、钙化图像，可见分离，可能存在畸胎瘤（图18-1和图18-2）。根据病史及相关辅助检查，考虑发生卵巢源性良性肿瘤的可能性。患者于2022年5月20日在气管插管全身麻醉下行经脐单孔腹腔镜下卵巢巨大肿瘤切除术。由于腹腔镜下见肿瘤体积达到了脐孔周围（图18-3和图18-4），我们决定暂时撤除腹腔镜，在直视下操作。首先，在脐孔处抽出约1 000mL浅黄色囊肿液。在肿瘤体积明显减小后，将卵巢组织从脐切口中取出。直视下可见肿瘤囊肿内有实体组织，脂肪、毛发。剥离囊肿壁后（图18-5），缝合卵巢皮质，将卵巢放回盆腔。然后进行单孔腹腔镜探查，镜下见肿瘤起源于左卵巢。在探查过程中，在右侧卵巢中再次发现

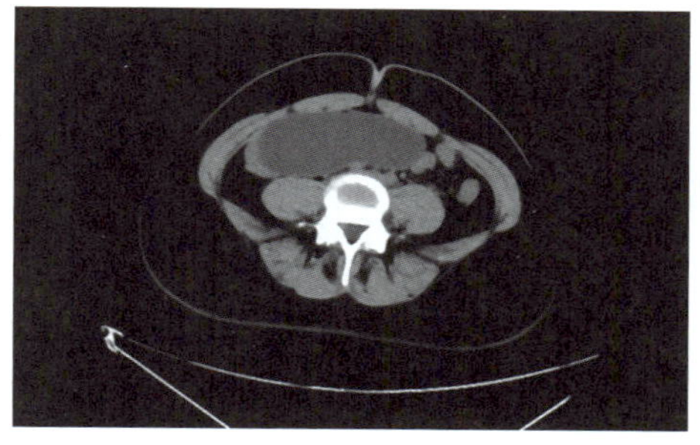

图18-1　盆腔CT冠状图像（一）

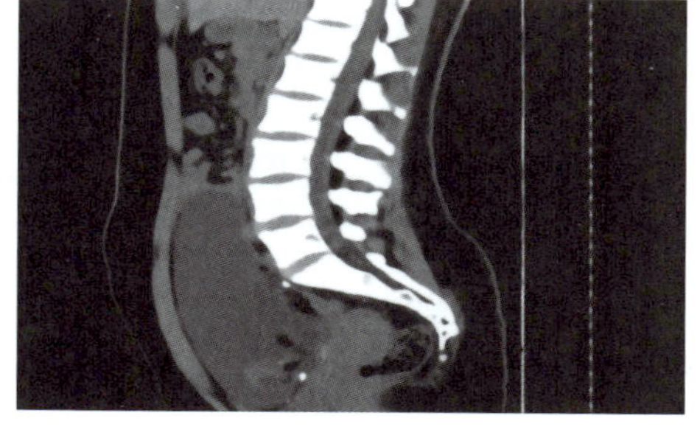

图18-2　盆腔CT冠状图像（二）

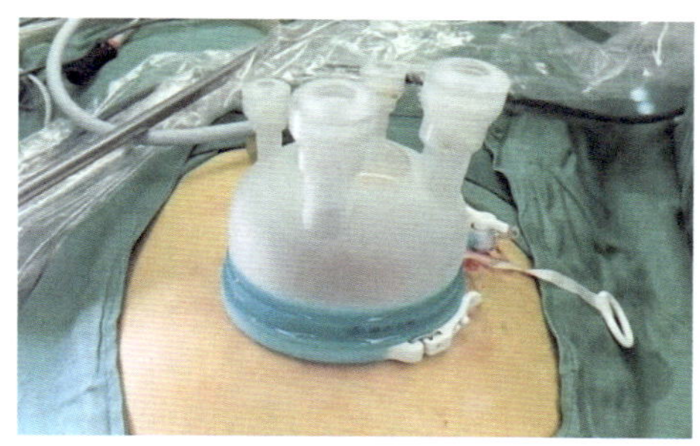

图18-3　建立单孔通道

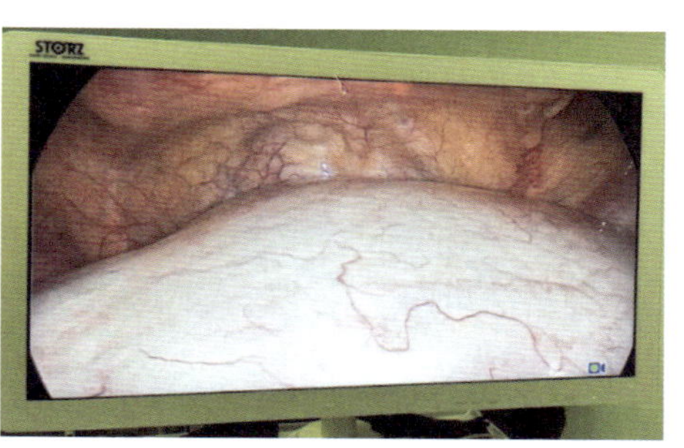

图18-4　腹腔镜下卵巢囊肿图像

了一个约3cm×3cm大小的肿块，表面光滑，与周围组织的边界清晰。在单孔腹腔镜下针对右侧卵巢肿瘤行卵巢囊肿剥除术（图18-6），逐层缝合切口，重塑脐部形态（图18-7）。术后患者恢复良好，术后7天出院。术后病理：包膜完整，切面充满毛发和黄色油脂，双侧卵巢成熟囊性畸胎瘤（图18-8）。

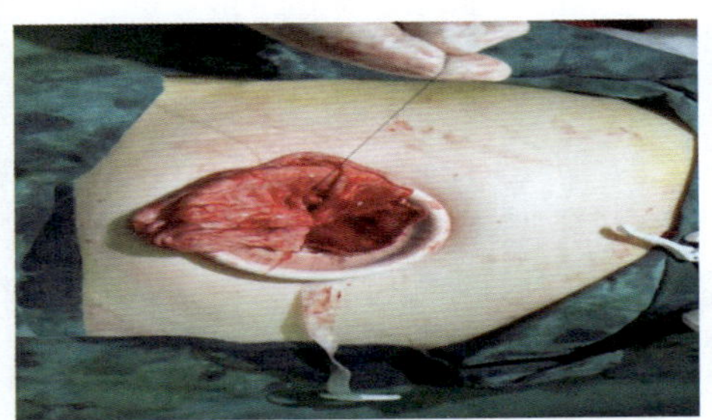

图18-5　体外缝合卵巢皮质

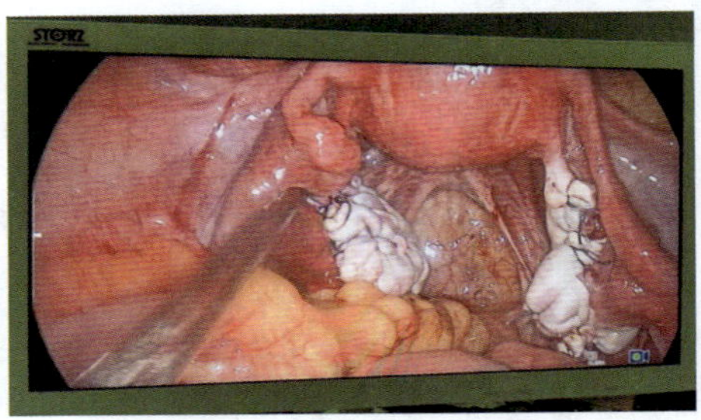

图18-6　双侧卵巢术后腹腔镜下图像

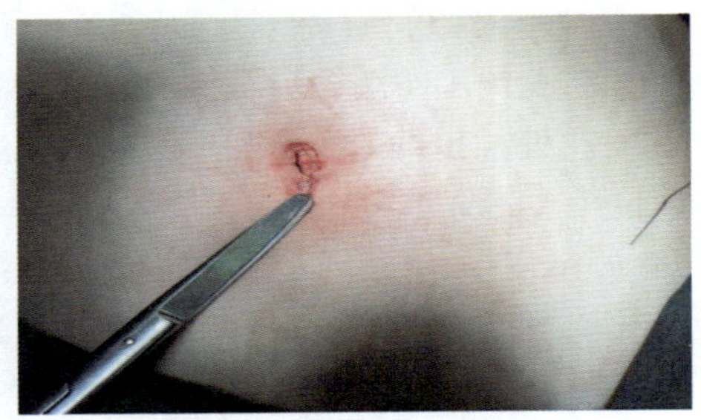

图18-7　脐整形后图像

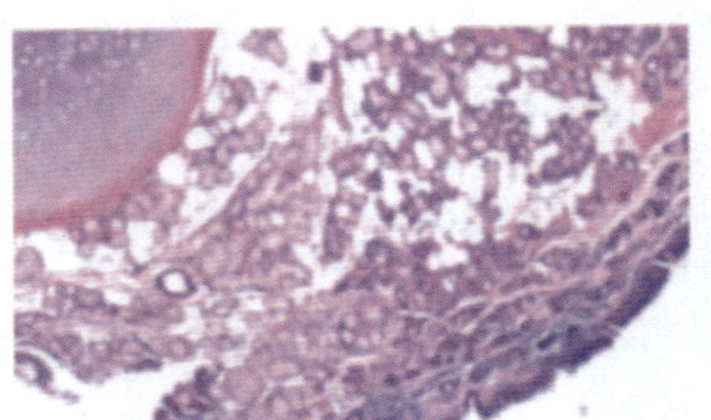

图18-8　肿瘤组织病理图

（二）讨论

卵巢畸胎瘤是一种常见的妇科肿瘤，可发生于任何年龄。恶性程度分为良性、边缘性和恶性。卵巢良性肿瘤占卵巢肿瘤的90%。常见于年轻患者，通常单侧，囊性，表面光滑，移动性好，肿瘤生长缓慢[8]。成熟畸胎瘤又称皮样囊肿，多为单侧病变，腔内充满油脂和毛发，有时可见牙齿和骨骼。巨大的卵巢囊肿可能成为交界性恶性肿瘤或恶性肿瘤，超声可初步确定其大小、位置、形状。根据增强盆腔磁共振成像见囊肿内容是否强化，并结合术前血清肿瘤标志物CA125、CA19-9、CEA等进一步判断患者发生交界性或恶性卵巢肿瘤的潜在风险[9]。

目前，腹腔镜手术是治疗卵巢囊肿的金标准[10]；然而，腹腔镜下卵巢巨大囊肿剥除术存在一些技术问题。首先，在形成气腹或卵巢囊肿剥离过程中，囊性内容物可能溢出。囊肿溢出可引起化学性腹膜炎、粘连、不孕症，而黏液囊肿溢出可引起腹膜假性黏液瘤[11]。巨大的卵巢囊肿可能与恶性肿瘤相关，因此囊肿液溢出可能伴随着术中医源性恶性细胞溢出的风险，这将显著降低患者的术后生存率[12]。其次，由于囊肿的大小影响手术视野，腹腔镜卵巢囊肿切除术具有挑战性，可能会增加手术时间，且容易导致术中出血量增加。腹腔镜下双极凝固止血可对卵巢间质血管和卵巢实质造成热损伤。腹腔镜囊肿切除时，卵巢正常组织难以尽可能保留，影响患者的生殖功能[13-15]。随着技术的进步，妇科腹腔镜手术也在不断发展。经脐单孔腹腔镜手术因其切口简单、创伤小、手术瘢痕美观、取样方便等优点，已适用于卵巢良性肿瘤、子宫肌瘤、异位妊娠、早期子宫内膜癌等多种妇科疾病的治疗[7]。为排除恶性肿瘤的可能性，术前应对患者进行严格的评估，包括体格检查、既往手术史、用药史、腹部及骨盆综合影像学、肿瘤标志物等[16]。尽管术前评估充分，但术中仍存在恶性肿瘤的可能，因此也需要对冷冻切片诊断进行评估。本临床报告对患者的临床表现、体格检查及相关辅助检查进行综合分析，结合患者的年龄、婚姻状况，考虑行经脐单孔腹腔镜卵巢囊肿切除术。该手术的主要特点是它结合了传统的腹腔镜和剖腹手术的优势。使用单端口系统，可实现在体外和体内之间灵活切换。首先，在脐处做一个长约1.5cm的切口，在直视下逐层进入腹部，并利用切口保护套尽可能扩大切口。在肿瘤和腹壁之间放置纱布，以避免囊性液体渗入腹腔。在囊壁上做荷包缝合，然后切开囊壁，同时将吸引器插入囊内，吸出囊液后结扎缝线。以上手术方法可有效降低囊肿内容物溢入腹腔的风险。如果囊肿含有固体成分，需要保留卵巢，则逐个取出固体部分，注意避免囊内物溢出，后将残余囊肿从脐部取出。由于切口鞘的隔离，可以保护脐切口免受液体囊肿污染。肿瘤从腹部取出，囊壁通过开放性手术剥离。剥皮面出血明显时，采用纱布压迫或细针缝合止血。研究表明，直视下剥离卵巢囊肿壁可减少卵巢皮质的流失，体外缝合止血可避免电凝止血对卵巢的热损伤，优于多孔腹腔镜，对尚未分娩的患者更有利[7]。巨大卵巢囊肿患者卵巢固有韧带和盆腔漏斗韧带通常过度拉伸，在吸引大部分囊肿内容物后可将卵巢组织从脐切口拉出。

经脐单孔腹腔镜辅助下体外卵巢巨大囊肿剥除术治疗卵巢良性巨大肿瘤是一种安全可行的手术方法。它有效地结合了开放手术和腹腔镜的优点，既可保护卵巢功能，又可避免囊肿液溢出，且术后美容效果明显。然而，要得出明确的结论，尚需要更多的多中心研究试验的数据。

（施如霞　王昊珏　顾光华　徐　琳）

参考文献

[1] Hiester A, Nettersheim D, Nini A, et al. Management, treatment, and molecular background of the growing teratoma syndrome [J]. Urol Clin North Am, 2019, 46 (3): 419-427.

[2] Amies Oelschlager AM, Gow KW, Morse CB, et al. Management of large ovarian neoplasms in pediatric and adolescent females [J]. J Pediatr Adolesc Gynecol, 2016, 29 (2): 88-94.

[3] Eltabbakh GH, Charboneau AM, Eltabbakh NG. Laparoscopic surgery for large benign ovarian cysts [J]. Gynecol Oncol, 2008, 108 (1): 72-76. doi: 10.1016/j. ygyno. 2007. 08. 085.

[4] Mohamed ML, Nouh AA, El-Behery MM, et al. Effect on ovarian reserve of laparoscopic bipolar electrocoagulation versus laparotomic hemostatic sutures during unilateral ovarian cystectomy[J]. Int. J. Gynaecol. Obstet, 2011, 114: 69-72.

[5] Coric M, Barisic D, Pavicic D, et al. Electrocoagulation versus suture after laparoscopic stripping of ovarian endometriomas assessed by antral follicle count: Preliminary results of randomized clinical

trial [J]. Arch Gynecol Obstet，2011，283：373-378.

[6] Song T，Kim MK，Kim ML，et al. Laparoendoscopic single-site surgery for extremely large ovarian cysts：a feasibility，safety，and patient satisfaction study [J]. Gynecol Obstet Invest，2014，78（2）：81-87. doi：10.1159/000363237.

[7] Chong GO，Hong DG，Lee YS. Single-port（OctoPort）assisted extracorporeal ovarian cystectomy for the treatment of large ovarian cysts：compare to conventional laparoscopy and laparotomy [J]. J Minim Invasive Gynecol，2015，22（1）：45-49. doi：10.1016/j.jmig，2014，06.003.

[8] Lee SR. Fast leak-proof，intraumbilical，single-incision laparoscopic ovarian cystectomy for huge ovarian masses："hybrid cystectomy and reimplantation" method [J]. Medicine（Kaunas），2021，57（7）：680.

[9] Kumakiri J，Kikuchi I，Ozaki R，et al. Feasibility of laparoscopically assisted extracorporeal cystectomy via single suprapubic incision using an adjustable-view laparoscope to treat large benign ovarian cysts：comparison with conventional procedure[J]. Eur J Obstet Gynecol Reprod Biol，2013，168（1）：64-67.

[10] Canis M，Rabischong B，Houlle C，et al. Laparoscopic management of adnexal masses：a gold standard? [J]. Curr Opin Obstet Gynecol，2002，14（4）：423-428.

[11] Ki EY，Park EK，Jeong IC，et al. Laparoendoscopic Single Site Surgery for the Treatment of Huge Ovarian Cysts Using an Angiocatheter Needle [J]. Yonsei Med J，2019，60（9）：864-869.

[12] Vergote I，De Brabanter J，Fyles A，et al. Prognostic importance of degree of differentiation and cyst rupture in stage I invasive epithelial ovarian carcinoma [J]. Lancet，2001，357（9251）：176-182.

[13] Wang X，Li Y. Comparison of perioperative outcomes of single-port laparoscopy，three-port laparoscopy and conventional laparotomy in removing giant ovarian cysts larger than 15 cm [J]. BMC Surg，2021，21（1）：205.

[14] Templeman C，Fallat ME，Blinchevsky A，et al. Noninflammatory ovarian masses in girls and young women [J]. Obs Gynecol，2000，96：229-233.

[15] Agarwal P，Agarwal P，Bagdi R，et al. Ovarian preservation in children for adenexal pathology，current trends in laparoscopic management and our experience [J]. J Indian Assoc Pediatr Surg，2014，19：65-69.

[16] Roh HJ，Lee SJ，Ahn JW，et al. Single-port-access，hand-assisted laparoscopic surgery for benign large adnexal tumors versus single-port pure laparoscopic surgery for adnexal tumors [J]. Surg Endosc，2012，26（3）：693-703. doi：10.1007/s00464-011-1939-z.

十九、传统器械行单孔腹腔镜手术联合体外缝合法处理1例双侧卵巢巨大肿瘤报告

（一）病例信息

患者女性，23岁，未婚未育，无性生活史。因“下腹隐痛10余天”至门诊就诊，B超提示：双侧卵巢混合型占位（左侧附件区混合性占位66mm×52mm×59mm，右侧附件区混合回声71mm×49mm×95mm），肿块性质倾向畸胎瘤。入院后查肿瘤指标，CA125、CA19-9、CEA、甲胎蛋白均在正常范围。无腹部手术史、特殊既往病史。妇科检查：肛诊：宫体中位，左侧附件触及肿块直径约6cm，活动度好，无压痛；右侧附件触及肿块直径约8cm，活动度好，无压痛。术前检查排除明显手术禁忌证后，结合患者年龄及其对生育、美容的要求，充分沟通、讨论后，决定行单孔腹腔镜双侧卵巢囊肿剥除术。术前准备同常规腹腔镜手术，术前2～3天开始流质饮食并行肠道准备。采用气管内插管全身麻醉，患者取平卧位。常规消毒铺巾后，经脐做20mm纵切口，切开皮肤及部分皮下组织，进入腹腔，置入单孔腹腔镜专用Port，建立CO_2气腹，压力维持在10～12mmHg。术中探查盆腔，见子宫中位，正常大小，左侧卵巢见约8cm×8cm×6cm囊肿，右侧卵巢见约10cm×8cm×6cm囊肿，双侧输卵管形态正常。用两把血管钳对夹住右侧卵巢包膜，剪刀剪开卵巢包膜，反方向撕拉至右侧整个卵巢肿瘤完整剥离，标本装袋后，随撤出的单孔腹腔镜器械自单孔Port取出。同法处理左侧卵巢。拟行单孔腹腔镜下卵巢缝合塑形，因单孔腹腔镜技术欠佳，对单孔器械操作熟练度欠佳，难以完成，因此撤去单孔腹腔镜器械，经脐孔牵拉出一侧卵巢组织，行体外缝合成形术，再次置入单孔腹腔镜器械，恢复附件原有解剖位置。同法处理另一侧卵巢。术中充分止血，未放置腹腔引流管。手术顺利完成后进行脐孔再造，手术结束（图19-1至图19-4）。术后患者安返病房，密切监测生命体征及腹部切口情况，低流量给氧，术后4～6小时制动，予以预防感染补液、止血、营养支持治疗。手术时间约120分钟，其中穿刺建立手术通路时间为10分钟。术中未额外增加手术通道。术中未损伤输尿管、膀胱、结直肠等邻近脏器及大血管、神经等。术中出血量约50mL。术后1天患者肠蠕动恢复，拔除尿管后膀胱即恢复排尿功能。术后无须使用镇痛药物。术后病理提示：双侧卵巢成熟型畸胎瘤。术后腹部切口呈Ⅱ/甲愈合。再造脐孔，几乎无瘢痕。术后未发生脐部切口感染、切口疝、膀胱功能障碍、皮下气肿、静脉血栓等并发症。患者恢复良好，对治疗效果十分满意。

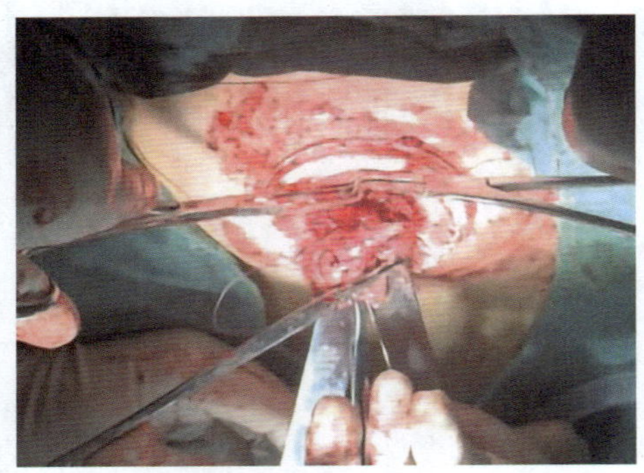

图19-1 经脐取出卵巢

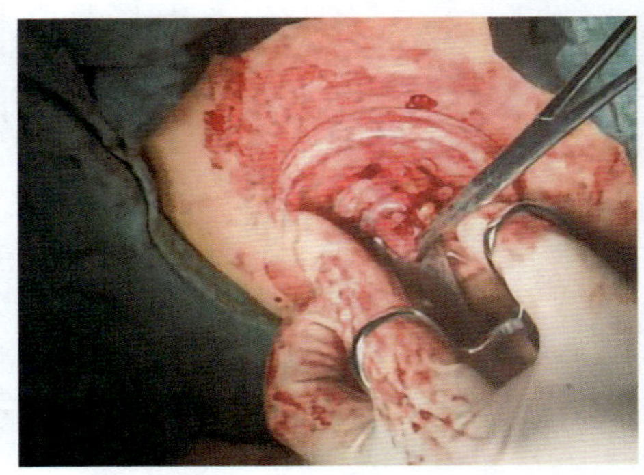

图19-2 体外缝合完毕的卵巢组织

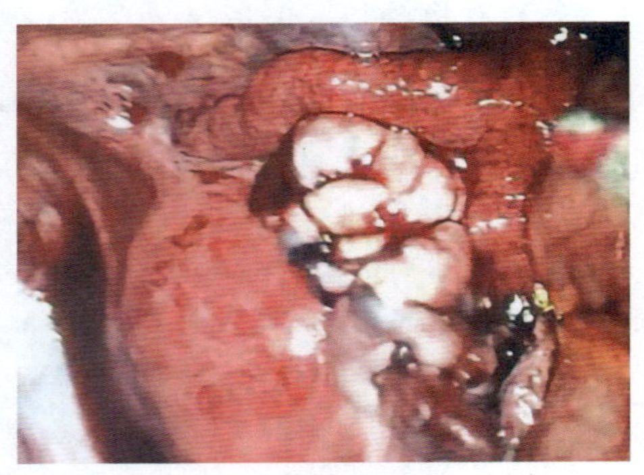

图19-3 恢复解剖位置的卵巢

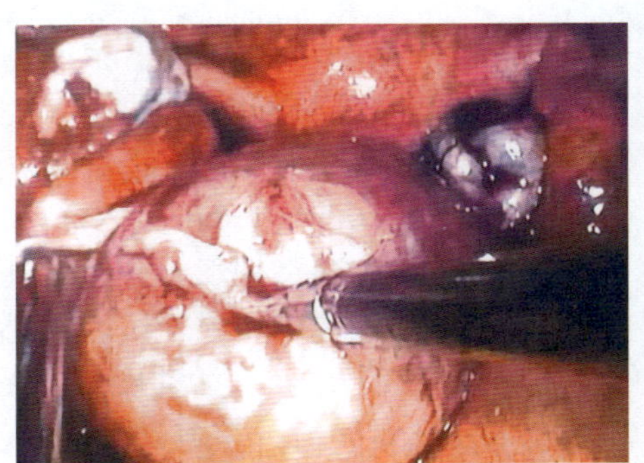

图19-4 完整剥除左侧卵巢肿物

（二）讨论

随着腹腔镜器械与技术的不断发展与进步，部分妇科腹腔镜手术已由传统三孔或四孔逐步发展为单孔腹腔镜手术（laparoendoscopic single-site surgery，LESS）[1, 2]。LESS最大的优势在于几乎无手术瘢痕的美容效果，同时创伤较普通腹腔镜手术更小，术后疼痛更轻，康复更快[3-10]。LESS的操作理念已逐渐被越来越多的微创外科医师与患者所接受[5]。但LESS面临着手术器械相互干扰的问题，而且必须克服三个套管通过同一切口操作的难度。因而，目前LESS的手术时间较常规腹腔镜手术长，手术难度更大，且对手术设备与技巧的依赖性更大[11]。因此，LESS对术者经验及操作技巧具有更高的要求。

作者团队处于LESS初级阶段，开展数量不多，尚缺乏单孔腹腔镜下持针缝合打结技巧。而缝合作为腹腔镜下难度较大的操作，对于基层医院的妇科医师而言，往往难以胜任，而单孔腹腔镜下的缝合更加大了难度，而且在单孔腹腔镜下完成精细的卵巢缝合、成形是相当困难的，尤其在LESS开展初期。大量研究已证实，相较电凝止血，镜下缝合卵巢成形更利于减少对卵巢功能的损伤。本例患者年轻未生育，卵巢功能的保护尤为重要，采用LESS，在保证微创、美观的同时，最大限度地减少或避免了对卵巢功能的损伤，这是该手术的关键与难点。我们在以往经验的基础上[12-15]，采用单孔单通道穿刺法联合经腹传统手术模式将卵巢组织牵出腹腔外，直视下缝合卵巢组织并成形，顺利完成了单孔腹腔镜下双侧卵巢畸胎瘤剥除术，有效弥补了单孔腹腔镜下缝合技术不足的缺陷。本例患者为双侧卵巢巨大肿瘤，左侧肿瘤直径约8cm，右侧约10cm，在单孔腹腔镜下顺利完成双侧卵巢肿瘤剥除术，标本装袋后随撤出的单孔腹腔镜器械经单孔Port取出。由于脐部入路通道较传统腹腔镜Trocar明显大而浅，标本取出较方便、容易。利用脐部通道的宽松空间，将卵巢组织牵出腹壁外缝合较方便、快捷，且有效保证了缝合质量。对于初期开展单孔腹腔镜，尤其是基层医院，单孔腹腔镜技术可能欠佳，这样操作有效解决了缝合的难题，值得借鉴。

我们认为，初期开展LESS尤其在缝合技术欠佳的情况下，应严格把握手术适应证，选择合适的病例，并根据患者情况评估LESS的可行性，通过改变手术模式，有效利用单孔入路的便捷性，完美结合单孔手术的微创、美观优势及直视缝合的可靠性，适当转变思路，改变手术模式，可能更利于新技术的开展与发展。

（陆安伟　赵淑萍　朱宗浩　杜　雨）

参考文献：

[1] Froghi F，Sodergren MH，Darzi A，et al. Single-incision Laparoscopic Surgery（SILS）in general surgery：a review of current practice［J］. Surg Laparosc Endosc Percutan Tech，2010，20（4）：191-204.

[2] Buckley FP 3rd，Vassaur H，Monsivais S，et al. Single-incision laparoscopic appendectomy versus traditional three-port laparoscopic appendectomy：an analysis of outcomes at a single institution［J］. Surg Endosc，2014，28（2）：626-630.

[3] Pontarelli EM，Emami C，Nguyen NX，et al. Single-incision laparoscopic resection of ovarian masses in children：a preliminary report［J］. Pediatr Surg Int，2013，29（7）：715-718.

[4] Kim YW，Park BJ，Ro DY，et al. Single-port laparoscopic myomectomy using a new single-port transumbilical morcellation system：initial clinical study［J］. J Minim Invasive Gynecol，2010，17（5）：587-592.

[5] Lim MC，Kim TJ，Kang S，et al. Embryonic natural orifice transumbilical endoscopic surgery（E-NOTES）for adnexal tumors［J］. Surg Endosc，2009，23（11）：2445-2449.

[6] Escobar Pedro F，Starks David C，Fader Amanda Nickles，et al. Single-port risk-reducing salpingo-oophorectomy with and without hysterectomy：surgical outcomes and learning curve analysis.［J］. Gynecol Oncol，2010，119：43-47.

[7] Snissarenko Eugene P，Kim Grace H，Simental Alfred A，et al. Minimally invasive video-assisted thyroidectomy：a retrospective study over two years of experience.［J］. Otolaryngol Head Neck Surg，2009，141：29-33.

[8] Russell PA，Michael LN，Vrunda B. Applying single-incision laparoscopic surgery to gyn practice：What's involved［J］. OBG Management，2011，23（4）：28-36.

[9] Elazary R，Khalaileh A，Zamir G，et al. Single-trocar cholecystectomy using a flexible endoscope and articulating laparoscopic in struments：a bridge to NOTES or the final form?［J］. Surg Endosc，2009，23（5）：969-972.

[10] Jeon HG，Jeong W，Oh CK，et al. Initial experience with 50 laparoendoscopic single site surgeries

using a homemade，single port device at a single center［J］. J Urol，2010，183（5）：1866-1871.

［11］Chew MH，Chang MH，Tan WS，et al. Conventional laparoscopic versus single-incision laparoscopic right hemicolectomy：a case cohort comparison of short-term outcomes in 144 consecutive cases［J］. Surg Endosc，2013，27（2）：471-477.

［12］陈继明，丁屹，杨璐，等. 单孔三通道法行单孔腹腔镜手术治疗妇科良性肿瘤［J］. 中华腔镜外科杂志（电子版），2014，7（5）：410-413.

［13］王秋娟，任玉玲，高红艳，等. 单孔三通道法行腹腔镜输卵管切除术初探［J］. 中华腔镜外科杂志（电子版），2015，8（6）：434-438.

［14］高红艳，王清，任玉玲，等. 单孔三通道法行单孔腹腔镜全子宫切除术初探［J］. 中华腔镜外科杂志（电子版），2017，10（3）：179-181.

［15］Jiming Chen，Hongyan Gao，Yi Ding，et al. Application of laparoendoscopic single-site surgery using conventional laparoscopic in-struments in gynecological diseases［J］. Int J Clin Exp Med，2016，9（7）：13099-13104.

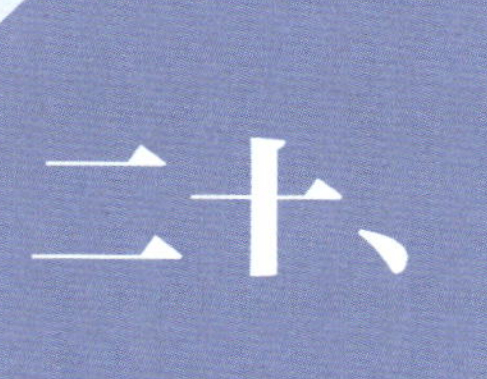

二十、妇科单孔腹腔镜手术镜下联合体外操作模式临床应用专家共识

【摘要】 随着单孔腹腔镜技术在妇科疾病诊疗中的广泛应用，该技术操作难度大、学习曲线长等问题逐渐凸显。为了有效解决这些问题，降低妇科单孔腹腔镜手术的操作难度，专家们提出单孔腹腔镜镜下联合体外操作的新技术和新模式。这种联合操作模式结合了传统开腹手术及腹腔镜技术的优点，降低手术难度的同时改善了手术治疗的效果。中国医师协会妇产科医师分会妇科单孔腹腔镜全国科研协作组组织了国内妇科单孔腹腔镜手术领域相关专家，制订本专家共识。本专家共识详细介绍了单孔腹腔镜镜下联合体外操作模式的产生背景、临床应用的适应证与禁忌证、技术操作要点及相应的注意事项，以进一步规范和完善这一联合操作模式，更好地促进妇科单孔腹腔镜技术的临床应用与推广。

【关键词】 妇科单孔腹腔镜手术；镜下联合体外操作模式；妇科疾病诊治

（一）引言

近年来随着医疗技术的不断发展和微创理念的逐步渗透，妇科疾病的手术治疗方式已由传统的开腹手术逐渐向多孔腹腔镜、单孔腹腔镜甚至微切口单孔腹腔镜方向发展[1]。基于微创及无痕的理念，单孔腹腔镜手术已被越来越多地应用于妇科疾病的诊治。该术式具有术后患者恢复快、疼痛轻、美容效果佳等优点，但手术操作难度大、技术要求高，很多医师心有余而力不足，这给术者带来了极大的挑战。克服这些技术难点，降低手术难度，将更利于妇科单孔腹腔镜技术的应用与推广。妇科微创技术的先行者们在长期的单孔腹腔镜手术临床实践中发现，单孔腹腔镜手术镜下联合体外操作模式巧妙地结合了开腹手术与腹腔镜手术的优点，降低操作难度的同时满足患者的微创要求，并在部分疾病的手术治疗中呈现出独有的优势。这种联合操作模式为妇科微创手术的发展提供了新的方向，已被应用到多种妇科疾病的诊治中。

为了规范完善这一联合操作模式，促进妇科单孔腹腔镜技术的临床应用与推广，中国医师协会妇产科医师分会妇科单孔腹腔镜全国科研协作组组织了国内妇科单孔腹腔镜手术领域相关专家，参阅国内外相关文献并结合我国实际情况，进行充分讨论、反复修改，制订了《妇科单孔腹腔镜手术镜下联合体外操作模式临床应用专家共识》。

（二）妇科单孔腹腔镜手术的发展现状

单孔腹腔镜手术分为经自然腔道内镜手术（nature orifice transluminal endoscopic surgery，NOTES）及经脐单孔腹腔镜手术（transumbilical laparoendoscopic single-site surgery，TU-LESS）[2]。前者是指内镜系统经自然腔道如口腔、肛门、阴道等进入人体进行手术，而后者是指内镜系统经脐孔部位入路进行手术。在妇科领域，单孔腹腔镜手术主要是指TU-LESS及经阴道单孔腹腔镜手术（transvaginal nature orifice transluminal endoscopic surgery，V-NOTES）。1973年，Thompson等[3]首次报道了TU-LESS输卵管绝育术。自此，单孔腹腔镜技术不仅在妇科，在其他手术科室的开展也日渐成熟。早期单孔腹腔镜手术因器械和技术的限制在妇科手术领域发展缓慢。近年来，随着单孔腹腔镜可变视角镜头和加长操作器械的研发，以及术者手术经验的积累，单孔腹腔镜技术已广泛应用于各种妇科良性疾病及早期恶性肿瘤的诊治，并逐渐涉足高难度妇科恶性肿瘤的手术治疗。随着2009年Fader等[4]首次报道了TU-LESS妇科肿瘤手术后，2011年刘木彪[5]报道了国内首次TU-LESS妇科恶性肿瘤手术。此后，国内外学者进一步系统报道了单孔腹腔镜手术在宫颈癌、子宫内膜癌、外阴癌和阴道癌治疗中的应用[6-9]。随着机器人的研发，2018年Yoo等[10]报道了1例机器人辅助单孔腹腔镜行早期卵巢癌全面分期术，其中包括了大网膜切除和肠系膜下动脉水平以下的腹膜后淋巴结切除。同年国内学者[11]也报道了第三代da Vinci Si机器人在妇科单孔腹腔镜手术中的初步应用。随着技术的进步，单孔腹腔镜因其独特的微创无痕效果以及术后恢复快、疼痛轻、患者满意度高等优势，将在临床工作中具有更好的发展趋势及更广阔的应用前景。

（三）妇科单孔腹腔镜手术存在的问题

单孔腹腔镜技术在妇科领域的临床应用中暴露了一些局限与不足，主要包括以下三个方面。

1. 单孔腹腔镜的手术操作技术难度大

多孔腹腔镜手术时，器械从不同的切口进入盆腹腔，易形成操作三角。但单孔腹腔镜手术时多个手术器械均通过同一切口平行进入，操作三角极度减弱，外加器械相互干扰、长度不够及操作柄在体外拥挤等因素，极大地增加了手术操作难度[2]。大多数妇科手术需要进行复杂的缝合与打结，这对术者的技术是个极大的挑战，需要一定数量的操作练习和经验积累。这些不利因素限制了单孔腹腔镜手术在临床上的快速发展，也让很多妇科医师对其望而却步。

2. 单孔腹腔镜的影像设备及手术器械的局限

目前临床上虽已有专门的单孔腹腔镜入路平台、可弯曲的腹腔镜镜体及加长的腹腔镜器械，但因入路平台的费用较高，增加了患者的经济压力。另外，可弯曲的腔镜器械夹持力较弱，很难做到精准操作，难以满足手术需要[1]。在实际的临床实践中，反而不断有传统的腔镜器械在单孔腹腔镜手术中应用的报道[12]，这也从侧面说明临床上仍缺少合适的单孔腹腔镜器械，还需要继续开发、研制满足临床需要的器械和设备。

3. 单孔腹腔镜手术适用人群的局限

既往认为过度肥胖、反复盆腔手术史、中孕期以上、巨大盆腔肿块、恶性肿瘤及多发或巨大子宫肌瘤的患者为单孔腹腔镜手术的相对禁忌证。肥胖患者可操作空间较小，术野显露困难，手术难度加大，导致手术时间延长，从而增加了手术并发症的风险。气腹腹腔镜手术为维持CO_2气腹压力，增加了患者动脉血的碱剩余及CO_2分压，会影响患者的呼吸及循环系统，对肥胖、孕妇及老年患者影响更大[13]。巨大盆腔肿块可能影响手术视野，术中操作空间的狭窄，明显增加了术中邻近脏器副损伤的发生概率，术中肿块破裂的风险也明显升高，交界性肿瘤及恶性肿瘤则可能造成医源性播散种植，直接影响患者的预后。因此，单孔腹腔镜手术目前适用人群可能存在一定的限制，但是随着单孔技术的发展和手术操作模式的完善，手术难度进一步降低，单孔腹腔镜手术适应人群在不断扩大，某些既往认为需要排除的特殊人群如巨大盆腔囊性包块，在镜下联合体外模式的操作下，单孔技术反而更有优势。

专家意见：妇科单孔腹腔镜手术近几年发展迅猛，在临床上的应用日益广泛。但是，单孔腹腔镜的手术操作技术难度大，影像设备及手术器械存在局限，适用人群有一定局限。这些因素限制和阻碍了妇科单孔腹腔镜手术的进一步应用与推广。只有改进和完善手术操作模式，进一步降低手术难度，研究开发更新、更适合的手术设备与器械，同时镜下联合体外操作模式的提出和临床应用可能会有效解决目前妇科单孔腹腔镜手术存在的诸多问题，才能更有利于单孔腹腔镜技术的发展与进步。

（四）妇科单孔腹腔镜镜下联合体外操作技术的产生背景

确保患者生命安全和达到良好手术效果是任何手术开展的前提。为了有效规避上述有关单孔腹腔镜手术技术的问题与不利因素，提高手术的安全性和有效性，经过长时间的临床实践，单孔腹腔镜镜下联合体外操作的手术模式应运而生。将病灶显露于切口保护套外或提拉于切口下，如传统开腹手术一样直视触摸下进行病灶的切、剥、缝等精细操作，更利于降低手术难度。2011年Kim[14]首次报道了经脐单孔腹腔镜手术镜下联合体外操作模式行卵巢囊肿剥除，术中在脐部切开2cm切口放入手套自制的单孔装置，借助传统腹腔镜器械进行手术，抽吸囊液后，于切口取下单孔入路平台，将卵巢囊肿暴露于体外，行囊肿剥除及卵巢成形后回纳至盆腔。此后，单孔腹腔镜手术镜下联合体外操作模式也在其他妇科疾病诊治中进行了初步探索。目前该模式在妇科疾病的应用尚处于起步阶段，尚需不断拓展手术适应证，其安全性和有效性仍需大量的临床数据支持。

专家意见：单孔腹腔镜手术镜下联合体外操作模式的产生，可有效规避传统妇科单孔腹腔镜手术的一些难点与不足，降低手术难度，提高手术效率，在临床实践中显示出独特的优势和良好的应用前景，但尚需不断拓展手术适应证。

（五）妇科单孔腹腔镜镜下联合体外操作技术临床应用现状

在长期的临床实践中，学者们发现单孔腹腔镜镜下联合体外操作模式不仅是安全可行的手术方式，甚至对于某些妇科疾病来说可能是目前诊疗模式中相对优选的手术方式。

1. 卵巢良性肿瘤

卵巢肿瘤可发生在任何年龄段，但以育龄期最为常见。卵巢肿瘤根据其恶性潜能可分为良性、交界性及恶性，其中90%为良性[15]。对于有手术指征的年轻女性患者，尽可能体表不留瘢痕的单孔腹腔镜手术及保护卵巢功能的病损切除术成为她们青睐的手术方式。而术中能量器械的使用不利于保护卵巢功能，缝合止血及恢复卵巢解剖结构成为手术的基本要素。对于10cm以上的卵巢巨大囊肿，因手术视野受限及易破裂等风险，能否进行腹腔镜手术也存在较大争议。2015年Chong等[16]报道了单孔腹腔镜联合体外操作模式下卵巢大囊肿剥除术。结果表明，单孔腹腔镜联合体外操作模式组的囊液溢出率、手术时间及术中失血量均低于传统多孔腹腔镜组和开腹手术组。2021年也有一篇结果相似的研究[17]，该研究纳入了95例卵巢巨大良性肿瘤（直经≥15cm）的患者，分别行单孔腹腔镜联合体外操作模式下卵巢肿瘤剥除术、开腹卵巢肿瘤剥除术和多孔腹腔镜下卵巢肿瘤剥除术，对比发现单孔腹腔镜联合体外操作模式组肿瘤的破裂率远低于多孔组（3% vs 22.2%）。因此，对于卵巢巨大囊肿，腹腔镜手术也不再是绝对的禁忌证，而且对于不能耐受气腹的患者，甚至可以考虑免气腹腹腔镜手术[18]。相关研究表明，无论是进行TU-LESS还是V-NOTES，单孔腹腔镜镜下联合体外操作模式下卵巢肿瘤剥除术是安全可行的。相比传统腹腔镜及开腹手术，单孔腹腔镜镜下联合体外操作模式具有手术时间短、手术难度低、肿瘤破裂风险小、卵巢功能破坏少等诸多优点，而且术后美容效果好、疼痛感小、恢复快（V-NOTES尤为明显），值得临床应用与推广。

2. 子宫肌瘤

子宫肌瘤是育龄期女性最常见的妇科良性肿瘤，对于有生育或保留子宫意愿的患者来说，子宫肌瘤剥除术是主要的手术方式。手术途径有开腹、腹腔镜或经阴道。随着微创理念的发展，腹腔镜下子宫肌瘤剥除术已成为主流术式，然而因多发肌瘤、特殊部位或较大肌瘤等问题，限制了这一微创术式的应用，而传统腹腔镜下子宫肌瘤剥除术使用粉碎机还存在违反无瘤原则的问题。随着经脐单孔腹腔镜技术的快速发展，已有相关临床研究证实，将已剥除的肌瘤放入标本取物袋直接从脐部切口取出，操作简单方便，同时也避免了肌瘤粉碎机的使用，减少术中周围脏器的副损伤，避免发生医源性子宫肌瘤寄生、播散性平滑肌瘤及恶性肿瘤种植等问题，这为腹腔镜下子宫肌瘤剥除术提供了新的思路。

另外，传统腹腔镜下子宫肌瘤剥除术还可能存在因触诊的缺失而导致深部小肌瘤遗留的问题[19]。基于此，有学者[20]提出了指探法辅助经脐单孔腹腔镜完成子宫多发肌瘤剥除，手术时术者将手指通过切口伸入腹腔，触摸子宫，可触及腔镜视野不能发现的小肌瘤及较深位置的肌瘤，甚至术前超声不能发现的肌瘤，最大限度地避免遗漏和残留，术中无须使用超声定位，既节约成本，缩短手术时间，同时也达到微创的效果，操作简单可行，值得在临床上推广应用。对于既往有手术史的子宫肌瘤患者，国内学者创新性采用经腹壁瘢痕入路进行单孔腹腔镜子宫肌瘤剥除术[21]，术中巧妙地采用镜下联合体外操作模式，将视诊和触诊有机结合，取得了满意的临床效果。该研究中所有患者均顺利完成手术，术中未更改手术方式，术后观察未出现周围脏器副损伤，切口愈合良好，随访至术后6个月，所有患者均未发生切口疝和肌瘤的复发。

3. 输卵管疾病

输卵管是女性重要的生殖器官，具有拾卵和输送受精卵至宫腔的功能，也是精子与卵子受精的场所。输卵管相关病变可引起不孕症和异位妊娠，其中以输卵管炎及输卵管积水较为常见。临床上因输卵管疾病需要手术者，通常选择腹腔镜下操作，在单孔腹腔镜应用的初期也大都选择术式较为简单的输卵管切除术。但对于有生育要求需要保留输卵管甚至是输卵管结扎后的再通等精细手术，单孔腹腔镜技术是否既能保证手术效果又能提高术后的受孕概率，目前尚不明确。2019年国内学者[22]报道了经腹壁瘢痕入路单孔腹腔镜输卵管再通手术案例，在患者下腹部剖宫产手术瘢痕处构建单孔入路，进行单孔腹腔镜辅助体外操作模式下双侧输卵管再通术，手术取得了较好的临床效果。该术式结合了腹腔镜及开腹手术的优点，且不形成新的手术瘢痕。从原下腹部瘢痕入路，切口位置正对盆腔器官，术中配合使用简易举宫器，将输卵管暴露至切口外，在直视下使用常规外科手术器械进行熟练及精细的操作，不仅有助于输卵管功能恢复，还可减少对盆腹腔周围脏器的干扰，减少并发症。该研究初步证实经腹壁瘢痕入路单孔腹腔镜辅助体外操作模式下输卵管再通术的安全性与可行性，也为单孔腹腔镜手术的入路提出了新的思路。

4. 妊娠期卵巢肿瘤

随着妊娠期保健的普及，近年来妊娠期卵巢肿瘤发病率呈现上升的趋势。妊娠期子宫体积逐渐增大，雌孕激素分泌增多，韧带被牵拉变软，发生卵巢肿瘤蒂扭转、感染、破裂及恶变等风险较非妊娠期明显增加，特别是当卵巢肿块大于6cm时，发生并发症的风险会升高。因此，妊娠期检查如发现卵巢囊肿持续存在且增长快速或发生急腹症时，应尽早考虑手术干预。妊娠期手术开腹或腹腔镜均可，但良性肿瘤更推荐腹腔镜手术。2018年Kurihara等[23]报道了10例妊娠中期患者接受单孔腹腔镜下卵巢肿瘤剥除术，手术时采用辅助体外操作模式，直视下使用尖刀切开脐孔皮肤至腹膜，安装切口保护套，相对于妊娠期多孔腹腔镜手术，可避免子宫及肠管穿刺伤的风险，术中也发现增大的子宫反而使得卵巢肿瘤离脐部切口更近，更易从脐部切口取出卵巢肿瘤进行体外剥离及缝合，从而有效缩短气腹的暴露时间，减少对母体及胎儿的不良影响。国内学者于2019年报道了免气腹简单悬吊式单孔腹腔镜联合体外操作模式治疗妊娠中期卵巢巨大肿瘤的案例，术中未使用气腹及能量器械，最大限度地减少手术对孕妇及胎儿的刺激[24]。这进一步证实单孔腹腔镜联合体外操作模式治疗妊娠期卵巢肿瘤是安全可行的，此术式充分结合单孔腹腔镜手术及开腹手术的优点，同时又减少手术对孕妇及胎儿的不良影响，可在妊娠期卵巢肿瘤患者中应用。但目前仍缺少大样本数据的对比分析，仍需进一步的研究评估。

5. 卵巢交界性或恶性肿瘤

2014年Song等[25]进行了一项研究，纳入31名术前怀疑卵巢交界性或恶性肿瘤的患者，均行单孔腹腔镜镜下联合体外操作模式的手术，快速病理提示交界性肿瘤6例，恶性肿瘤4例。其中2例晚期卵巢癌患者术中中转开腹行全面分期手术，其余患者均在单孔腹腔镜下完成手术。术中未形成气腹，避免了与烟囱效应相关的端口转移。术中抽吸囊肿内容物后即进行体外操作，也减少了肿瘤细胞及囊液外渗污染的风险。2020年国内学者也报道了单孔腹腔镜镜下联合体外操作模式进行保留生育功能的卵巢交界性肿瘤全面分期手术案例，手术顺利，未出现并发症，患者预后良好[26]。2021年另有研究[27]报道了39例行保留生育功能的卵巢恶性肿瘤的不全分期手术，单孔腹腔镜辅助组的手术时间、术中失血量及术后恢复时间均优于开腹组及多孔腹腔镜组，也说明了单孔腹腔镜辅助组手术安全无瘤、省时省力、微创美容、手术时间短和术后恢复快等优点。然而需要引起重视的是，虽然随着妇科医师手术技巧的提高及经验的积累，单孔腹腔镜辅助体外操作模式治疗卵巢交界性/恶性肿瘤已逐步被报道，但是其远期肿瘤学结局尚不明确。术者仍需结合自身的技术水平及患者的病情综合考虑，在确保患者安全的前提下慎重选择。

专家意见：初步证据表明，单孔腹腔镜镜下联合体外操作模式不仅是安全可行的手术方式，甚至对于某些妇科疾病来说可能是目前医疗诊疗模式中相对优选的手术方式。这种联合操作模式在卵巢良性肿瘤、子宫肌瘤、输卵管疾病、妊娠期卵巢肿瘤、卵巢交界性或恶性肿瘤的治疗中发挥一定的作用，且体现出一定的优势，其适用范围有望进一步扩充。但是，其远期安全性和有效性尚需进一步研究证实，尤其是针对卵巢交界性/恶性肿瘤的患者，单孔腹腔镜镜下联合体外操作模式治疗的远期肿瘤学结局尚不清楚，仍需谨慎选择。因此，术者仍需结合自身的技术水平及患者的病情综合考虑，在确保患者安全的前提下慎重选择这一联合手术模式。

（六）妇科单孔腹腔镜镜下联合体外操作技术的适应证与禁忌证

单孔腹腔镜镜下联合体外操作技术与传统妇科单孔腹腔镜手术的适应证及禁忌证基本等同[28]，而对于某些疾病，采用单孔腹腔镜手术镜下联合体外操作技术更显优势，在此简要概括。

1.适应证

（1）子宫疾病：子宫肌瘤、子宫腺肌病/子宫腺肌瘤、子宫切口憩室、子宫瘢痕妊娠。

子宫肌瘤：妇科单孔腹腔镜手术常规是经脐入路，而妇科的子宫和双附件均位于盆腔，对于有下腹部手术史的患者，选择经瘢痕入路的单孔腹腔镜不但可以避免形成新的手术瘢痕，还能使切口更接近病灶，易于触摸、显露及体外操作。

子宫腺肌病/子宫腺肌瘤：随着子宫腺肌病/子宫腺肌瘤的发病率逐年上升及发病的年龄日益年轻化，保留子宫的病灶切除术越来越受到患者的青睐[29-31]。然而单孔腹腔镜下子宫缝合成形是手术的重点和难点，若术中取下腹部瘢痕入路，直接将子宫暴露于切口下方，直视下进行缝合整形，可使单孔腹腔镜成为简单易行的手术方式。联合体外操作可触及辨别瘤体与正常肌层界限；子宫腺肌病/腺肌瘤创面常张力较大，直接缝合更利于创面对合。

子宫切口憩室、子宫瘢痕妊娠：随着剖宫产的广泛开展，B超技术的不断进步，子宫切口憩室、子宫瘢痕妊娠的发病率不断上升。这类疾病处理往往需要宫腔镜联合腹腔镜手术，术中单孔腹腔镜手术可取下腹部瘢痕入路，分离粘连后，直接将子宫病变部位暴露于切口下方，联合宫腔镜手术，必要时直视下进行切除病灶并缝合整形。

（2）卵巢疾病：卵巢囊肿、卵巢良性肿瘤、卵巢交界性肿瘤、妊娠合并卵巢肿瘤。

卵巢疾病手术方案的选择不仅要考虑保护卵巢功能，还要尽量满足患者微创、美容、能隐藏瘢痕的客观需求。单孔腹腔镜手术无疑是当前背景下最为微创的术式，然而当小切口遇到大囊肿，如何最优地暴露病灶，完美地防止囊液外溢，完整地取出肿瘤等，这些都是术者需要解决的问题。对于妊娠这一特殊且复杂的时期，当手术不可避免时，医师选择的手术方案既要帮助孕妇解决病症，也要尽可能地避免对孕妇及胎儿产生不良影响。单孔腹腔镜镜下联合体外操作的手术模式最初的临床探索即是卵巢巨大囊肿的治疗，一次手术中的无奈之举，却造就了新的手术理念。

（3）输卵管疾病：输卵管妊娠、输卵管积水、输卵管系膜囊肿、输卵管通液、输卵管结扎、输卵管再通等。

输卵管是女性重要的生殖器官，既往破坏性的输卵管切除手术已逐渐被更精细的输卵管保留手术所代替。单孔腹腔镜虽然可以近距离显露手术视野，但是要想在缺少帮手的情况下通过“长杆器械”来完成小针细线的缝合打结并不容易。镜下联合体外操作的单孔腹腔镜手术模式则能扬长避短，在保证手术效果的同时有效降低手术难度。

2. 禁忌证

（1）严重的心、脑血管疾病及肺功能不全。

（2）严重的凝血功能障碍、血液病。

（3）膈疝。

（4）晚期或广泛转移的妇科恶性肿瘤。

专家意见：如同其他手术技术一样，妇科单孔腹腔镜镜下联合体外操作技术的适应证及禁忌证的选择都是相对的和动态发展的，会随着科学技术的发展而不断变更。妇科单孔腹腔镜镜下联合体外操作技术适应证的选择要做到个体化，综合考虑患者、疾病、术者及术式四个要素。正视自身的技术水平，重视患者及其家属的意愿，慎重选择手术适应证，有效规避手术禁忌证，在保证手术效果的同时，尽量避免并发症的发生。

（七）妇科单孔腹腔镜镜下联合体外操作技术要点

术前评估：①建议选择患者BMI≤24kg/m^2，可以将需操作的部位牵拉至腹部切口。②根据美国麻醉医师协会（ASA）分级标准进行麻醉前病情评估为Ⅰ～Ⅱ级。③手术前盆腔超声等相关影像学诊断明确并有手术指征。④影像学及肿瘤标志物排除晚期恶性肿瘤风险。⑤无合并重度盆腔粘连。⑥根据疾病不同进行个体化评估。

术中处理：首先可在腹腔镜下进行全面探查，确认操作部分、范围后转为体外操作模式，并尽可能在体外模式下完成手术操作。对于无法体外操作的部分，可再次转为镜下操作。最后使用腹腔镜探查，对腹腔进行止血、冲洗等操作。

本共识以子宫肌瘤、卵巢良性肿瘤、输卵管疾病及卵巢交界性肿瘤为例阐述单孔腹腔镜镜下联合体外操作模式在妇科疾病中应用的技术要点。

1. 子宫肌瘤

手术通路建立后，先探查盆腹腔具体情况并评估手术可行性，观察是否粘连及肌瘤的大小、位置、数目等。若有粘连，使用超声刀分离，恢复正常解剖结构，从而充分扩大手术视野并避免损伤邻近器官。在子宫肌瘤包膜与宫体交界处注入稀释后的垂体后叶素、卡前列素氨丁三醇或缩宫素，促进子宫收缩，减少出血量[32, 33]。将子宫牵拉至腹部切口处，先用电刀或弯剪刀去除肌瘤表面浆肌层组织，然后超声刀去除体表面包膜并使用钝性、锐性相结合的方法分离肌瘤假包膜直至去除瘤体，肌瘤直径较大时可分块切除。探查整个子宫，如仍有肌瘤存在，使用上述方法进行剥除。其中带蒂浆膜下肌瘤需电凝后再切断，蒂部较粗者需进行缝合止血，而蒂部较细者使用双极电凝止血；对于肌壁间及无蒂浆膜下肌瘤，需先注射稀释后垂体后叶素、卡前列素氨丁三醇或缩宫素，然后将其完整剥离。切除后的瘤体可直接自腹部切口取出，如瘤体过大，可套袋后C型螺旋式切除瘤体分块取出。常规缝合子宫切口后，转为腹腔镜模式对盆腔进行全面冲洗，检查创面有无出血；检查是否有肌瘤残留，必要时指探法触摸宫体以找出肉眼不能识别的肌瘤，并予以相应处理。具体见图20-1。

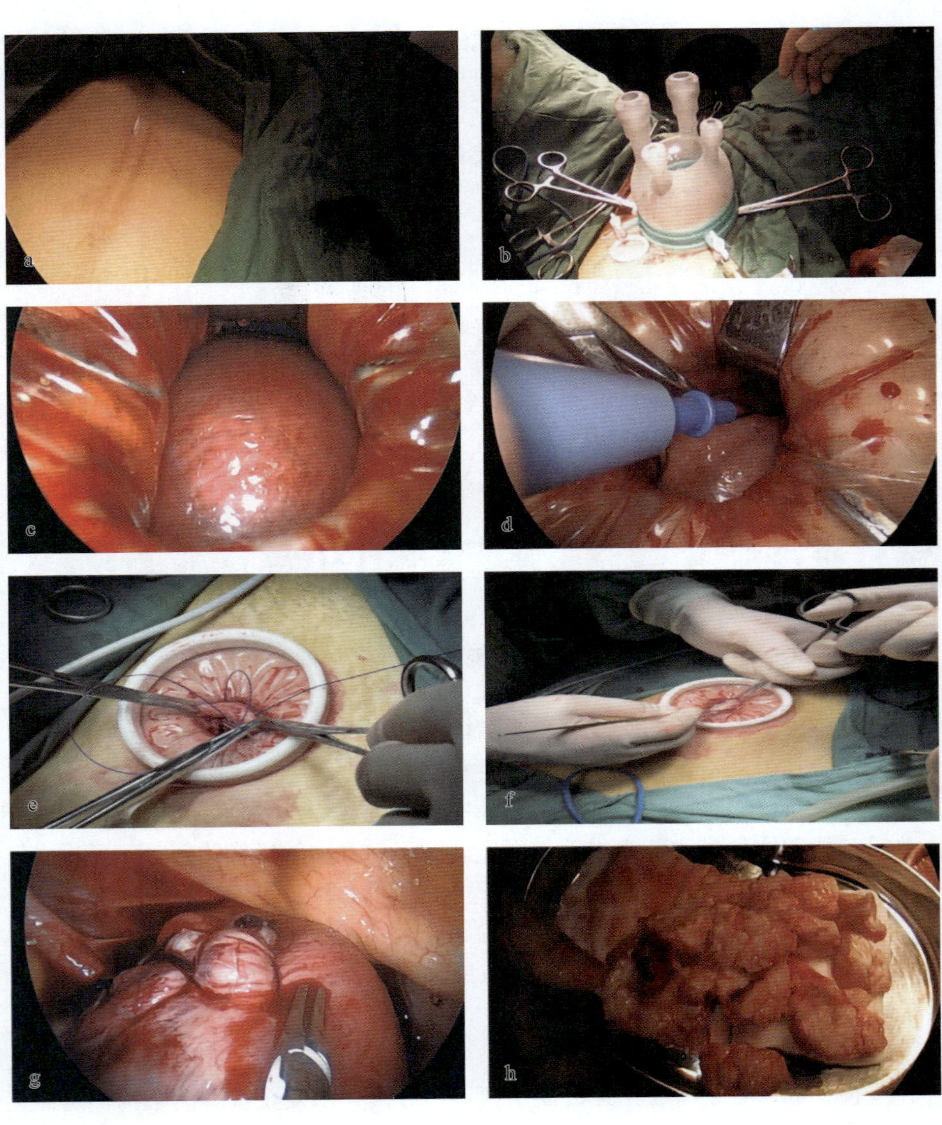

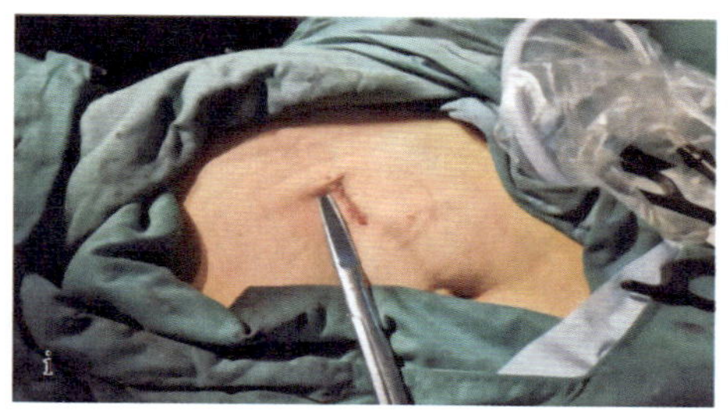

图20-1 子宫肌瘤手术步骤[21]

注：a.经瘢痕入路进入腹腔；b.连接切口保护套；c.将子宫牵拉至腹部切口；d.电刀切开肌瘤表面浆肌层；e.肌瘤剥除后，直视下缝合子宫；f.瘤体自腹部切口取出；g.镜下探查腹腔；h.瘤体标本；i.内翻缝合后剖宫产瘢痕切口

2.卵巢良性肿瘤

手术通路建立后，腹腔镜全面探查盆腹腔情况，观察是否粘连及卵巢肿瘤的大小、位置，是否有其他病变，粘连分离同上。探查后冲洗、留取腹腔积液。将卵巢肿瘤牵拉至切口处，充分显露，进行直视下剥离肿瘤，若肿瘤过大无法剥离，可先于肿瘤表面行荷包缝合，荷包中间穿刺吸引囊液，扩张切口后使用一次性吸引器套管进入囊内吸净囊液，另外准备一路吸引器，减少或防止囊液溢出进入腹腔，最后收紧缝线扎紧荷包后再进行剥离。吸引过程中将减压后的卵巢肿瘤拖出脐孔切口保护套外，于肿瘤下垫湿纱布防止肿瘤播散。卵巢成形缝合过程中，注意剥除后肿瘤基底部多位于卵巢门附近，血供丰富，常有活动性出血，而往往位置较深，必要时可采用开放式置入镜头、腹式长持针器进行缝合，避免血肿形成。卵巢成形术后，转为腹腔镜模式全面探查。具体见图20-2。

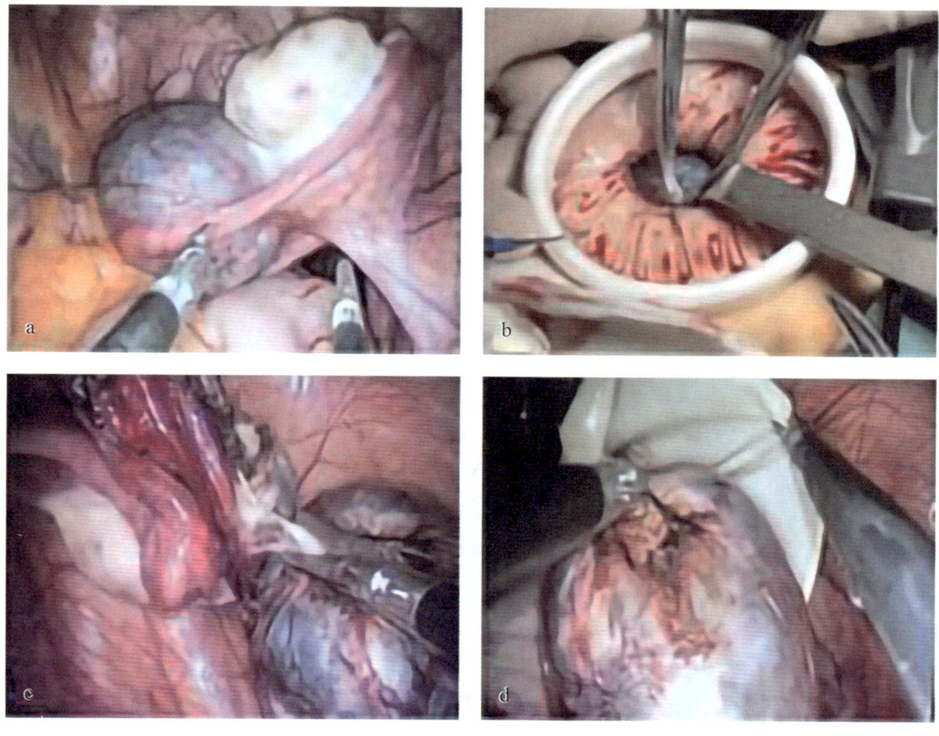

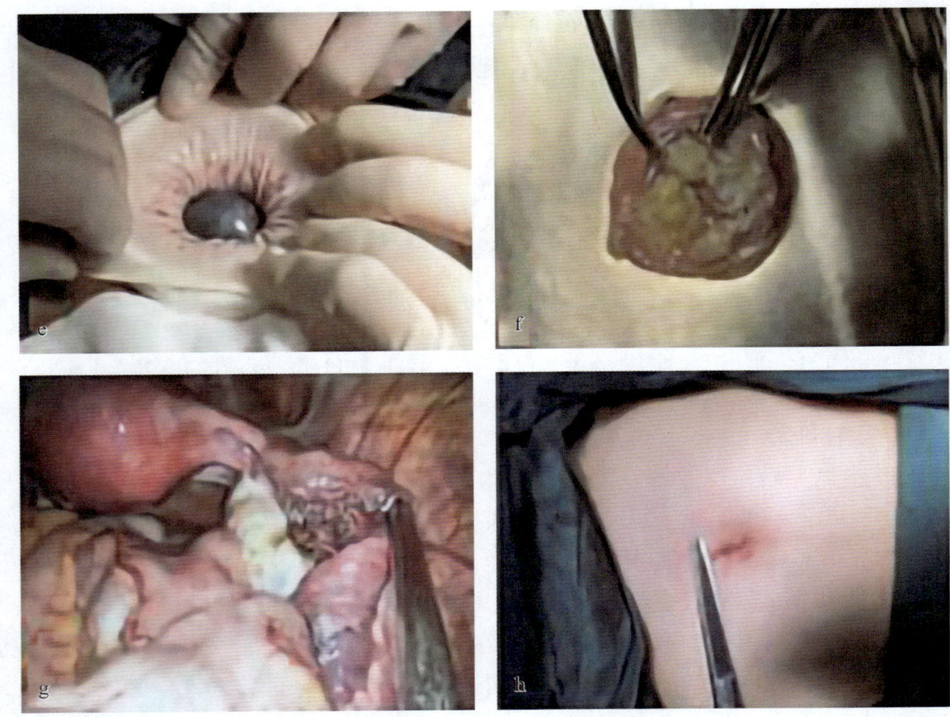

图20-2 卵巢良性肿瘤手术步骤

注：a.腹腔镜进腹探查相关情况；b.将卵巢良性肿瘤牵拉至切口处进行充分剥离；c.将卵巢良性肿瘤于镜下进一步完整剥离、切除；d.将剥离下的卵巢良性肿瘤套入标本袋中；e.将卵巢良性肿瘤经切口从标本袋中取出；f.体外剖开卵巢良性肿瘤；g.为再次探查盆腔相关情况；h.逐层缝合单切口

3.输卵管疾病

手术通路建立后，探查及分离粘连同上。

（1）输卵管切除术：将患侧输卵管牵拉至切口处进行体外操作，电刀予以切除。

（2）输卵管再通术：将一侧输卵管牵拉至切口处体外操作，予以生理盐水注入输卵管表面浆膜层形成水垫，切开浆膜层，分离输卵管管腔，以阑尾钳钳夹输卵管避免损伤，剪除结扎处瘢痕组织，插入导丝，沿导丝将两侧断端固定，以5-0可吸收缝合线于6点、12点方位各间断缝合1针并用血管钳钳夹固定，继续于3点、9点方位各间断缝合1针，共4针，检查创口无出血，回纳入盆腔。同法处理对侧。转为镜下，于宫腔放置宫腔气囊管，向宫腔注入亚甲蓝液体，观察双侧输卵管伞端是否有亚甲蓝液体流出。分层缝合输卵管。具体见图20-3。

（3）输卵管开窗取胚术：在输卵管妊娠病灶处下方输卵管系膜内注射稀释垂体后叶素，将患侧输卵管牵拉至脐部切口处，可利用手指牵拉输卵管，增加其张力，组织剪分层切开输卵管管腔后挤压妊娠囊，并将其完整取出，检查无活动性出血后分层缝合输卵管。处理结束后转为腹腔镜模式全面探查。

4.卵巢交界性肿瘤

手术通路建立后，探查及分离粘连同上。探查后冲洗、留取腹腔液。若肿瘤过大，可行荷包缝合并吸净囊内液体。初步判定手术所需时间及手术方案的可行性，若单孔

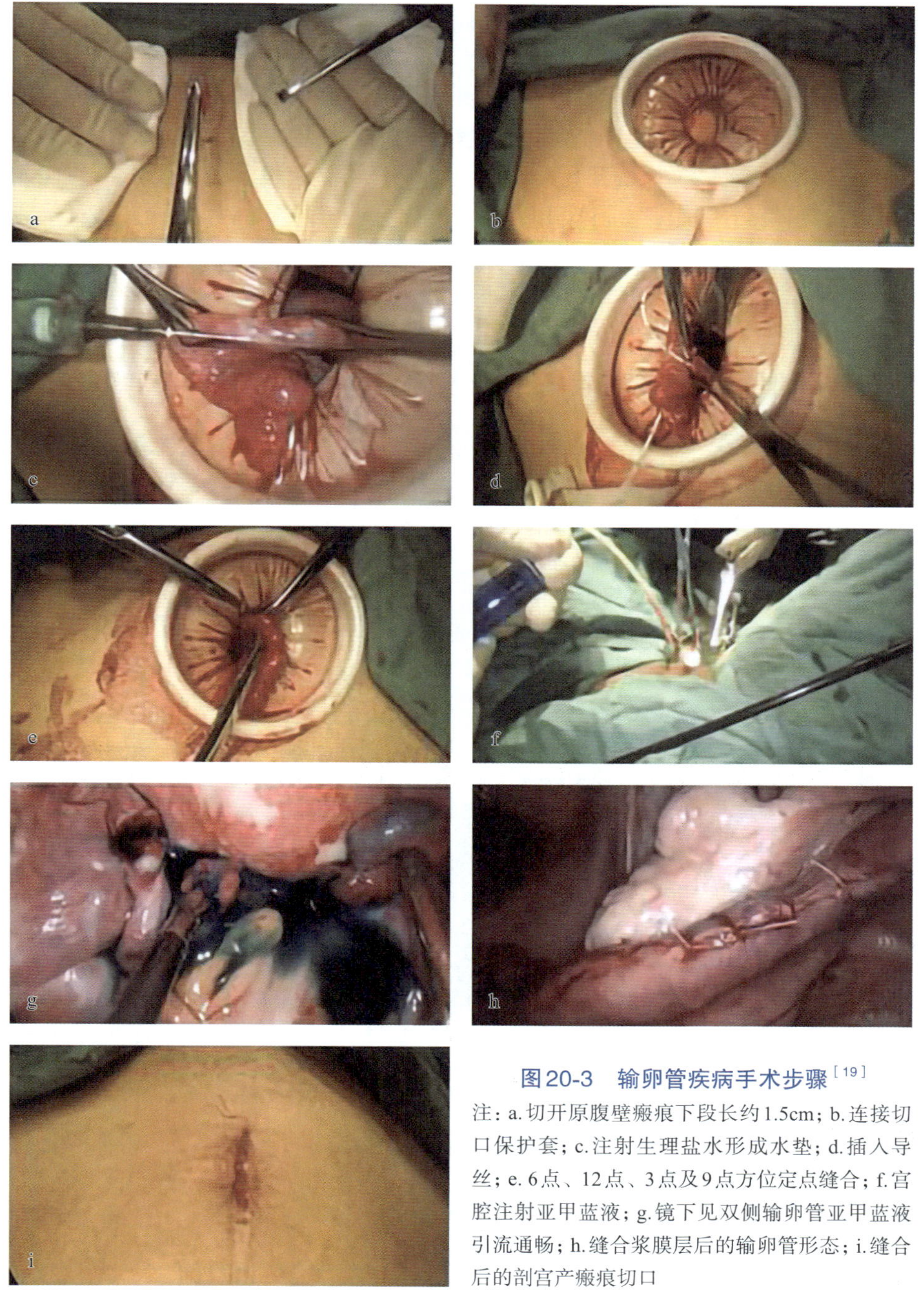

图20-3 输卵管疾病手术步骤[19]

注：a.切开原腹壁瘢痕下段长约1.5cm；b.连接切口保护套；c.注射生理盐水形成水垫；d.插入导丝；e.6点、12点、3点及9点方位定点缝合；f.宫腔注射亚甲蓝液；g.镜下见双侧输卵管亚甲蓝液引流通畅；h.缝合浆膜层后的输卵管形态；i.缝合后的剖宫产瘢痕切口

操作有风险，及时增加通道中转传统腹腔镜甚至开腹手术以保证患者的生命安全。自脐孔小心拉出包块，完整切除病灶组织并送快速病理，根据具体情况选择合理的手术方案。本图示案例快速病理为左侧卵巢交界性黏液性囊腺瘤，拟行保留生育功能的全面分期手术。手术范围为切除左侧附件、右侧卵巢活检、切除阑尾及大网膜，并随机取腹膜多点活检。以剪刀轻轻剪开右侧卵巢表面，剪下右侧卵巢直径约1cm卵巢组织并送快速

病理。使用双极、超声刀逐步凝切左侧卵巢动静脉、卵巢固有韧带及卵巢门处，切除左侧附件，双极电凝创面止血。超声刀打开阑尾系膜根部，凝断阑尾动脉，以7号丝线结扎阑尾根部2道，切除阑尾，用3-0可吸收线沿阑尾系膜根部作荷包缝合一圈，双极电凝创面止血，轻轻收紧荷包缝合线，并将剩余阑尾根部塞入荷包内。以分离钳轻轻提起右侧结肠旁沟处腹膜，超声刀切下少量腹膜组织，同法活检左侧结肠旁沟腹膜及多处盆腔腹膜。以超声刀沿横结肠肠管下缘至肝曲向脾曲完整切除大网膜大部。标本套袋自单孔Port取出送术后常规病理，处理结束后再次转为腹腔镜模式全面探查。具体见图20-4。

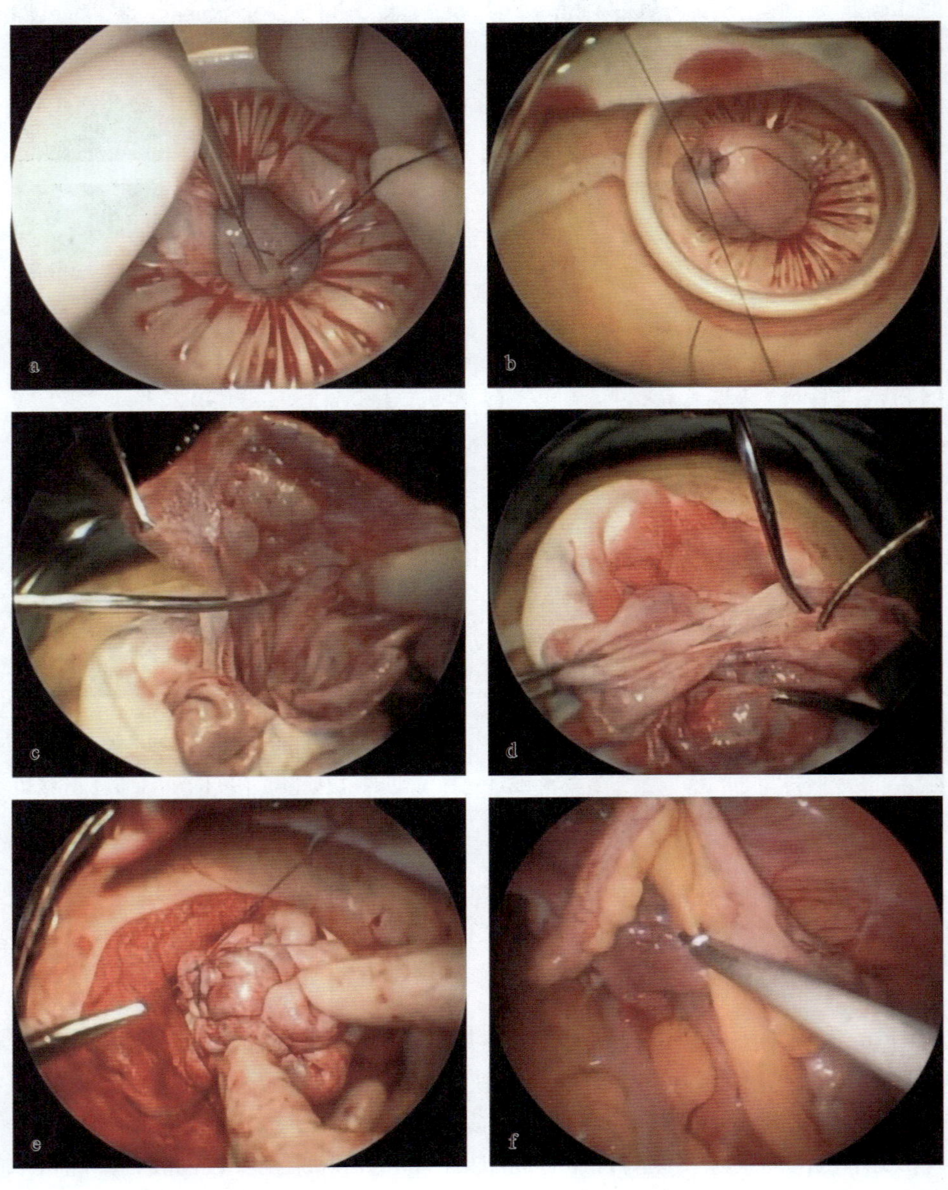

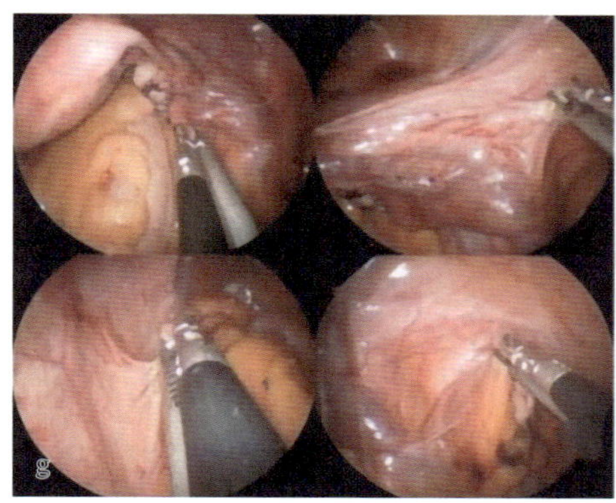
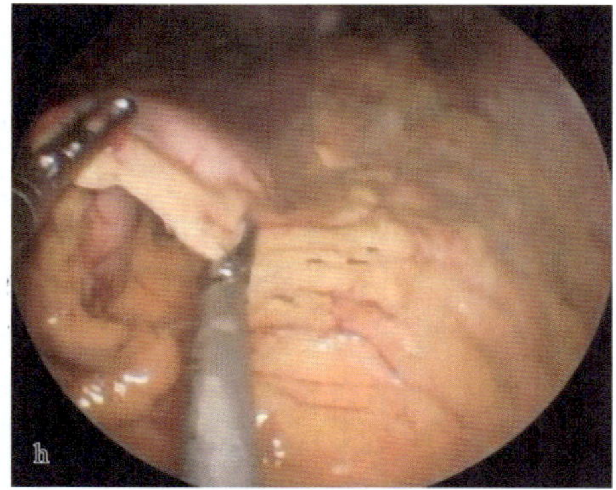
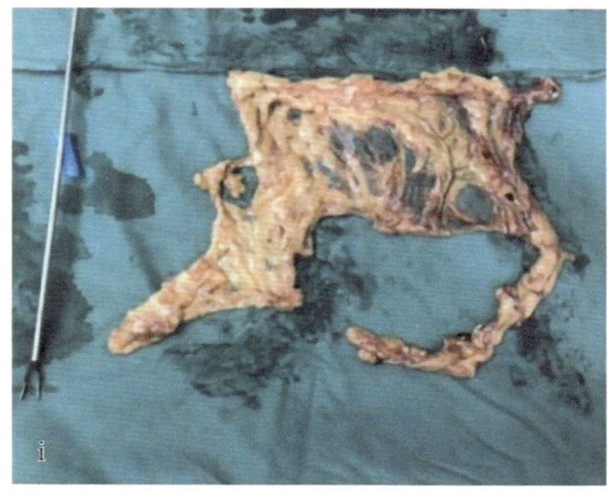

图20-4 卵巢交界性肿瘤手术步骤[26]

注：a.荷包缝合后吸囊液；b.吸净囊液后缝扎切口；c.剪刀剪除凸起，送快速病理；d.完整剥离卵巢肿瘤；e.缝合卵巢重塑卵巢形态；f.镜下操作模式切除阑尾；g.镜下操作模式随机多点腹膜活检；h.镜下操作模式切除大部大网膜；i.切除后大网膜标本

专家意见：单孔腹腔镜镜下联合体外操作模式具有个体化、多样化的特点，在对患者进行充分的术前评估后，根据患者的具体情况制订不同的手术方案。对于既往存在手术史留有腹壁瘢痕的患者，可巧妙选取腹壁瘢痕下端小切口（或横行切口）入路，体外操作模式处理附件区病变或子宫前壁肌瘤十分便捷；当病变位置较高或肌瘤位于后壁，选取经脐入路或瘢痕上端小切口入路，可有效避免盆腔内脏器与手术器械汇集问题，采取镜下操作模式更具优势。单孔腹腔镜镜下联合体外操作模式术中应根据患者具体情况合理选择手术入路和操作模式，术中优先选择体外模式进行手术操作，可有效缩短手术时间、减少出血。若操作到无法牵拉至腹部切口的部位或牵拉张力过高时，可随时根据术中情况判断是否转为镜下操作，镜下操作与体外操作可根据术中需要灵活转换操作模式，促进手术顺利进行。

（八）妇科单孔腹腔镜镜下联合体外操作技术注意事项

1.充分的术前评估

随着妇科单孔腹腔镜镜下联合体外操作技术的发展，其适应证范围逐步扩大，充分的术前评估是手术安全的有效保障。经过充分的术前评估，选择合适的手术患者，可在规避单孔腹腔镜不足和局限的同时降低手术难度，减少患者创伤，快速而安全地完成手术。

2. 重视手术者技术培训

单孔腹腔镜手术操作难度大，学习周期长。镜下联合体外操作技术虽然降低了单孔腹腔镜手术难度，但对手术者的技术培训仍必不可少。规范的手术技术培训是医疗技术安全开展的基础。

3. 重视无菌及无瘤原则

单孔腹腔镜独特的入路，联合体外操作的实施，使该类手术在手术操作过程中标本取出方面有其独特的优势。无菌原则早已深入人心，而无瘤原则却常常被忽视。在单孔腹腔镜镜下联合体外操作中需要重视的除了无菌原则，还有无瘤原则。应采取各种保护措施防止术中肿瘤溢出，最大限度地降低医源性播散的发生率。

4. 具体方法

主要有以下几个方面：①动作轻柔：防止粗暴牵拉过程中肿瘤挤压、破裂。②隔离囊液及肿瘤：术中穿刺吸引囊液的位置需纱布围绕隔离，吸引孔四周分离钳钳夹，轻轻提起，防止囊液流出。③主要操作环节尽量体外完成，如囊肿剥离及缝合部分可体外完成，直视下操作既可减少手术难度，又可减少肿瘤溢出的发生。④已剥离组织取出时需套标本袋：切除的组织标本放入标本袋，经脐孔取出，以减少破碎瘤体的种植概率。

专家意见：单孔腹腔镜镜下联合体外操作模式，患者的选择尤为重要，同一种疾病因病变位置、大小、是否存在盆腔粘连、是否同时合并妊娠等不同情况，可选择的治疗方式各有不同。只有充分的术前评估及规范的医疗技术培训，才能给患者最佳治疗方案，结合术中无菌原则和无瘤原则的贯彻实施，可使更多患者受益于这种新型联合操作模式的发展。

（九）结语与展望

随着医疗技术水平的发展及患者对微创和美容的追求，妇科疾病的手术治疗方式正发生着改变。近年来腹腔镜技术已在大多数妇科疾病的诊治中得到广泛应用，技术成熟、效果明显。单孔腹腔镜技术是对手术微创化的进一步探索，目前在妇科疾病的诊治中占据着重要的地位。尽管单孔腹腔镜技术存在操作难度大、设备要求高、适用范围相对较小等缺点，但妇产科同仁仍在不断地探索新技术，锤炼新技巧。为了降低单孔腹腔镜手术的操作难度，促进单孔腹腔镜手术的推广发展，专家们提出单孔腹腔镜镜下联合体外操作的新技术和新模式。这种联合操作模式结合了传统开腹手术及腹腔镜技术的优点，降低手术难度的同时改善了手术治疗的效果。相关研究已经初步证实单孔腹腔镜镜下联合体外操作模式的安全性与可行性。相信在今后的临床实践探索中，这种新型联合体外操作模式可以运用到更多的妇科疾病的诊治中，也希望更多的妇科医师尤其是基层医师知晓、掌握并熟练运用这种联合操作模式，从而促进妇科单孔腹腔镜手术的快速发展，让更多的女性患者从中受益。

中国医师协会妇产科医师分会妇科单孔腹腔镜全国科研协作组

（陈继明　花茂方　杜　雨　徐　琳）

参考文献

[1] 鲍明月，秦真岳，陈继明，等. 微切口单孔腹腔镜妇科手术现状与进展［J］. 中国实用妇科与产科杂志，2021，37（2）：264-267.

[2] 唐均英，龚瑶. 单孔腹腔镜技术在妇科应用中的若干问题［J］. 第三军医大学学报，2019，41（7）：631-636.

[3] Thompson BH，Wheeless CRJ. Gastrointestinal complications of laparoscopy sterilization［J］. Obstetrics and Gynecology，1973，41（5）：669-676.

[4] Fader AN，Escobar PF. Laparoendoscopic single-site surgery（LESS）in gynecologic oncology：technique and initial report［J］. Gynecologic Oncology，2009，114（2）：157-161.

[5] 刘木彪，蔡慧华. 全国首例单孔腹腔镜手术治疗妇科恶性肿瘤［J］. 南方医科大学学报，2011，31（9）：1619-1621.

[6] 王延洲，陈功立，徐嘉莉，等. 单孔腹腔镜广泛子宫切除盆腔淋巴结清扫治疗宫颈癌：一项单中心的初步研究［J］. 第三军医大学学报，2017，39（13）：1392-1395.

[7] 孙大为，张俊吉，熊巍，等. 单孔腹腔镜下子宫内膜癌分期手术的临床报告［J］. 中华腔镜外科杂志（电子版），2014，7（1）：10-13.

[8] 陈继明，胡丽娜，刘俊玲，等. 单孔腹腔镜手术在子宫内膜癌中的应用初探［J］. 中华腔镜外科杂志（电子版），2018，11（5）：318-320.

[9] Xu J，Duan K，Guan X，et al. Laparoendoscopic single-site inguinal lymphadenectomy in gynecology：preliminary experience at a single institution［J］. Arch Gynecol Obstet，2020，302（2）：497-503.

[10] Yoo J G，Kim W J，Lee K H. Single-site robot-assisted laparoscopic staging surgery for presumed clinically early-stage ovarian cancer［J］. Journal of Minimally Invasive Gynecology，2018，25（3）：380-381.

[11] 刘晓军，高京海，刘洋，等. 第三代da Vinci Si手术机器人系统在妇科单孔腹腔镜手术中的初步应用［J］. 第二军医大学学报，2021，42（5）：573-576.

[12] 陆乐，丁屹，陈继明. 传统器械行单孔腹腔镜手术联合体外缝合法处理双侧卵巢巨大肿瘤1例报告［J］. 腹腔镜外科杂志，2020，25（2）：157-159.

[13] Gutt CN，Oniu T，Mehrabi A，et al. Circulatory and respiratory complications of carbon dioxide insufflation［J］. Digestive Surgery，2004，21（2）：95-105.

[14] Kim W C，Im K S，Kwon Y S. Single-port transumbilical laparoscopic-assisted adnexal surgery［J］. JSLS，2011，15（2）：222-227.

[15] Anne-Marie E A O，Kenneth W G，Christopher B M，et al. Management of large ovarian neoplasms in pediatric and adolescent females［J］. Journal of Pediatric and Adolescent Gynecology，2016，29（2）：88-94.

[16] Chong GO，Hong DG，Lee YS. Single-port（OctoPort）assisted extracorporeal ovarian cystectomy for the treatment of large ovarian cysts：compare to conventional laparoscopy and laparotomy［J］. Journal of Minimally Invasive Gynecology，2015，22（1）：45-49.

[17] Xiaoying W，Yan L. Comparison of perioperative outcomes of single-port laparoscopy，three-port laparoscopy and conventional laparotomy in removing giant ovarian cysts larger than 15cm［J］. BMC Surgery，2021，21（1）：205.

[18] 韩丽萍，金凤斌，张玲. 悬吊式腹腔镜辅助治疗巨大卵巢囊肿［J］. 中国微创外科杂志，2012，

12（2）：121-123.

[19] 王清，陈继明，高红艳. 妇科腹腔镜手术中转开腹的原因分析［J］. 腹腔镜外科杂志，2017，22（10）：789-792.

[20] 钟阿红，刘文佳，刘俊玲，等. 指探法辅助经脐单孔腹腔镜下多发性子宫肌瘤剔除术1例报告［J］. 中国现代手术学杂志，2020，24（4）：318-319.

[21] Tang H，Dong Z，Qin Z，et al. Preliminary analysis of safety and feasibility of a single-hole laparoscopic myomectomy via an abdominal scar approach［J］. Front Surg，2022，9：916792.

[22] 秦真岳，鲍明月，陈继明，等. 经腹壁瘢痕入路单孔腹腔镜下输卵管再通术［J］. 中国现代手术学杂志，2021，25（1）：55-59.

[23] Kurihara K，Minagawa M，Masuda M，et al. The evaluation of laparoscopic surgery on pregnant patients with ovarian cysts and its effects on pregnancy over the past 5 years［J］. Gynecol Minim Invasive Ther，2018，7（1）：1-5.

[24] 秦真岳，王慧慧，鲍明月，等. 简易悬吊式无气腹微切口单孔腹腔镜探查联合体外操作模式治疗中孕期卵巢巨大肿瘤1例报告［J］. 腹腔镜外科杂志，2021，26（4）：316-318.

[25] Song M J，Lee S J，Yoo S H，et al. Single port gasless laparoscopy-assisted mini-laparotomic ovarian resection（SP-GLAMOR）：reasonable treatment for large cystic ovarian tumors with suspicion of malignancy［J］. Gynecol Oncol，2014，132（1）：119-124.

[26] 秦真岳，王慧慧，陈继明，等. 单孔腹腔镜下保留生育功能的卵巢交界性肿瘤手术初探［J］. 中国现代手术学杂志，2020，24（5）：353-358.

[27] 吕净上，付秀虹，梁金玉，等. 手辅助经脐单孔腹腔镜保留生育功能的卵巢恶性肿瘤手术的临床效果［J］. 现代肿瘤医学，2022，30（12）：2224-2228.

[28] 中华医学会妇产科学分会妇科单孔腹腔镜手术技术协助组. 妇科单孔腹腔镜手术技术的专家意见［J］. 中华妇产科杂志，2016，51（10）：724-726.

[29] 陈继明，刘俊玲，施如霞，等. 子宫腺肌病病因与发病机制研究进展［J］. 妇产与遗传（电子版），2018，8（4）：30-37.

[30] 孙爱军，李雷. 子宫腺肌病2017观点［M］. 北京：科学技术文献出版社，2017：1-20.

[31] 鲍明月，秦真岳，陈继明，等. 单孔腹腔镜子宫腺肌病病灶大部切除术临床应用［J］. 中华腔镜外科杂志（电子版），2020，13（4）：239-243.

[32] 宋成文，韩阳，佴萍，等. 卡前列素氨丁三醇在腹腔镜下子宫肌瘤剔除术中的作用［J］. 徐州医学院学报，2013，33（2）：139-140.

[33] 王慧慧，鲍明月，陈继明，等. 单孔腹腔镜下子宫肌瘤剥除术临床分析［J］. 中国现代手术学杂志，2020，24（4）：295-300.

单孔腹腔镜妇科手术技巧、理念创新及案例实践

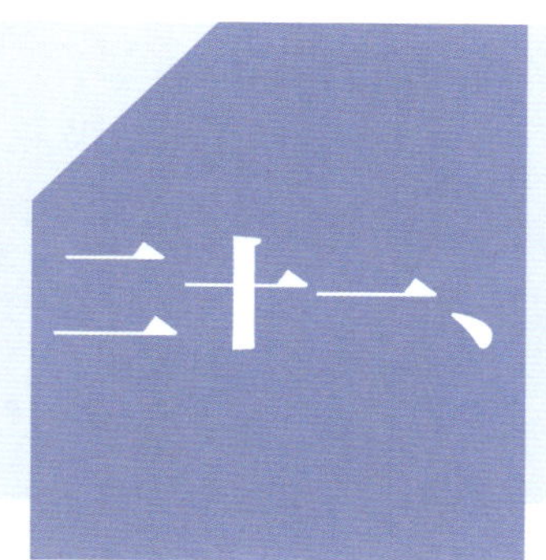

二十一、单孔腹腔镜子宫腺肌病病灶大部切除术的临床应用

子宫腺肌病是指有功能的子宫内膜的腺体或基质深入子宫肌层并伴随平滑肌增生的一种常见的子宫良性病变，其所导致的进行性痛经及月经量过多的问题严重困扰着广大育龄期女性[1-3]。近年来子宫腺肌病的发病率明显上升且发病人群具有日益年轻化的趋势[4]。全子宫切除术治疗子宫腺肌病虽然疗效确切，但是也只能作为无生育要求且不愿意保留子宫的患者的终极治疗手段。对于年轻患者，显然能够保留子宫的子宫腺肌病病灶大部切除术相对于全子宫切除术是更加优选的手术方案[5, 6]。随着微创外科的不断发展，腹腔镜子宫腺肌病病灶大部切除术已经成为比较常用且有效的治疗子宫腺肌病的保守术式。近些年，经脐单孔腹腔镜手术（laparoendoscopic single-site surgery，LESS）在妇科疾病手术治疗中的应用已经越来越成熟，LESS除了拥有减轻术后疼痛、促进康复等优点，还能为患者提供更好的切口隐蔽性及美容体验[7]。在熟练掌握传统腹腔镜下妇科手术的基础上，为了追求更好的美容效果，优化手术方案，笔者团队进一步探索，将LESS技术应用到子宫腺肌病病灶大部切除术中，初步取得了良好的临床效果。笔者总结分析2018年3月至2020年6月收治的7例单孔腹腔镜子宫腺肌症病病灶大部切除术患者的临床资料，以初步探讨单孔腹腔镜子宫腺肌病病灶大部切除术＋子宫成形术治疗子宫腺肌病的可行性与安全性。

（一）资料与方法

1.一般资料

选取2018年3月至2020年6月接受单孔腹腔镜子宫腺肌病病灶大部切除术的7例子宫腺肌病患者。患者年龄39～50岁，平均（44.57±4.07）岁；体重指数18.87～24.17kg/m^2，平均（22.89±2.42）kg/m^2。本组7例子宫腺肌病患者痛经等临床症状明显（部分患者合并月经量过多导致贫血），严重影响生存质量，保守治疗失败，自愿接受手术干预。7例患者均已婚、已育，无再生育计划，均要求保留子宫，不愿接受子宫切除术。本组7例患者中2例合并子宫肌瘤、2例合并子宫肌瘤和单侧附件良性病变、1例合并子宫肌瘤和双侧附件良性病变及盆腔子宫内膜异位症、1例合并宫颈赘生物、1例合并子宫内膜息肉（术后病理提示：子宫内膜不典型增生，遂于2018年10月17日再次行腹腔镜子宫全切＋双侧输卵管切除术）。本组7例患者均接受单孔腹腔镜子宫腺肌病病灶大部切除术＋子宫成形术，对于合并子宫肌瘤、附件良性病变、盆腔子宫内膜异位症的患者，分别同时行单孔腹腔镜子宫肌瘤剥除术、单孔腹腔镜附件囊肿剥除术及单孔腹腔镜盆腔子宫内膜异位症病灶清除术；对于合并宫颈赘生物或子宫内膜息肉的患者，术中联合宫腔镜检查及宫腔镜下宫颈赘生物切除术或宫腔镜下子宫内膜息肉电切术。

（1）纳入标准：经临床症状、体征检查，以及经阴道彩色多普勒超声及MRI等影像学诊断，术后病理证实为子宫腺肌病。临床症状明显，严重影响生存质量，保守治疗失败，自愿接受手术干预。已婚、已育，无再生育计划，要求保留子宫，不愿接受子宫切除术。体重指数＜ 30kg/m²，要求行单孔腹腔镜手术，签署知情同意书。

（2）排除标准：合并严重心肝肾功能障碍及其他妇科急重合并症。腹壁脂肪过厚或松弛，患脊柱畸形、骨盆畸形等无法取膀胱截石位，有盆腔急（慢）性炎症病史。

2.方法

（1）术前准备：常规腹腔镜手术前准备，留置导尿并放置举宫器。经脐单孔腹腔镜入路对手术视野显露欠佳，术中需助手使用举宫杯或举宫器操纵子宫以配合手术。手术器械为常规腹腔镜手术器械。患者取头低足高（≥ 30°）膀胱截石位。

（2）入路平台：采用经脐单孔单通道腹腔镜入路，取脐部正中长约1.5cm纵向切口，切开皮肤及皮下各层直至腹腔，放置5cm切口保护套并连接一次性单孔腹腔镜操作软鞘管，连接气腹平台，充入CO_2气体，直至形成满意气腹，并保持腹腔内压力12 ～ 15mmHg（1mmHg＝0.133kPa）。

（3）手术步骤：麻醉满意后，常规消毒铺单，助手放置简易举宫器操控子宫以配合术者手术。纵行切开脐孔长约1.5cm，逐层进入腹腔，连接一次性单孔腹腔镜操作软鞘管，从操作孔置入30°腹腔镜镜头，探查腹腔情况，评估手术的可行性。若患者有盆腹腔粘连，则以超声刀分离盆腹腔粘连，恢复子宫及附件正常解剖结构，以保证手术顺利进行。在子宫腺肌病病灶与子宫肌层之间注射稀释后的垂体后叶素，以减少后续手术操作中的出血。手术采用“二瓣法”切除子宫腺肌病病灶，以超声刀切开瘤体表面浆肌层组织一道，逐步向下切开瘤体，直至宫腔，此时可以探见放置于宫腔内的简易举宫器（图21-1a和图21-1b）。最大限度地切除腺肌病病灶，减少复发可能，以子宫浆肌层为边界，保留浆肌层皮瓣厚0.5 ～ 1.0cm，以备病灶切除术后缝合重整子宫之用（图21-1c）。以子宫内膜为边界，围绕宫腔尽可能将宫腔外四周子宫腺肌病病灶切除干净，保留内膜及子宫肌层组织厚约0.5cm，形成“内膜核”，以备病灶切除后缝合重整宫腔之用。钝性＋锐性剥离子宫腺肌病病灶，病灶清除后进行宫腔重整，切除部分宫腔，以缩小宫腔容积（图21-1d）。切除宫腔过程中，助手经阴道放置探针作为指示，以维持目标宫腔深度7 ～ 8cm。尽可能彻底切除病灶，有助于减少病灶负荷，明显缓解痛经与慢性盆腔痛的症状；术中同时进行宫腔缩小，能有效缓解月经量过多的症状，提高生存质量。病灶大部切除及宫腔部分切除后，将切除的病灶及组织放入6.5号手套制成的简易取物袋中、置于盆腔并取出。以3-0可吸收倒刺线连续平行褥式缝合宫腔，同时进行宫腔重整，进一步缩小宫腔容积（图21-1e）。缝合过程中，助手逐步后撤简易举宫器。当宫腔完全缝合关闭后，助手撤除简易举宫器并以子宫探针再次探查、评估宫腔深度，若宫腔深度≥ 7cm，则术中放置左炔诺孕酮宫内节育系统，以巩固手术效果；若探得宫腔深度＜ 7cm，则证明宫腔缩小更加彻底，术中不放置节育系统。完成宫腔缝合及重整后，另取1根1-0倒刺线连续缝合子宫前壁浆肌层，缝合时可联合前壁子宫肌瓣左侧正针正缝、右侧反针反缝的“前壁棒球式缝合法”，使浆肌层缝合更加确切（图21-1f和图21-1g）。对于空腔较大的部位，缝合时可在肌层反向加缝1针直至空腔底部，称之为“兜底”，使基底部对合，消灭无效腔（图21-1h）。子宫前壁浆肌层缝合完毕后另取1根倒刺线缝合后壁浆肌层，术野不清导致缝合难度大时，可将宫体向上牵拉以充分显露后壁切口，使用正针反缝的连续缝合方法或联合后壁子宫肌瓣左侧反针正缝、右侧正针反缝的“后壁棒球式缝合法”，更有利于手术操作（图21-1i和图21-1j）。子宫重整缝合成形后，自脐孔取出标本。冲洗创面，确定创面无渗血，创面覆盖防粘连膜或涂抹防粘连透明质酸钠，置小号硅胶引流管1根于盆腔，腹腔镜镜头观察下吸尽腹腔CO_2气体，撤除器械及切口保护套。用2-0可吸收线缝合浅筋膜组织，用4-0可吸收线间断缝合脐孔表面皮肤并再造脐孔结构，固定引流管于脐部切口前端。敷贴加压包扎，手术结束。

（4）术后处理：7例患者术后均安全返回病房，心电监护仪密切监护生命体征24小时，给予低流量吸氧。密切关注生命体征、腹腔引流管的引流量及颜色。术后卧床制动4～6小时，肢体按压以预防血栓形成，给予预防感染治疗及营养支持处理，必要时给予镇痛、镇静药对症治疗。术后2天鼓励患者下床活动，开始定期切口换药：当腹腔引流量＜50mL时，及时拔除引流管。术后注射3针GnRH-a以进一步萎缩可能残留的子宫腺肌病病灶，巩固疗效。

（5）观察指标：统计患者的年龄、体重指数、手术时间，术中出血量、术后住院时间、手术前后视觉疼痛模拟评分（visual analogue scale，VAS）、术后切口美容评分（cosmetic score，CS）、手术前后月经量改变评分（pictorial blood loss assessment chart，PBAC）、手术前后生存质量评分（WHOQO-100量表），以及术中、术后并发症等临床资料。

（6）随访：术后患者门诊随访，评估临床症状缓解情况：定期超声检查以了解宫腔内节育器的位置。

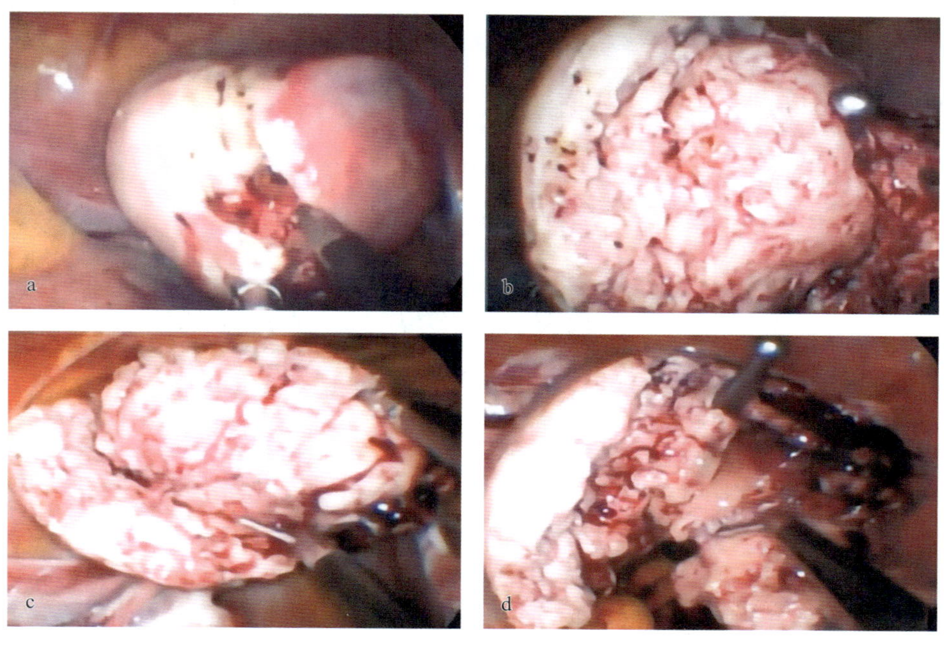

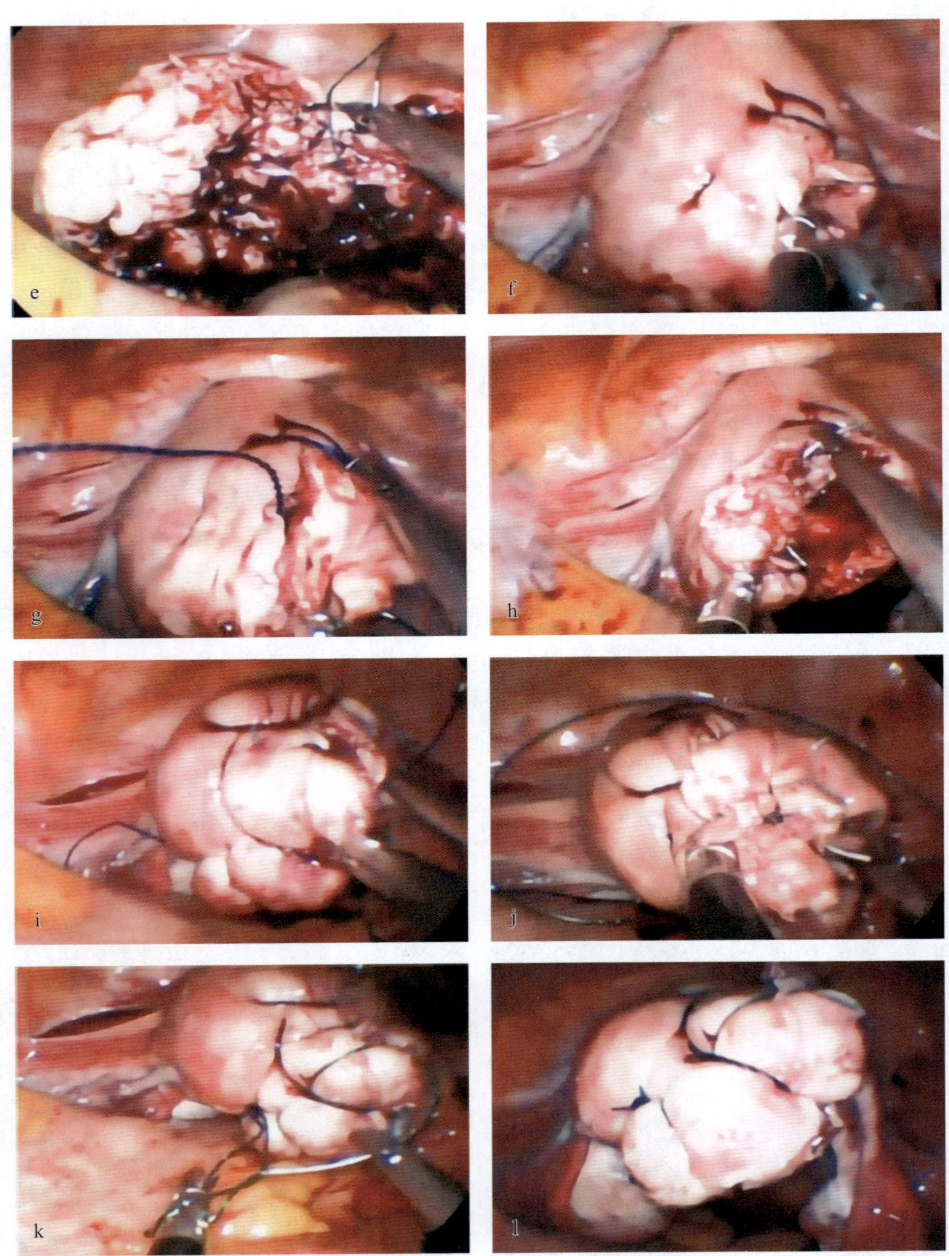

图21-1 经脐单孔腹腔镜子宫腺肌病病灶大部切除术

注：a.超声刀或剪刀切开或剪开瘤体表面浆肌层组织一道；b.超声刀切开浆肌层直至宫腔，可见举宫器探头；c.保留浆肌层皮瓣厚0.5～1.0cm，尽可能切除病灶；d.切除部分宫腔，以缩小宫腔容积；e.3-0倒刺线连续褥式缝合宫腔；f、g.“前壁棒球式缝合法”缝合子宫前壁浆肌层；h.“兜底”缝合，消灭无效腔；i、j.“后壁棒球式缝合法”缝合子宫后壁浆肌层；k.腹腔镜下打结；l.子宫成形术后的子宫

3.统计学分析

运用SPSS 23.0统计软件，其中计量资料用描述性统计均数±标准差（$\bar{x}\pm s$）表示。组间差异采用t检验，以$P<0.05$为差异有统计学意义。

（二）结果

本组7例接受经脐单孔腹腔镜子宫腺肌病病灶大部切除术的患者手术均成功，术中未增加其他手术切口，无一例中转开腹手术。2例发生术中并发症，其中1例分离小肠与大网膜致密粘连发生小肠浆膜面损伤，范围1.0cm×0.5cm，术中用3-0可吸收线间断缝合小肠表面破损，患者恢复良好；另1例关腹后检查阴道，见阴道前壁近宫颈处0.5cm裂口，考虑为举宫过程中的损伤，给予棉球压迫后无明显活动性出血，未缝合，术后密切观察并发症，无恶化迹象。所有患者术后恢复良好，均顺利出院。手术时间115～375分钟，平均（196.43±85.72）分钟；术中出血量10～400mL，平均（95.71±127.38）mL；术后住院时间5～7天，平均（5.71±0.70）天；术后CS 19～23分，平均（21.33±1.49）分。7例患者术后1天体温37～37.7℃，术后首次肛门排气时间1～1.5天，术后1～2天拔除导尿管，均无尿潴留发生，患者拔除尿管后自主排尿通畅。术后均无须镇痛类药物。本组患者切口愈合均为甲级且无切口疝发生，切口完全愈合后瘢痕轻度挛缩，与脐孔内天然皱襞自然融合，美容效果极佳，患者满意度高。出院后随访，除行全子宫切除术患者外，其余患者痛经、月经量过多的症状均得到明显改善，部分放置节育环患者宫腔内节育环均在位，所有患者对治疗效果十分满意。本组患者临床数据见表21-1。手术前后VAS、PBAC及生存质量评分的对比见表21-2。

表21-1　7例单孔腹腔镜子宫腺肌病病灶大部切除术患者的临床资料

序号	年龄（岁）	体重指数（kg/m^2）	手术时间（min）	术中出血量（mL）	术后住院时间（d）	术后切口美容评分（分）	合并症	并发症
1	39	18.87	115	50	5	21	宫颈赘生物	无
2	42	21.38	175	100	6	19	无	无
3	42	23.50	375	400	6	23	子宫内膜息肉	无
4	42	23.70	260	50	7	23	子宫肌瘤，卵巢囊肿，输卵管系膜囊肿，盆腔子宫内膜异位症	小肠损伤
5	47	21.48	140	50	6	22	子宫肌瘤输卵管系膜囊肿	阴道壁损伤
6	50	24.17	125	10	5	20	贫血	无
7	50	27.14	185	10	5	23	子宫肌瘤	无

表21-2 7例单孔腹腔镜子宫腺肌病病灶大部切除术患者的手术前后评分（$\bar{x}\pm s$）

项目	PBAC评分	VAS评分	生存质量评分
术前	186.67±55.02	6.33±0.82	54.83±9.02
术后	43.33±10.33	1.83±0.75	91.00±5.25
t	6.800	13.175	-6.932
P	0.001	＜0.000	＜0.001

（三）讨论

子宫腺肌病是常见的子宫良性病变，其临床症状包括月经周期延长、月经量增多、痛经、不孕等，多合并有子宫肌瘤、盆腔子宫内膜异位症、卵巢内膜样囊肿等妇科疾病，可严重影响患者的生存质量。2012年，Kishi等[7]按磁共振成像中病灶的位置将子宫腺肌病分为4个亚型：Ⅰ型病灶浸润位于子宫内层，不影响子宫外部结构；Ⅱ型病灶浸润位于子宫外层，不影响子宫内部结构；Ⅲ型为局部浸润型，包括子宫腺肌瘤及囊性子宫腺肌病；Ⅳ型为混合型，病灶不符合Ⅰ～Ⅲ型位置特征的子宫腺肌病。子宫腺肌病以往的治疗方式以全子宫切除术为主，但是随着发病群体的年轻化，年轻及有生育要求的患者难以接受全子宫切除术带来的伤害，故而子宫腺肌病病灶切除术已经成为治疗该病的一种重要手术模式。但是，由于子宫腺肌病病灶往往边界不清，多伴有子宫增大、严重盆腔粘连等因素导致手术难度较大，同时病灶切除后缝合相对困难，因而子宫腺肌病病灶切除术主要以开腹手术为主。部分专家学者探索与改进了开腹子宫腺肌病病灶切除术的切口设计与缝合方法，其中以“三瓣法”（即沿着子宫腺肌病病灶将子宫梭形切开，一分为三，然后切除大部分病灶并重新缝合重整子宫）应用最为广泛[8, 9]。近年来，随着腹腔镜器械设备的更新及腹腔镜技术的不断发展，腹腔镜子宫腺肌病病灶大部切除术逐步被报道。为减少腹腔镜子宫腺肌病病灶切除后张力巨大、难以缝合的问题，学者们探索了腹腔镜“两瓣法”手术模式（即沿着子宫中线将子宫从前至后切开，一分为二，在完整保留子宫浆肌层皮瓣的基础上切除大部分病灶，并重新缝合重整子宫）以替代传统开腹“三瓣法”手术模式，取得了成功[10]。相对于开腹手术，腹腔镜手术具有创伤小、恢复快、美容效果好等优势，因而越来越受到女性患者的欢迎。但是，腹腔镜子宫腺肌病病灶切除后的子宫缝合成形往往较为困难，手术难度较大，目前也只有部分医院开展这一术式。近几年来，LESS由于其突出的微创与美容效果，在临床上的应用日益广泛。但是，由LESS自身的高难度及手术操作的限制，目前主要应用于相对较为简单的妇科手术。LESS技术能否应用到子宫腺肌病病灶大部切除术，以治疗要求保留子宫的子宫腺肌病患者，目前鲜有报道。同时，单孔腹腔镜子宫腺肌病病灶大部切除术＋子宫成形术治疗子宫腺肌病的可行性与安全性如何，尚需进一步评估。笔者团队在熟练掌握传统腹腔镜子宫腺肌病病灶切除术及单孔腹腔镜妇科手术技术的基础上，为了给患者带来更好的术后恢复效果及美容效果，将LESS技术运用到较为复杂的子宫腺肌病病灶切除术＋子宫成形术中，并取得了十分满意的临床效果[11-13]。

本组7例单孔腹腔镜子宫腺肌病病灶大部切除术均取得成功，术中均未增加手术切口，无一例中转开腹，无严重术中及术后并发症发生。本组部分病例手术时间相对偏长，究其原因可能与患者合并子宫肌瘤、盆腔子宫内膜异位症等导致手术难度增大的因素有关。其中2例患者手术过程中发生并发症，分析其基本情况及回顾手术视频过程，总结导致术中并发症的主要因素：1例小肠损伤，可能与该患者合并严重的盆腔子宫内膜异位症致盆腔严重粘连，镜下手术视野较差、小肠肠壁与大网膜粘连致密导致组织结构模糊不清、难以辨认，因而大大增加了镜下分离粘连组织的难度等有关；1例阴道壁损伤，可能与举宫过程中为更好地显露术野而对阴道壁组织的牵拉力过大、患者年龄相对较大致阴道壁弹性较差等有关。本组7例子宫腺肌病患者术后单孔切口均愈合良好，美容效果佳。患者术后痛经、月经量过多的症状均得到明显改善，生存质量明显提高，患者对临床治疗效果十分满意。这些临床结果初步表明，单孔腹腔镜子宫腺肌病病灶大部切除术+子宫成形术治疗子宫腺肌病可能是安全、有效的。但是，此种单孔术式往往操作困难，对术者要求极高，因此在开展此类手术前，术者应熟练掌握传统腹腔镜子宫腺肌病病灶大部切除术技巧，同时还应具备成熟的单孔腔镜手术技能，以确保手术顺利进行。

单孔腹腔镜子宫腺肌病病灶大部切除术的主要手术思路：①在保留子宫的基础上尽可能多的削减病灶体积，以减轻患者绝大多数的临床症状。相对于经腹子宫腺肌病病灶切除术常用的“三瓣法”，本组7例手术选用腹腔镜手术条件下更为适用的“二瓣法”，以降低单孔腹腔镜下缝合的难度，保证手术顺利进行。②术中根据患者子宫增大情况，切除一部分宫腔组织并进行宫腔重整以缩小宫腔体积，以此有效减少患者的月经量，提高患者的生存质量，并为后续放置左炔诺孕酮宫内缓释系统做准备（可有效避免节育环脱落问题）。③左炔诺孕酮宫内缓释系统可以在放置后长达5年左右持续微量释放左炔诺孕酮，通过有效占据黄体酮受体、促进内膜蜕膜化及萎缩、减少局部血流、抑制COX_2合成、降低PGE_2水平等机制，起到减少月经量及减轻痛经症状的作用，并有效减小患者术后复发的概率[14]。④此手术设计的理念，可以理解为通过病灶切除手术将Ⅲ型、Ⅳ型子宫腺肌病转化为对节育环治疗效果更加明显的Ⅰ型子宫腺肌病，并在此基础上于术中评估重整后的宫腔深度，确保左炔诺孕酮宫内缓释系统能更好地发挥作用并降低术后因子宫过大导致节育环脱落的可能。⑤需要注意的是，切除宫腔过程中，助手经阴道放置探针作为指示，以维持目标宫腔深度7～8cm。若宫腔深度≥7cm，则术中放置左炔诺孕酮宫内节育系统；若宫腔深度＜7cm，则可以认为病灶切除较为彻底，宫腔重整较为满意，术中不予放置左炔诺孕酮宫内缓释系统。

进行单孔腹腔镜子宫腺肌病病灶大部切除术时有几点需要注意：①由于手术本身难度高，除了要求术者有高超的手术技巧、熟悉盆腹腔解剖结构、熟练掌握单孔腹腔镜妇科手术，对适应该手术的患者的选择也应该格外慎重。为保证手术顺利进行，应选择无盆腹腔手术史、无盆腔急（慢）性炎症史、体重指数较低且对手术切口美容效果有较高要求、对施行单孔腹腔镜手术意愿较强烈的患者。②术中应对手术难度及可行性做客观评估，当手术难度大、单孔腹腔镜手术难以顺利进行时，应增加手术切口或中转开腹手术，以保证患者的生命安全。③在缝合重整子宫时，由于单孔腹腔镜下器械间角度更小，“筷子效应”更为明显，大大加大了缝合的难度，术中可以联合应用连续缝合法、棒球式缝合法、“8”字缝合法等多种缝合方式，牢记缝合口诀，灵活运用缝合技巧，必要时可通过单手操作的方法来有效解决“筷子效应”，以达到更好的手术效果。④对于病程较长、症状较重的患者，建议术后联合GnRH-a治疗，每28日注射1次，视患者恢复情况注射3～6次，以获得更好的治疗效果，减少术后复发的概率。⑤必须重视单孔腹腔镜子宫腺肌病病灶大部切除术后患者的随访与管理工作。在术后予以GnRH-a治疗的基础上，部分患者可酌情考虑联合口服药物（如避孕药、地诺孕素等）进行长期管理。患者随访时，应注意复查超声，了解左炔诺孕酮宫内节育系统在位情况，同时关注患者心理状态、生存质量及临床症状的改善情况。

本研究结果初步表明，单孔腹腔镜子宫腺肌病病灶大部切除术＋子宫成形术治疗子宫腺肌病可能是安全、有效的，其近期临床效果满意。但由于LESS与传统腹腔镜手术相比，操作难度明显增加，所以LESS的成功开展必定更加依赖于术者高超的手术技巧及丰富的临床经验。单孔腹腔镜子宫腺肌病病灶大部切除术这一针对子宫腺肌病的保守性手术目前尚处在探索阶段，其远期临床效果与应用价值仍有待进一步研究评估。

（徐 琳　薛文芃　杜 雨　贾秋成）

参考文献

[1] 谢幸，苟文丽. 妇产科学［M］. 8版. 北京：人民卫生出版社，2013.

[2] 丰有吉，沈铿. 妇产科学［M］. 北京：人民卫生出版社，2008：365-366.

[3] Kassam Z，Petkovska I，Wang CL，et al. Benign gynecologic conditions of the uterus［J］. Magn Reson Imaging Clin N Am，2017，25（3）：577-600.

[4] 郭玉瑞. 经阴道彩色多普勒超声对子宫肌层良性病变的诊断价值［J］. 中国实用医刊，2018，45（17）：123-125.

[5] 中华医学会妇产科学分会妇科单孔腹腔镜手术技术协助组. 妇科单孔腹腔镜手术技术的专家意见［J］. 中华妇产科杂志，2016，51（10）：724-726.

[6] Chen JM，Gao HY，Ding Y，et al. Application of laparoendoscopic single-site surgery using conventional laparoscopic instruments in gynecological diseases［J］. Int J Clin Exp Med，2016，9（7）：13099-13104.

[7] Kishi Y，Suginami H，Kuramori R，et al. Four subtypes of adenomyosis assessed by magnetic resonance imaging and their specification［J］. Am J Obstet Gynecol，2012，207（2）：1-7.

[8] Younes G，Tulandi T. Conservative surgery for adenomyosis and results：a systematic review［J］. J Minim Invasive Gynecol，2018，25（2）：265-276.

[9] 郎景和，陈春林，向阳，等. 子宫肌瘤及子宫腺肌病子宫动脉栓塞术治疗专家共识［J］. 中华妇产科杂志，2018，53（5）：289-293.

[10] 黄琼施，黄秀峰，张晶，等. 改良双瓣法病灶切除术在弥漫性子宫腺肌病中的应用分析［J］. 实用妇产科杂志，2014，30（8）：605-608.

[11] 陈继明，丁屹，杨璐，等. 单孔三通道法行单孔腹腔镜手术治疗妇科良性肿瘤［J］. 中华腔镜外科杂志（电子版），2014，7（5）：410-413.

[12] 陈继明，胡丽娜，刘俊玲，等. 单孔腹腔镜手术在子宫内膜癌中的应用初探［J］. 中华腔镜外科杂志（电子版），2018，11（5）：318-320.

[13] 陈继明，刘俊玲，陆冰颖，等. 5mm微切口单孔腹腔镜全子宫切除术初探［J］. 中华腔镜外科杂志（电子版），2019，12（2）：118-121.
[14] 李雷，冷金花，张俊吉，等. 左炔诺孕酮宫内缓释系统放置时机对腺肌病治疗效果的前瞻性队列研究［J］. 中华医学杂志，2016，96（30）：2415-2420.

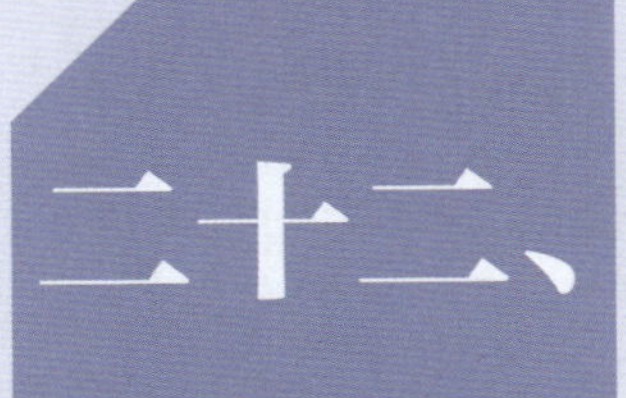

二十二、指探法在经脐单孔腹腔镜下多发性子宫肌瘤剥除术中的应用

【摘要】 **目的** 探讨指探法在经脐单孔腹腔镜下多发性子宫肌瘤剥除术的安全性与可行性。**方法** 回顾性分析2018年3月采用指探法在经脐单孔腹腔镜下行手术治疗的1例多发性子宫肌瘤患者的临床资料。**结果** 本例手术顺利，术中未中转开腹手术，未增加其他通道，无输尿管、膀胱、结直肠等邻近脏器及大血管、神经等损伤。患者于术后1天肛门排气，术后2天拔除尿管后膀胱即恢复排尿功能，无尿潴留发生，术后无须镇痛。术后5天出院，切口甲级愈合。术后随访患者，未发生切口感染、切口疝、膀胱功能障碍、皮下气肿、静脉血栓等并发症。门诊随访中，无复发迹象。**结论** 经脐单孔腹腔镜下子宫肌瘤剥除术在临床上的应用已日益普遍，在指探法辅助下可顺利完成经脐单孔腹腔镜下多发子宫肌瘤剥除术，并取得良好效果。

【关键词】 单孔腹腔镜检查；经脐入路；子宫肌瘤；指探法

子宫肌瘤是育龄妇女生殖系统中最常见的良性肿瘤。目前临床广泛应用的保留子宫的手术方式为经腹和腹腔镜下子宫肌瘤剥除术。随着腹腔镜技术的发展及腹腔镜器械的改进，在微创化及“无瘢痕”理念的引领下，经脐单孔腹腔镜下子宫肌瘤剥除术在临床上的应用越来越多。研究发现，其较传统手术具有手术切口更小、创伤更轻微、术后恢复更快的特点，并且可减少或隐蔽手术瘢痕，满足女性对美容的需求，给患者带来更人性化的关怀[1]。但由于术中缺乏直接探查，尤其对于多发性子宫肌瘤，难以发现小肌瘤，导致术后复发率增加。因此，在单孔腹腔镜妇科手术经验积累的基础上，作者团队于2018年3月采用指探法辅助完成经脐单孔腹腔镜下多发子宫肌瘤剥除术，报道如下。

（一）资料与方法

1. 一般资料

患者38岁，G2P1。因“查及子宫肌瘤2年，渐增大”于2018年3月23日入院。既往体健，有手术史（17年前患者行剖宫产术，2年前患者因“乳房结节”行微创手术）。妇检：外阴：已婚式；阴道：畅，无分泌物；宫颈：光滑，无举痛；子宫：中位，形态不规则，增大如孕2个月余，无压痛；附件：双侧附件区未及明显包块，无压痛。阴道B超示子宫多发肌瘤，子宫右侧实性肿块，可能为肌瘤，双侧卵巢未见明显异常。拟诊：多发性子宫肌瘤。排除禁忌后，考虑患者年龄及有生育要求，对美容要求较高，于是行经脐单孔腹腔镜下多发子宫肌瘤剥除术。除完善常规腹腔镜术前准备外，强调脐孔清洁。

2. 方法

气管内插管全身麻醉，患者取膀胱截石位，助手留置尿管并举宫。术者提起脐部，纵向切开脐孔2.5cm，置入切口保护圈，固定切口，套入7号半手套，于指套开口三个操作孔，逐层切开皮肤、皮下组织至腹膜，置入单孔腹腔镜专用入路平台，充入CO_2气体形成气腹，使腹腔内压力维持在10～12mmHg。术中探查盆腔见子宫增大如妊娠2个月，前壁及后壁近骶韧带处增厚凸起，左侧输卵管与卵巢膜状粘连，右侧输卵管及卵巢未见明显异常。在子宫肌瘤与子宫肌层之间局部注射稀释的垂体后叶素，超声刀切开前壁瘤体表面浆肌层组织，并切除多余浆肌层组织，剥出瘤体。继而术者将右手示指自脐孔探查宫体，左手于阴道内调整举宫器方向或将左手的示指和中指置于阴道内（如妇科双合诊检查，图22-1），协助子宫活动，感知子宫软硬度，探查肌瘤。若发现子宫肌瘤，用单极电钩电凝予以标记。探查结束更换手套，肌瘤剥除同上述方法，子宫肌瘤由脐孔取出（图22-2）。本例共剥出子宫前后壁肌瘤8枚（图22-3）。最后用鱼骨倒刺线连续缝合子宫创面肌层、浆肌层共两道。充分冲洗盆腹腔，查创面无出血，盆腔置引流管1根用于排气，撤除器械，用1-0可吸收线缝合脐部皮下组织，用4-0可吸收线重塑脐孔。

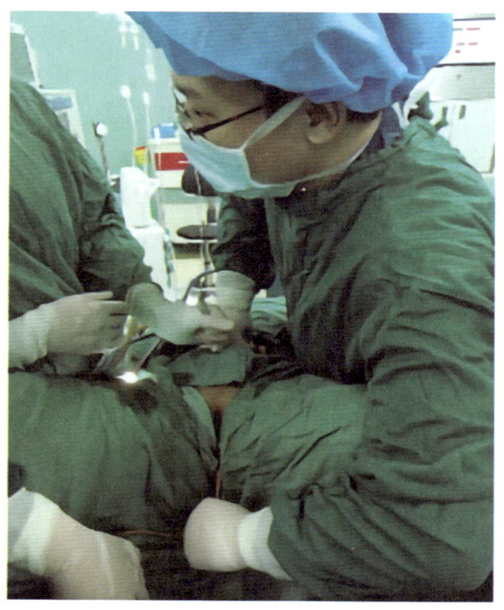

图22-1　指探法探查子宫肌瘤

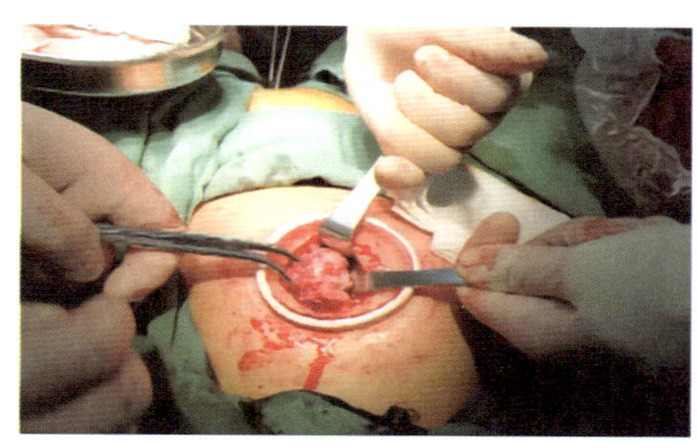

图22-2　子宫肌瘤自脐孔切口取出

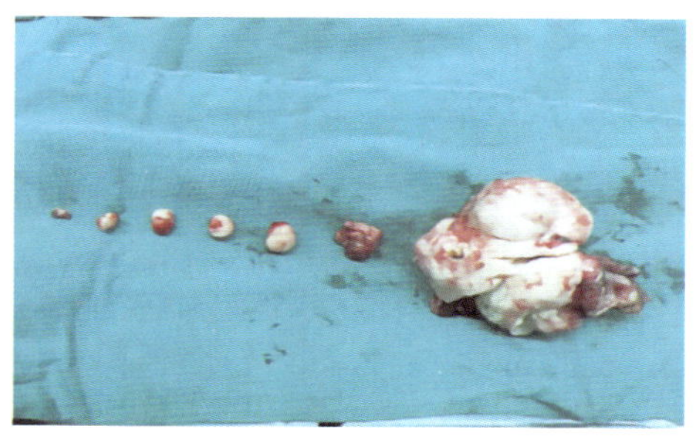

图22-3　剥除的多枚肌瘤标本

术后监测患者生命体征及阴道出血情况，并予以预防感染、止血、对症支持治疗。

3. 结果

本例患者顺利完成腹腔镜手术，未中转开腹手术，未增加其他通道，无输尿管、膀胱、结直肠等邻近脏器及大血管、神经等损伤。患者于术后1天肛门排气，术后2天拔除尿管后即恢复排尿功能，无尿潴留发生，术后无须镇痛。术后5天出院，切口甲级愈合。术后3个月随访患者，未发生切口感染、切口疝、膀胱功能障碍、皮下气肿、静脉血栓等并发症，复查阴道B超未发现子宫肌瘤。患者恢复良好，目前仍在随访中。

（二）讨论

目前，随着腔镜技术的日臻完善，经脐单孔腹腔镜下子宫肌瘤剥除术在临床上广泛应用，已经成为要求保留子宫和生育功能的子宫肌瘤患者的首选方式[2]。实践表明，虽然腹腔镜具有清晰广阔的视野，但是由于术者在腹腔镜手术中缺乏直接的触觉感受，难以发现微小的或位置较深的肌瘤，容易引起术后残留，所以曾将多发性子宫肌瘤作为腹腔镜子宫肌瘤剥除术的禁忌证[3-5]。如何有效提高手术效果、减少子宫肌瘤的残留，一直是临床难以突破的瓶颈[6, 7]。

目前常采用超声定位来帮助探查子宫肌瘤。虽然在一定程度上可指导肌瘤定位，但是并不能明确所有肌瘤的位置，且该技术本身也有局限性，不能发现所有的肌瘤。而采用术中超声定位，虽然直接将超声探头放置于子宫表面可以获得较好效果，但是由于需要专门的超声设备，且费用昂贵，同时增加无菌手术污染的风险，延长手术时间，临床应用局限。

笔者团队在指探法辅助下顺利完成经脐单孔腹腔镜下多发子宫肌瘤剥除术，并取得良好效果。总结指探法的优点有：①术者可以将手指通过脐孔伸入腹腔内协助手术，直接触摸子宫中难以发现的微小肌瘤或位置较深的肌瘤，可避免遗漏和残留。②可准确定位肌瘤的位置、大小，减少术中使用超声定位的必要性。③减少术中用于显露的器械，避免频繁更换操作器械而增加无菌手术污染风险。④可节省手术成本，简化操作，缩短手术时间。⑤可降低腹腔镜手术难度，或将原来不能经腹腔镜剥除的多发性子宫肌瘤变为可能。⑥术后疼痛更轻微[8]，肠道功能恢复更快，患者自我形态满意度极高。⑦利于临床医师学习和掌握，易于临床推广应用。

（陈　坤　任　常　陈瑞欣　杜　雨）

参考文献

[1] Lee YY，Kim TJ，Kim CJ，et al. Single port access laparoscopic adnexal surgery versus conventional laparoscopic adnexal surgery：a comparison of peri-operative outcomes [J]. Eur J Obstet Gynecol Reprod Biol，2010，151（2）：181-184.

[2] Yuk JS，Ji HY，Kim KH，et al. Single-port laparoscopically assisted-transumbilical ultraminilaparotomic myomectomy（SPLA-TUM）versus single port laparoscopic myomectomy：a randomized controlled trial [J]. Eur J Obstet Gynecol Reprod Biol，2015，188：83-87.

[3] Darai E，Dechaud H，Benifla JL，et al. Fertility after laparoscopic myomectomy：preliminary re-

sults [J]. Hum Reprod，1997，12（9）：1931-1934.

[4] Marret H，Chevillot M，Giraudeau B. Factors influencing laparoconversions during the learning curve of laparoscopic myomectomy [J]. Acta Obstet Gynecol Scand，2006，85（3）：324-329.

[5] Miller CE，Johnston M，Rundell M. Laparoscopic myomectomy in the infertile woman [J]. J Am Assoc Gynecol Laparosc，1996，3（4）：525-532.

[6] Fauconnier A，Chapron C，Babaki-Fard K，et al. Recurrence of leiomyomata after myomectomy [J]. Hum Reprod Update，2000，6（6）：595-602.

[7] Yoo EH，Lee PI，Huh CY，et al. Predictors of leiomyoma recurrence after laparoscopic myomectomy [J]. J Minim Invasive Gynecol，2007，14（6）：690-697.

[8] Tae-Joong K，Lee YY，Cha HH，et al. Single-port-access laparo-scopic-assisted vaginal hysterectomy versus conventional laparo-scopic-assisted vaginal hysterectomy：a comparison of perioperative outcomes [J]. Surg Endosc，2010，24（9）：2248-2252.

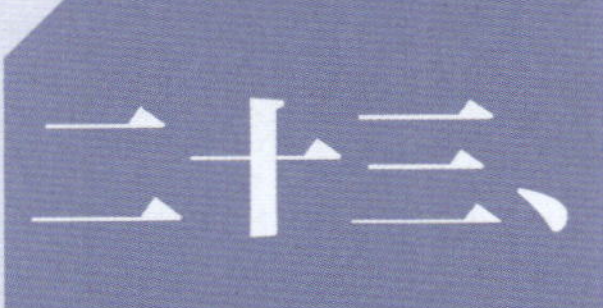

二十三、改良单孔腹腔镜残角子宫切除术

【摘要】 手术采取气管插管全身麻醉，患者取截石位，采取经脐单孔腹腔镜入路，CO_2构建气腹，压力达14mmHg（1mmHg＝0.133kPa），探查盆腔见左侧单角子宫，左侧宫角与左侧输卵管卵巢相连，并与宫颈相连接，钝锐性分离粘连见左附件无明显异常，右侧残角子宫宫腔封闭与右输卵管相连，与宫颈不相连。宫腔镜检查未见右侧输卵管开口。稀释后垂体后叶素注射于残角子宫肌层，以超声刀切开残角子宫浆膜层，沿残角子宫浆膜层内约0.5cm挖除残角子宫肌层及内膜组织后给予可吸收线连续缝合形成浆肌层的连接结构。剥除左侧单角子宫肌壁间肌瘤，用可吸收线缝合，冲洗检查创面无出血，撤出器械，用可吸收线缝合脐孔筋膜层及脐孔皮肤并整形。

【关键词】 单孔腹腔镜；残角子宫切除术；经脐

（一）病情简介

患者女性，47岁，2021年5月5日无诱因自觉下腹隐痛，至医院检查，阴超提示右侧宫角未显示，右侧附件区实性团块，考虑左侧单角子宫可能。入院后查MRI，提示右侧附件区见类椭圆形异常信号影，大小约4.5cm×5.3cm×4.6cm，肝胆胰脾双肾输尿管B超提示：右肾未显示。包块性质不明，结合右肾缺如、B超结果，考虑残角子宫可能。经充分术前准备，于2020年5月15日行单孔腹腔镜探查术及宫腔镜检查术，术中诊断为残角子宫，行单孔腹腔镜下残角子宫切除术。

（二）手术步骤

患者取截石位，麻醉满意后常规消毒铺单，于脐孔两侧用爱丽丝钳充分钳夹提起脐孔，用手术刀切开脐孔约1.5cm，直视下逐层进腹，安装一次性固定单孔操作软鞘管，充入二氧化碳气体至腹腔压力达14mmHg，置入操作器械，助手置入举宫器、保留导尿，探查盆腔，左侧盆腔见单角子宫，左侧宫角与左侧输卵管卵巢相连，并与宫颈相连接，左侧输卵管与左侧卵巢包裹性粘连于左侧子宫阔韧带后叶，钝锐性结合分离左侧卵巢及左侧输卵管间粘连，恢复解剖结构见左附件外观无明显异常。右侧盆腔偏上方见残角子宫，宫腔封闭，与右侧卵巢输卵管相接，与宫颈不连接，左右两侧子宫不相通，仅见一米勒管遗迹相连接。行宫腔镜检查见左侧单角子宫，宫腔右侧输卵管开口缺如，子宫内膜未见明显异常。告知家属左侧单角子宫见子宫肌瘤凸起，右侧残角子宫质地硬，不排除肌瘤可能，家属要求切除残角子宫及子宫肌瘤组织。稀释后垂体后叶素注射于残角子宫肌层，以超声刀切开残角子宫浆膜层，沿残角子宫浆膜层内约0.5cm完整挖除残角子宫肌层组织及内膜组织，并进一步修剪，仅保留少量浆肌层，用1-0可吸收线连续缝合形成浆肌层的连接结构。于左侧单角子宫子宫肌瘤与正常子宫肌层交界处注入稀释后的垂体后叶素，超声刀切开瘤体表面浆肌层，完整剥除子宫肌壁间肌瘤两枚。用1-0可吸收线连续缝合创面。标本放置于自制标本袋中取出，检查创面无出血，撤去器械排空气体，用2-0可吸收线缝合脐孔下方筋膜层，用4-0可吸收线缝合脐孔皮肤并整形（图23-1）。

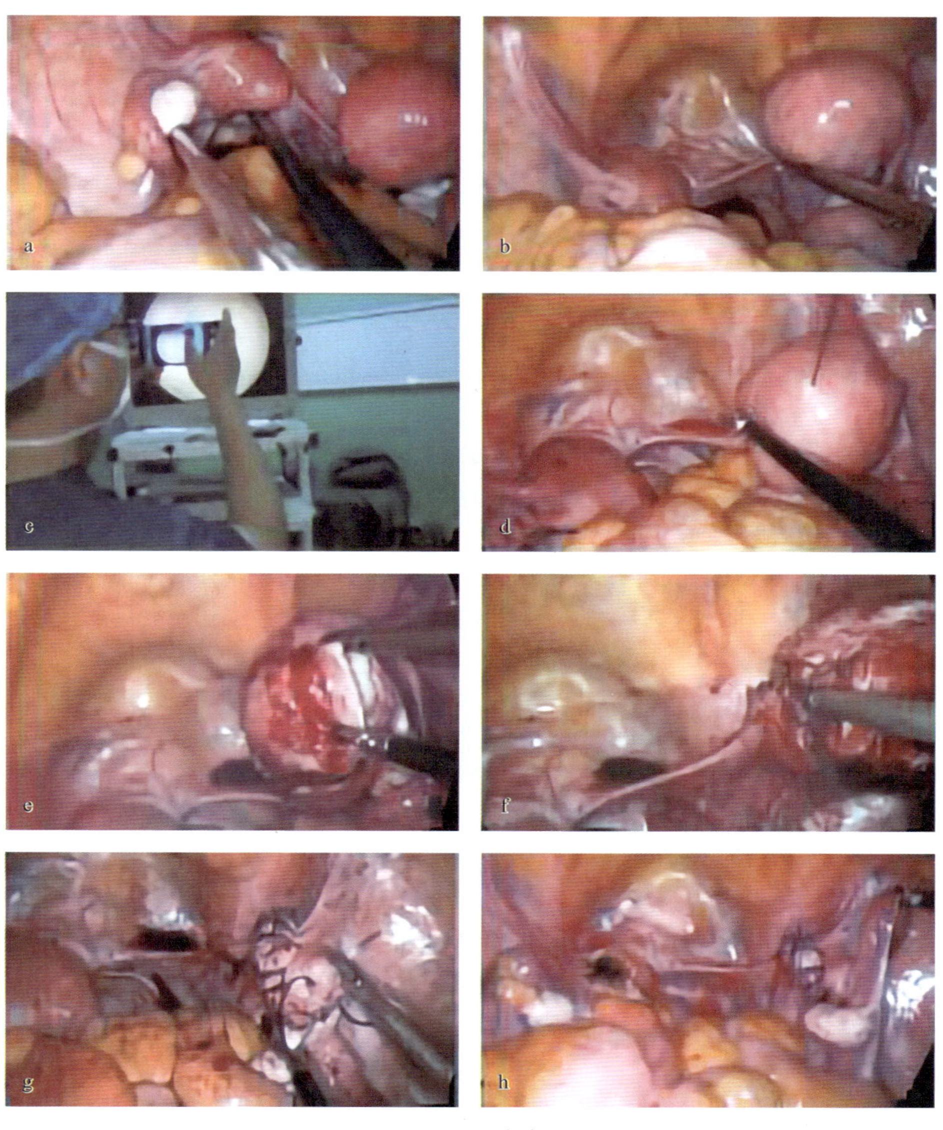

图23-1 手术步骤

注：a.探查左侧单角子宫及附件；b.探查右侧残角子宫；c.宫腔镜探查左侧单角子宫宫腔情况；d.稀释后垂体后叶素注射于残角子宫肌层；e.超声刀切开残角子宫浆膜层；f.切除残角子宫大部分宫体，仅保留少量浆肌层；g.可吸收倒刺线缝合残留的残角子宫组织；h.术后探查盆腔

（三）术后情况

1. 手术情况

总手术时长135分钟，术中出血量20mL，未输血。

2. 术后病理

子宫剥出物为平滑肌瘤、腺瘤样瘤。右残角子宫为增生期样子宫内膜，子宫腺肌病。

3. 术后情况

术后给予抗感染、止血、预防下肢静脉血栓、补液支持等对症治疗，术后1天拔除导尿管，术后5天顺利出院，过程无特殊。因术中出血少，术后未放置腹腔引流管。

（四）讨论

残角子宫的形成是因为先天发育畸形，多为一侧副中肾管发育不全导致，占30%～50%。生殖道畸形患者合并有泌尿系统发育的异常，多表现为单侧肾缺如。残角子宫患者行超声检查时，多提示为腹腔包块，可见内部为液性区，回声与巧克力囊肿相似，但可根据其周围有比巧克力囊肿更厚的肌层环绕相鉴别，多数患者合并有单侧肾缺如[1]。MRI对于盆腔组织的显像较CT更为清晰精准[2]，可以在患者入院后完善MRI检查辅助诊断，但最终诊断仍要以病理报告为准。Buttran将残角子宫分为3型：Ⅰ型为残角子宫宫腔与正常子宫宫腔相通者；Ⅱ型为残角子宫宫腔与正常子宫宫腔不通者；Ⅲ型为残角子宫无宫腔者。而美国生育协会（American Fertility Society，AFS）于1988年分为4型：Ⅰ型：有宫腔及子宫内膜，且与正常子宫相通；Ⅱ型：有宫腔及子宫内膜，但与正常子宫不相通；Ⅲ型：无宫腔及子宫内膜，且与正常子宫不相通；Ⅳ型：单纯性单角子宫[3]。

对于Ⅱ型残角子宫患者，有宫腔及有功能的子宫内膜且与正常宫腔不相通，其子宫内膜会随激素水平的变化呈周期性剥脱，其宫腔会因积血逐渐增大，多数患者会因下腹痛至医院就诊发现[4-6]。对于残角子宫，国内的专家共识认为影像学（或腹腔镜）证实残角子宫宫腔有内膜存在、有症状者，需尽早行残角子宫切除术，同时切除同侧输卵管。合并子宫内膜异位症的患者，同时进行相应的手术治疗。既往的残角子宫切除术大多采用开腹或多孔腹腔镜完成，需要分别切断残角子宫侧圆韧带、卵巢固有韧带等结构，同时可能需要切开患侧阔韧带，甚至涉及下推膀胱等操作。这种手术模式一方面增加了手术难度和风险，另一方面，切除残角子宫后留下的残角子宫侧附件组织及圆韧带等呈游离状态，破坏了正常子宫的韧带连接关系，是否可能增加术后的子宫脱垂风险，值得思考。

本例患者采用单孔腹腔镜手术，且对既往手术模式进行了部分改良。改良之处在于对需要切除的残角子宫采取大部切除术，完全清除宫腔及内膜，仅留少部分残角子宫的浆肌层进行缝合。因残角子宫内膜已被清除，剩余的组织不会随激素水平变化而改变，患者腹痛症状会明显改善。本改良术式不需要打开膀胱反折腹膜及下推膀胱，不切除患侧输卵管及卵巢固有韧带。一方面，可以有效降低手术难度，对于患者损伤的可能性大幅度减少；另一方面，对于患者正常盆腔的解剖结构如圆韧带、阔韧带、卵巢固有韧带予以完整保留，通过缝合保留的残角子宫浆肌层形成完整的盆腔结构连接，从而保证盆腔器官组织的完整性，有可能有效减少远期盆腔器官脱垂的风险。

（冯 云 徐 琳 潘宏信 花茂方）

参考文献

[1] 谭文佳，王辉，轩丽丽，等. 超声检查对残角子宫、子宫腺肌症的诊断价值（附2例报告）[J]. 中国实验诊断学，2014，18（1）：150-151.

[2] 张卓颖，黄群英，孙明华，等. 磁共振成像在子宫畸形诊断中的价值[J]. 生殖与避孕，2016，36（1）：69-74.

[3] 中华医学会妇产科学分会. 女性生殖器官畸形诊治的中国专家共识[J]. 中华妇产科杂志，2015，50（10）：729-733.

[4] 丁芳. 残角子宫积血合并子宫内膜异位症误诊1例[J]. 中国计划生育学杂志，2016，24（6）：420-421.

[5] 黄筱頔，邓姗. 单角子宫合并功能性残角子宫[J]. 生殖医学杂志，2019，28（3）：284-287.

[6] Mabrouk M，Arena A，Zanelo M，et al. Unicornuate uterus with noncommunicating functional horn：diagnostic workup and laparoscopichorn amputation[J]. Fertil Steril，2020，113：885-887.

二十四、改良单孔双侧骶韧带高位悬吊术治疗女性盆腔器官脱垂个案报道

【摘要】目的 初步探讨改良单孔腹腔镜双侧骶韧带高位悬吊术治疗盆腔器官脱垂的安全性和有效性。**方法** 回顾性分析在南京医科大学附属常州第二人民医院妇科行改良单孔腹腔镜双侧骶韧带高位悬吊术患者的临床资料并进行总结分析。**结果** 患者顺利完成手术，手术时长260分钟，术中出血量5mL，术后1天拔除导尿管，术后无排便、排尿功能障碍，无输尿管损伤等并发症，顺利出院。定期随访，患者对治疗效果满意。**结论** 改良单孔腹腔镜双侧骶韧带高位悬吊术治疗女性盆腔器官脱垂可能是安全有效的。

【关键词】 盆腔器官脱垂；单孔腹腔镜手术；改良骶韧带高位悬吊术

盆腔器官脱垂（pelvic organ prolapse，POP）是由于盆底肌肉和筋膜组织异常造成的盆腔器官下降而引发的器官位置异常及功能障碍，主要症状为阴道口肿物脱出，可伴有排尿、排便和性功能障碍，不同程度地影响患者的生命质量[1]。POP的危险因素有遗传倾向性、产次（阴道分娩）、绝经、高龄、前次盆腔手术史、结缔组织发育异常及腹压增高（肥胖、慢性便秘等）[2]。就解剖结构来讲，可供子宫悬吊的强劲韧带主要有宫骶韧带、骶棘韧带和骶岬前韧带。目前采用的脱垂手术之一骶棘韧带固定缝合术使阴道轴偏向悬吊侧且偏向后，另一重建子宫或穹隆的骶骨固定术使阴道轴偏向前。而宫骶韧带悬吊可将子宫恢复至最为正常的解剖位置，达坐骨棘水平以上，保持阴道位于最正常的生理位置和轴向[3]。因此现临床上多采用腹腔镜双侧骶韧带高位悬吊术，此术式遵循了现代盆底重建的原则，利用患者自身韧带、筋膜组织作为支持结构进行盆底重建，效果肯定，手术费用低，是年轻患者保留子宫、保护性功能的理想术式，适合于子宫或阴道穹隆脱垂或子宫直肠窝疝者[4]。笔者团队近几年在单孔腹腔镜妇科手术进行了一系列探索[5-12]，我们于2021年1月对1例子宫脱垂合并阴道前后壁脱垂患者采用单孔腹腔镜手术进行了改良单孔腹腔镜双侧骶韧带高位悬吊，取得了满意的临床效果，现予以报道。

（一）一般资料

患者，58岁，已婚，2021年1月4日因“自行扪及外阴肿物伴会阴不适8年余”入院，自然绝经2年余，入院行妇科检查，根据POP-Q分度评定法拟诊断为Ⅲ度子宫脱垂，合并阴道前后壁脱垂（Aa：＋2，Ba：＋3，C：＋4，D：＋1，Pb：1，Gh：5，Ap：＋2，

Bp：＋2，tvl：10）。为改善患者的症状，提高患者的生活质量，同时考虑到已自然绝经2年余，没有生育要求，与患者及其家属充分沟通后，决定行单孔腹腔镜全子宫切除术＋双侧附件切除术＋单孔腹腔镜改良双侧骶韧带高位悬吊术，患者术前签署知情同意书，手术于2021年1月7日顺利完成。

（二）手术方法

麻醉成功后，常规消毒铺巾，患者采取膀胱截石位。具体手术步骤：①在患者脐部位置纵向切开1.5cm的切口，逐层进腹，固定一次性单孔操作软鞘管，充入二氧化碳气体至腹内压达13mmHg，置入操作器械（图24-1），助手置入举宫杯。②腹腔镜下探测盆腔脏器是否有粘连，进行常规分离（图24-2）。③充分显露子宫及双侧附件，用1-0可吸收线腹壁外悬吊双侧附件（图24-3），打开子宫双侧骶韧带外侧充分显露直肠旁间隙，并游离右侧输尿管（图24-4），打开直肠阴道间隙，下推直肠显露阴道后壁约4cm，直至脱垂的顶端。④高位切除双侧附件（图24-5），用Ligasure凝切左侧输卵管系膜、左侧子宫圆韧带、左侧卵巢固有韧带，然后用超声刀打开子宫阔韧带前后叶，打开膀胱反折腹膜（图24-6）。充分下推膀胱，直至阴道前壁脱垂最远处；随后继续用Ligasure凝切左侧子宫动静脉上行支，用超声刀凝切左侧子宫主韧带（同法处理对侧），再用单极电凝沿阴道穹隆切开，自阴道取出子宫及双侧输卵管。⑤用1-0可吸收线、2-0倒刺线缝合阴道残端（图24-7），用1-0可吸收线Z形缩短修补阴道前后壁，缝合阴道前后壁纤维肌层，直至宫颈周围环，并加固缝合。注意缝线不能穿透阴道黏膜层（图24-8）。采用不可吸收缝线间断缝合（或“8”字缝合）椎体前方的骶骨前纵韧带，自近心端右侧骶韧带起始处高位缝合并连续C形缝合右侧骶韧带，使右侧骶韧带缩短，直至右侧阴道残端，再返程连续C形缝合至骶韧带起始处，打结固定。同法处理左侧骶韧带至左侧阴道残端（图24-9）。探测双侧输卵管蠕动是否正常。⑥冲洗腹腔，创面无出血，放置透明质酸钠。自脐孔放置负压引流管一根，撤去器械排空气体，缝合脐孔下方筋膜层，再塑脐孔。

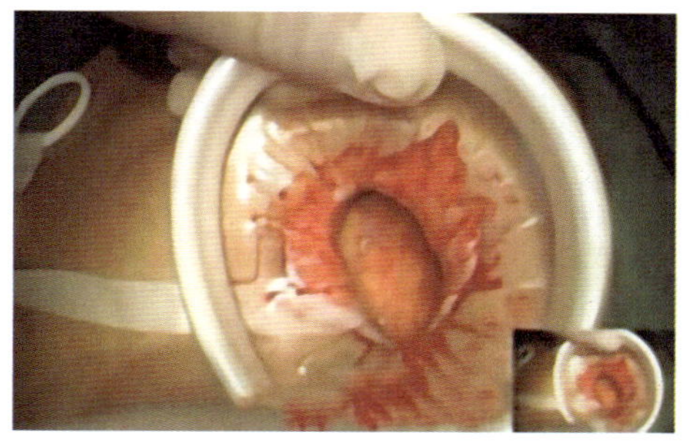

图24-1　脐部建立单孔

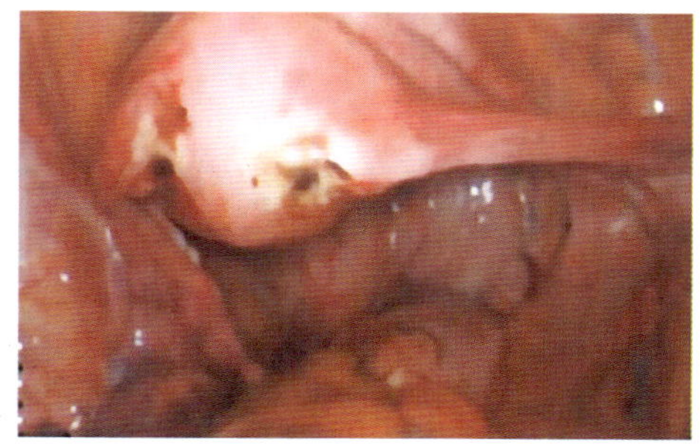

图24-2　常规分离粘连

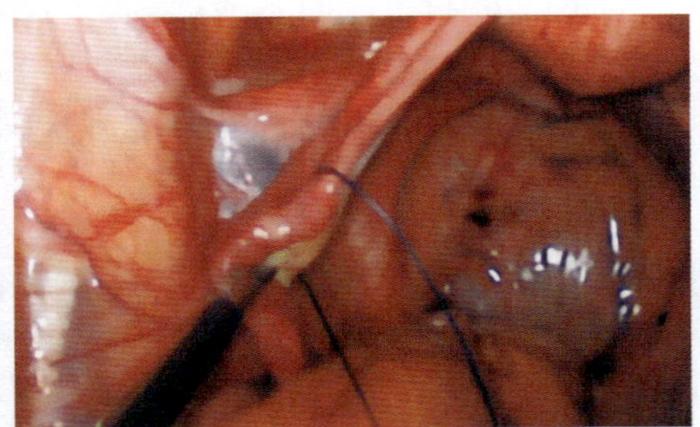

图24-3 显露子宫

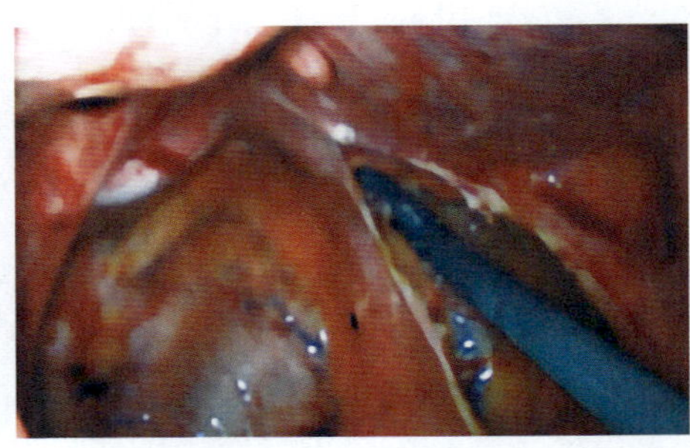

图24-4 游离右侧输卵管

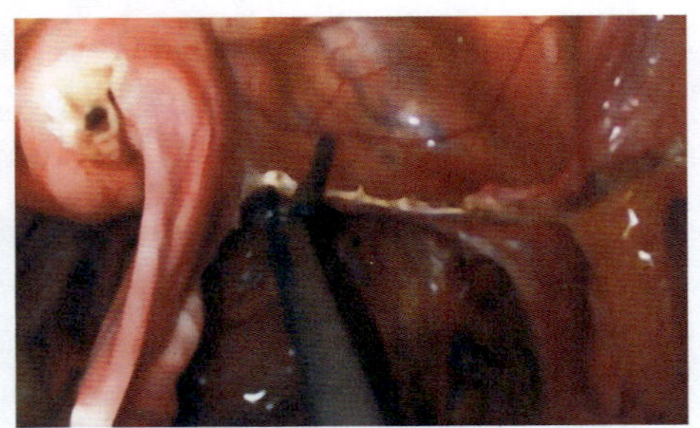

图24-5 切除双侧附件

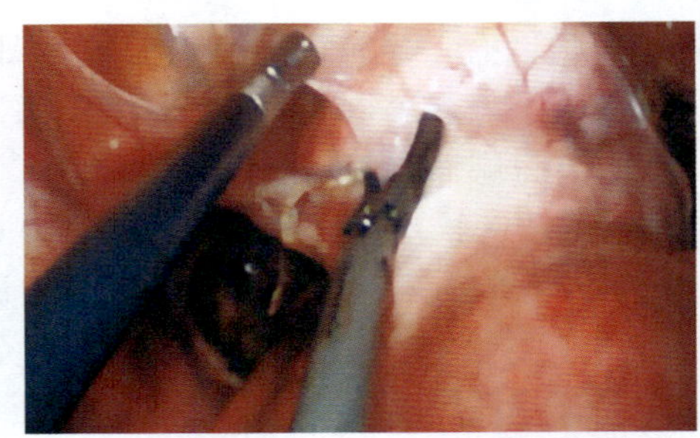

图24-6 膀胱腹膜反折

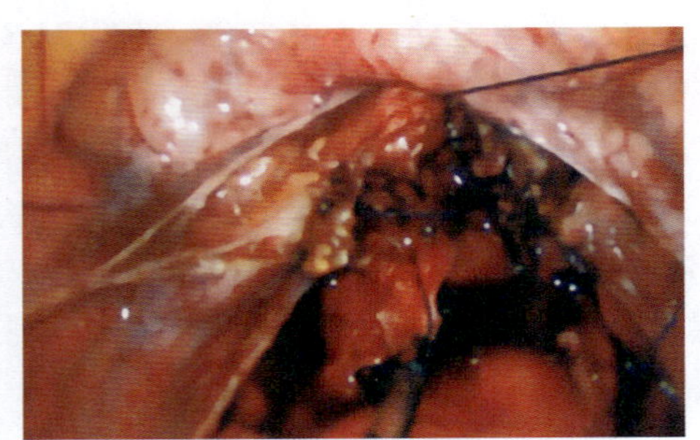

图24-7 缝合阴道残端

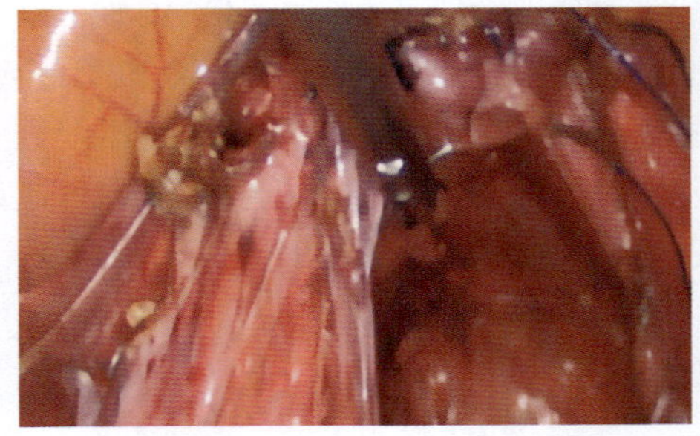

图24-8 加固宫颈周围环

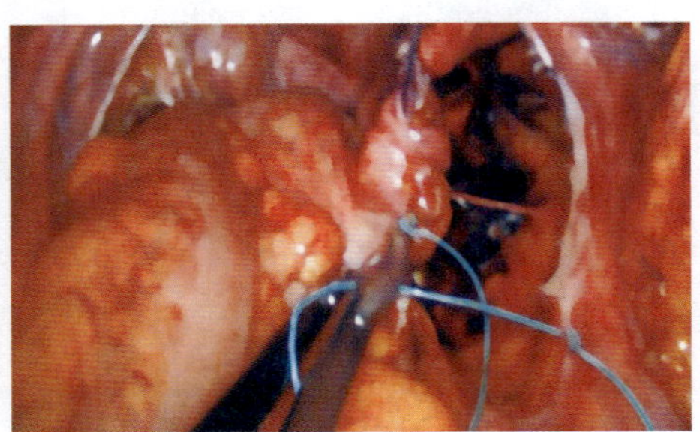

图24-9 悬吊骶韧带

（三）结果

患者手术时间260分钟，术中出血量5mL，术后住院时间5天。在手术进行的过程中没有如大出血、盆腔血肿、泌尿系统损伤等并发症的发生。术后1天拔除导尿管后自主排尿通畅。术后均无须镇痛类药物。术后6个月随访，POP-Q指示点Aa、Ba、C、pb、Ap、Bp点正常。患者症状明显改善，脐部切口愈合良好，生活质量好，术后复查无排便、排尿困难，无输尿管损伤等并发症，患者对治疗效果十分满意。目前仍在继续严密随访中。

（四）讨论

1.单孔腹腔镜高位骶韧带悬吊术的优势与劣势

随着腹腔镜技术飞速发展，腹腔镜以其密闭的手术空间大大降低了术中术后的感染率，先进的手术器械的运用大大减少了术中出血，手术切口小使患者术后恢复相对较快[13]。近几年，随着单孔腹腔镜在妇科领域的应用与发展，越来越多的妇科手术已采用单孔术式完成。单孔腹腔镜下高位宫骶韧带悬吊术治疗子宫脱垂具有微创美观、术后恢复较快等优点。但是它的缺点也不容忽视，单孔下操作相对困难，而高位韧带悬吊术术中缝合等精细操作较多，采用单孔术式明显增加镜下缝合难度，因此要求术者必须有娴熟的单孔腹腔镜手术技巧，尤其是单孔镜下缝合技术过关，才能有效实施该术式。此外，高位骶韧带悬吊术较容易损伤输尿管，因输尿管紧邻骶韧带，且个体差异较大，多为缝合时所致，所以此手术对术者的技术要求较高，尤其是单孔下操作需要更加谨慎。

2.单孔腹腔镜高位骶韧带悬吊术中如何尽量避免并发症的产生

骶韧带悬吊术的并发症主要是输尿管损伤、扭曲，大多为缝合时产生的损伤[14]。有研究认为[15]，输尿管从坐骨棘水平开始，逐渐远离宫骶韧带。但最新有学者研究发现[16]，POP患者双侧输尿管从坐骨棘水平开始并不是逐渐远离宫骶韧带，输尿管与宫骶韧带最近的距离位于坐骨棘向骶骨方向1cm水平处，随后再远离宫骶韧带，并且左侧输尿管远离的程度更明显；右侧输尿管与右侧宫骶韧带之间距离的变化不明显，这说明右侧输尿管的走行基本与右侧宫骶韧带面平行。基于对输尿管和宫骶韧带位置关系的进一步了解，临床医师在手术操作中更能准确找到合适的悬吊位置。术者在实行宫骶韧带悬吊术时，坐骨棘向骶骨方向1cm处为双侧输尿管最靠近宫骶韧带处，行右侧宫骶韧带悬吊时需谨慎小心，尽可能避免输尿管损伤[17]。本案例采用单孔术式进行操作，虽增加了手术操作难度，但术中优先充分游离双侧骶韧带外侧直肠旁间隙（尤其是冈林间隙），沿双侧宫骶韧带外侧打开侧腹膜，将输尿管游离暴露，直视下缝合，可有效减少输尿管损伤的可能。

3.单孔腹腔镜高位骶韧带悬吊术的术后复发因素

骶韧带悬吊术这一术式在临床手术操作中已经相对成熟，但不可逃避的问题是，这一术式存在术后复发的概率，术后复发主要与以下因素有关：①术前脱垂严重程度：术前脱垂POP-Q Ⅲ或Ⅳ度是术后POP复发的明确高危因素。②缝合位置：应确保阴道顶端悬吊在宫骶韧带而非周围其他的结缔组织上。子宫骶韧带中间部是比较坚固的悬吊点，临床上大多悬吊于此。③缝线材料：脱垂复发率在宫骶韧带的缝针数上并无区别，手术复发主要应归因于缝线材料，本研究采用不可吸收线缝合，可有效降低术后复发的概率[18]。

4.改良单孔腹腔镜双侧骶韧带高位悬吊术可能存在的优势

传统宫骶韧带悬吊需达到坐骨棘水平[19, 20]，本研究采用改良单孔腹腔镜下高位骶韧带悬吊术，将双侧骶韧带起始缝合点锚定在骶前区域的前纵韧带，同时将宫骶韧带折叠缩短后用双八字缝合的方式缝合在子宫颈阴道部水平，进一步加强了宫骶韧带的悬吊，加固了阴道上端的支撑，比传统的腹腔镜下高位骶韧带悬吊术更为牢固，可以极大地减少术后复发。本研究采用的改良术式，将起始缝合点进一步提升至骶韧带附着于骶骨的起始部，悬吊位置更高，更有顶端的固定支持，也更加符合骶韧带的生理解剖走向和盆腔器官脱垂加强顶端支持的治疗理念。本研究强调充分游离双侧骶韧带至骶韧带骶骨起始附着点，同时术中需充分游离结肠旁间隙及直肠旁间隙以充分显露骶前区域及双侧输尿管。采用此改良术式，在充分游离间隙保护重要组织器官后，可有效保证该术式的疗效，同时进一步降低肠道、骶前血管及输尿管损伤等并发症的发生。

总而言之，单孔腹腔镜骶韧带高位悬吊术既满足了术者和患者对微创、美观的追求，也在最大程度上改善了患者的症状，同时可对有生育要求的年轻女性进行保留子宫的操作，可以说是一种相对理想的手术方式。这一手术方式将在妇科领域逐渐成熟，给更多患者带来福音。但我们也应充分了解此术式的潜在风险及并发症，需加以预防。本研究结果初步说明，改良单孔腹腔镜双侧骶韧带高位悬吊术治疗盆腔器官脱垂可能是安全有效的，但这一结论尚需更大样本的随机对照研究进一步证实。

（徐　琳　倪观太　张俊吉　杜　雨）

参考文献

[1] 张科科，蔡云朗. 子宫脱垂的腹腔镜手术治疗进展［J］. 东南大学学报（医学版），2018，37（6）：1081-1084.

[2] 邵世清，田君，张红霞，等. 腹腔镜骶韧带缩短术治疗子宫脱垂的临床分析［J］. 广西医科大学学报，2015，32（3）：476-478.

[3] 田荣. 经腹腔镜下腹膜外子宫悬吊术联合子宫骶韧带缩短术治疗子宫脱垂的效果评价［J］. 实用临床医药杂志，2016，20（11）：139-140.

[4] Rooney K，Kenton K，Mueller ER，et al. Advanced anterior vaginal wall prolapse is highly correlated with apical prolapse［J］. Am J Obstet Gynecol，2006，195（6）：1837-1840.

[5] 鲍明月，秦真岳，陈继明，等. 微切口单孔腹腔镜手术治疗妇科疾病30例分析［J］. 中国实用妇科与产科杂志，2020，36（9）：874-877.

[6] 鲍明月，秦真岳，陈继明，等. 微切口单孔腹腔镜妇科手术的现状与新进展［J］. 中国实用妇科与产科杂志，2021，37（2）：264-267.

[7] 秦真岳，王慧慧，陈继明，等. 单孔腹腔镜手术治疗Ⅲ型（包块型）子宫瘢痕妊娠［J］. 中华腔镜外科杂志，2021，14（2）：122-126.

[8] 鲍明月，秦真岳，陈继明，等. 单孔腹腔镜子宫腺肌病病灶大部切除术临床应用［J］. 中华腔镜

外科杂志，2020，13（4）：234-243.

[9] 秦真岳，王慧慧，陈继明，等．单孔腹腔镜下保留生育功能的卵巢交界性肿瘤手术初探［J］．中国现代手术学杂志，2020，24（5）：353-358.

[10] 秦真岳，王慧慧，陈继明，等．简易悬吊式无气腹微切口单孔腹腔镜手术治疗中孕期卵巢巨大肿瘤的临床报告［J］．腹腔镜外科杂志，2021，26（4）：316-318.

[11] 秦真岳，鲍明月，陈继明，等．经腹壁瘢痕入路单孔腹腔镜下输卵管再通术［J］．中国现代手术学杂志，2021，25（1）：55-59.

[12] 王慧慧，秦真岳，陈继明，等．经阴道单孔腹腔镜手术在卵巢良性肿瘤中的应用［J］．腹腔镜外科杂志，2021，26（4）：308-312.

[13] Weber AM，Abrams P，Bmbaker L，et al．The standardization of terminology for researchers in female pelvic floor disorders［J］．Int Urogynecol J Pelvic Floor Dysfunct，2001，12（3）：178-186.

[14] 黄璐，陈春林，刘萍，等．在体女性主韧带及宫骶韧带数字化三维模型构建及其意义［J］．中国实用妇科与产科杂志，2014，30（6）：453-456.

[15] 宋岩蜂，许波，黄惠娟．骶棘韧带悬吊术治疗阴道膨出［J］．中华妇产科杂志，2004，39（8）：561-562.

[16] 王开明，陈秀云．女性盆段输尿管隧道和鞘的形态特点及临床意义［J］．中国临床解剖学杂志，2004，22（3）：271-273.

[17] 段磊，鲁永鲜，沈文洁，等．经阴道宫骶韧带高位悬吊术的远期疗效研究［J］．中华妇产科杂志，2017，52（6）：363-368.

[18] 梁诗琪，陈春林，刘萍，等．盆腔器官脱垂患者宫骶韧带与输尿管、直肠解剖关系的MRI三维重建研究［J］．中华妇产科杂志，2021，56（1）：27-33.

[19] Rondini C，Braun H，Alvarez J，et al．High uterosacral vault suspension vs Sacrocolpopexy for treating apical defects：a randomized controlled trial with twelve months follow-up［J］．Int Urogynecol J，2015，26（8）：1131-1138.

[20] Lowder JL，Park AJ，Ellison R，et al．The role of apical vaginal support in the appearance of anterior and posterior vaginal prolapse［J］．Obstet Gynecol，2008，111（1）：152-157.

二十五、单孔腹腔镜下巨大子宫肌瘤剥除术的临床分析

【摘要】 **目的**　探讨传统多孔腹腔镜（multi-port laparoscopic surgery，MPLS）与单孔腹腔镜（laparoend-scopic single-site surgery，LESS）子宫肌瘤剥除术治疗巨大子宫肌瘤（> 8cm）的应用效果。**方法**　回顾性分析2020年4月至2022年4月行腹腔镜下子宫肌瘤（肌瘤直径≥ 8.0cm）剥除术的60例子宫肌瘤患者的临床资料。根据手术方式分为传统多孔腹腔镜组（MPLS组）和单孔腹腔镜组（LESS组），MPLS组40例，LESS组20例。观察并比较两组患者的手术相关指标、术后恢复情况及术后随访的切口满意度。**结果**　两组术中出血量、术前术后血红蛋白变化，术后肛门排气时间比较差异无统计学意义（$P > 0.05$）；单孔腹腔镜组手术时间较对照组更久（$P < 0.05$）；单孔腹腔镜组住院时间较对照组更短（$P < 0.05$）；单孔腹腔镜组24小时视觉模拟评分法（visual analogue scale，VAS）、体象量表（body image ques-tionnaire，BIS）评分均较对照组低（$P < 0.05$）；单孔腹腔镜组切口美观满意度（cosmetic score，CS）评分较对照组高（$P < 0.05$）。**结论**　单孔腹腔镜下巨大子宫肌瘤剥除术有一定的安全性，单孔腹腔镜手术时间相对更久，且住院时间相对较短，术后疼痛更轻，且切口美观的优势突出，符合女性审美需求，值得临床进一步推广。

【关键词】 巨大子宫肌瘤；单孔腹腔镜手术；传统多孔腹腔镜手术

子宫肌瘤是女性生殖系统中最常见的一种良性肿瘤，多见于育龄期女性。一般来说，子宫肌瘤治疗的选择是考虑到患者的年龄和保留生育能力的需求。子宫肌瘤切除术仍然是有症状的子宫肌瘤女性寻求生育力保存的标准治疗方法[1]，对于年轻有生育要求且有手术指征（肌瘤直径大、药物治疗无效）的患者，一般采用开腹手术行肌瘤剥除，腹腔镜下子宫肌瘤剥除术（肌瘤直径≥ 8.0cm）是四级手术，手术难度大。随着腹腔镜技术的成熟，临床上针对巨大子宫肌瘤（肌瘤直径≥ 8.0cm）患者，现在一般可经过传多孔统腹腔手术（multi-port laparoscopic surgery，MPLS）进行子宫肌瘤剥除。近年来，随着腹腔镜技术发展及微创理念的普及，单孔腹腔镜手术（laparoendoscopic single-site surgery，LESS）因术后恢复快、安全性等优势逐渐应用于临床[2]，本文回顾性分析2020年4月至2022年4月行LESS和MPLS手术治疗的60例巨大子宫肌瘤患者的临床资料，探讨其疗效，以评估传统多孔和单孔腹腔镜手术在巨大子宫肌瘤患者治疗中的治疗效果。

（一）一般资料

选择2020年4月至2022年4月行子宫肌瘤剥除术患者共60例。

1. 纳入标准

①年龄20 ～ 50岁。②BMI ＜ 30kg/m²。③有明确手术指征的单发肌瘤，肌瘤位于子宫前壁或宫底，最大肌瘤直径为8 ～ 12cm。④术前排除子宫颈及子宫内膜恶性病变。⑤患者一般情况良好，生命体征平稳，能耐受手术。

2. 排除标准

①有严重心肺功能受损、长期接受抗凝药物治疗的患者。②脊柱或骨盆有异常，无法取膀胱截石位的患者。③既往有严重盆腔粘连和有明显腹腔镜手术禁忌证的患者。

（二）手术方法

两组均进行常规腹腔镜手术术前准备，重点注意脐部消毒并完善肠道准备；留置导尿管并监测生命体征。

1. LESS

（1）患者取截石位（头低足高≥ 30°，双腿外展＜ 90°），在气管插管复合静脉全身麻醉后，使用巾钳提起脐孔两侧皮肤，沿脐轮纵向切开约2.5cm的纵切口，向两侧游离皮瓣并用手指钝性扩张切口以形成足够的操作空间，逐层进腹，置入一次性多通道单孔腹腔镜穿刺器，充入CO_2维持气腹压在12 ～ 15mmHg（1mmHg＝0.133kPa），置入腹腔镜及操作器械（全套数字腹腔镜系统、光源系统气腹系统）。

（2）探查盆腔，观察是否有盆腔粘连及肌瘤的大小、位置等。仔细辨认解剖结构及其变异，操作轻柔，避免损伤，若有粘连，使用超声刀仔细分离。术中认清血管分布，重视保护输尿管，避免损伤邻近器官，充分扩大手术视野。在子宫肌瘤包膜与宫体交界处注入垂体后叶素（6U/20mL生理盐水），单极电凝钩在肌瘤表面最突出部位做一纵切口，去除肌瘤表面的浆肌层组织，然后超声刀去切开肌瘤的假包膜，并使用钝性、锐性相结合的方法分离肌瘤的假包膜，用抓钳配合分离钳，用正反两个方向牵引力完整剥出瘤核。

（3）可吸收倒刺线采用棒球缝合法对子宫创面肌层及浆肌层进行分层缝合，关闭瘤腔，注意不留无效腔。

（4）肌瘤能够通过“削苹果式”顺利经脐孔取出。

（5）检查创面有无出血并涂抹防粘连的透明质酸钠，使用2-0可吸收线缝合脐部腹膜筋膜层、筋膜脂肪层，用4-0可吸收线重塑脐孔，缝合完毕后在脐孔处放置酒精棉球及干净纱布进行加压包扎（图25-1）。

2. MPLS

体位和麻醉同上，于脐上缘做一个长1cm的切口，放入传统腹腔镜，在麦氏点做一个长0.5cm的切口，在耻骨联合上方偏左做一个长约0.5cm的切口，左下腹做一个长0.5cm的切口，自三个穿刺套管置入操作器械，剥除子宫肌瘤后，缝合子宫创面，扩大

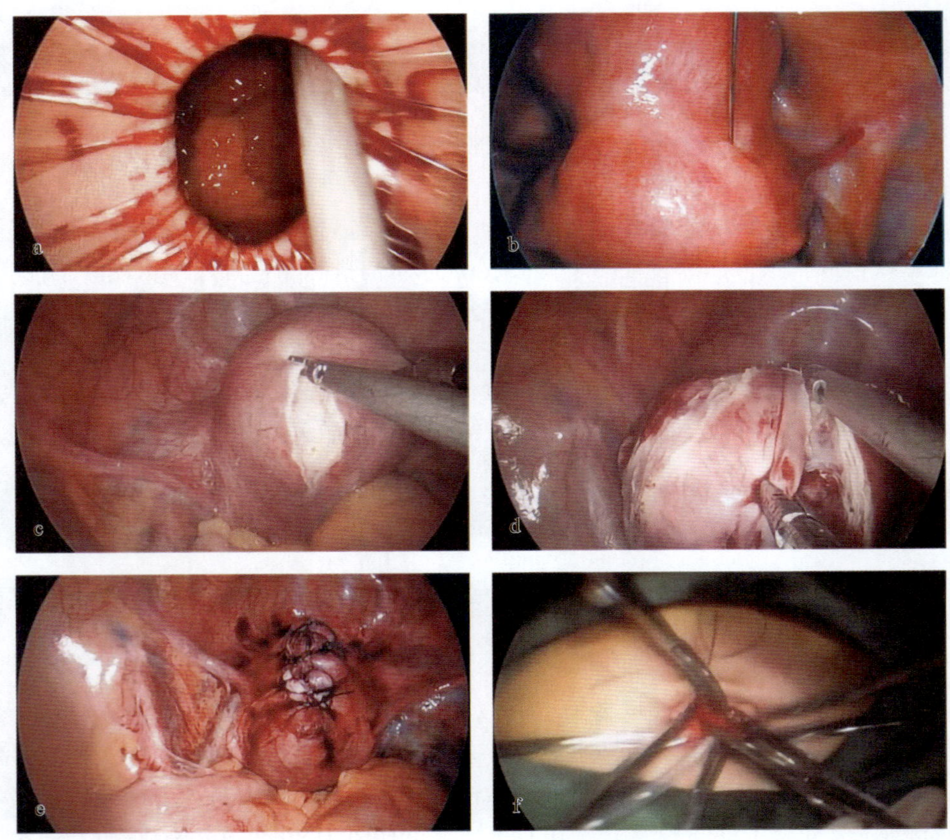

图25-1 手术步骤

注：a.建立手术入路；b.注射垂体后叶素；c.肌瘤表面最突出部位做一纵向切口；d.超声刀切开子宫肌瘤假包膜；e.缝合后子宫；f.重塑脐孔

左下腹切口至1.5cm，将肌瘤装入标本袋后在袋内行分切术后再将肌瘤取出，放置引流管，最后缝合皮肤切口。

两组患者术后均安返病房，密切监护其生命体征、腹部切口及引流情况，并予低流量吸氧及抗感染治疗。

(三)观察指标

术中出血量（mL）：测量吸引器及纱布中收集的血液。血红蛋白下降值（g/L）：入院时血红蛋白与术后复查血红蛋白的差值。手术时间（分钟）：从切皮开始到最后皮肤缝合结束的时间。术后首次肛门排气时间（小时）：护理记录排气时间。住院天数（天）：入院日期到出院日期。手术并发症：包括主要腹腔内出血、切口疝、切口感染及肠、膀胱和输尿管等器官的损伤。术后24小时VAS评分[3]：0分为无痛，10分为最大疼痛。Dunker等[4]定义了一份身体图像问卷（BIQ），其中包括身体图像量表（BIS）和美容量表（CS）。BIS是基于5个问题，调查受试者对其身体外观的态度。采用反向评分法计算，总分在5～20分。CS是3个关于对受试者瘢痕外观的满意程度的问题。这个分量表的总分在3～24分。比较两组以上观察指标，由专人对以上数据进行收集并进行统计学分析。

（四）统计学分析

采用SPSS25.0统计学软件进行数据分析，计量资料以均数±标准差（$\bar{x}\pm s$）表示，采用t检验；计数资料以例表示，采用x^2检验。$P<0.05$为差异有统计学意义。

（五）结果

单孔腹腔镜手术治疗20例（LESS组），平均年龄（41.70±6.83）岁；平均BMI（23.47±3.12）kg/m^2；平均肿瘤大小（8.92±0.67）cm；肌瘤类型：浆膜下（4例），肌壁间（16例）。传统多孔腹腔镜手术治疗40例患者（MPLS组），平均年龄（40.43±6.12）岁；平均BMI（23.38±2.74）kg/m^2；平均肿瘤大小（9.21±1.14）cm；肌瘤类型：浆膜下（7例），肌壁间（33例）。两组患者年龄、BMI、肿瘤最大直径、肌瘤类型等基本资料比较，差异均无统计学意义（$P>0.05$）（表25-1）。LESS组与MPLS组两组患者手术均获成功，无中转开腹，术中无皮下气肿及穿刺孔周围损伤出血及肠、膀胱和输尿管等器官的损伤，术后均未出现发热、尿潴留、手术部位感染、切口血肿，还有腹腔出血、麻痹性肠梗阻、疝气形成、腹膜炎等严重并发症，术后均恢复良好，嘱定期随访。两组患者的血红蛋白下降值及首次肛门排气时间比较，差异均无统计学意义（$P>0.05$）。但LESS组手术时间、CS评分、BIS评分明显高于MPLS组，而术后住院天数及术后24小时VAS评分低于MPLS组，差异均有统计学意义（$P<0.05$）（表25-2和表25-3）。

表25-1 两组一般资料比较

项目	MPLS组	LESS组	P	t/x^2
年龄（岁）	40.43±6.12	41.70±6.83	0.467	0.732
BMI（kg/m^2）	23.38±2.74	23.47±3.12	0.909	0.115
腹部手术史	21	10	0.855	0.033
肌瘤大小（cm）	9.21±1.14	8.92±0.67	0.306	-1.033
肌瘤类型				
浆膜下	7	4	0.56	0.813
肌壁间	33	16		

表25-2 两组手术及术后恢复指标对比

项目	MPLS组	LESS组	P	t
手术时间（min）	116±39.05	149±48.44	0.007	2.780
术中出血量（mL）	49.50±70.82	64.75±57.53	0.408	0.834
术前术后血红蛋白变化	15.73±7.27	18.05±7.63	0.255	1.149

续表

项目	MPLS组	LESS组	P	t
住院天数（d）	5.70±0.91	4.40±0.94	-5.154	0.000
术后24hVAS评分	3.93±1.31	3.15±0.99	0.023	-2.333
术后首次肛门排气时间（h）	30.75±8.05	31.25±8.25	0.823	0.225

表25-3 两组CS评分、BIS评分对比

	MPLS组	LESS组	P	t
CS评分	16.88±2.03	19.30±2.03	0.000	4.366
BIS评分	6.85±1.23	4.75±1.30	0.000	6.022

（六）讨论

有学者认为肌壁间肌瘤＞8cm或浆膜下肌瘤＞12cm行腹腔镜子宫肌瘤剥除术的手术难度明显增加[5]，对于阔韧带巨大肌瘤、根深型巨大宫颈肌瘤和深部的侧壁肌瘤，因去除肌瘤时需在腹腔相对密闭的环境下进行，单孔腹腔镜操作空间有限，不适合这些肌瘤的剥除[6]。但对于子宫前壁或宫底的肌瘤，单孔腹腔镜手术是不错的选择[7]，因为经脐单孔腹腔镜可以利用脐部切口打开腹壁，子宫肌瘤越大越靠近脐部，在脐部切口放置保护套，可直接用巾钳牵拉子宫肌瘤最突出部分于脐部切口，然后用电刀切开子宫表面直达子宫肌瘤[8]。对于传统多孔腹腔镜，需要进行子宫肌瘤的粉碎时，常规会把肌瘤放置在标本袋内操作，操作上有一定的难度从而导致手术时间延长，而且使用子宫肌瘤粉碎器过程中如果视野显露不完全充分，高速旋切刀片有可能会损伤肠管、大网膜或者腹壁等邻近组织，更严重的是若粉碎过程中子宫肌瘤散落在腹腔内，可形成播散性腹膜平滑肌瘤，甚至存在恶性病变播散的风险[9-11]。但LESS脐部的切口较普通腹腔镜的切口稍大，我们可以通过脐部切口以“削苹果式”切除部分肌瘤，这是可视，可触摸的，可以带来更高的安全性[12]，而且操作时间会更短，取出肌瘤也会更方便。由于受到操作通道数目的限制，手术视野的暴露存在一定的难度，尤其是当肌瘤较大时，需要放置多通道Port，然后在腹腔充气下进行子宫肌瘤剥除术。行肌瘤剥除时，对于带蒂浆膜下的肌瘤需电凝后再切断，蒂部较粗者需进行缝合止血，蒂部较细者使用双极电凝止血；对于肌壁间及无蒂浆膜下肌瘤，需先注射垂体后叶素，然后将其完整剥离[13]。子宫肌瘤剥除术需要在术中缝合瘤腔、切削瘤核，为了减少未来妊娠时子宫破裂的风险，我们采用了两层连续缝合肌层和浆膜的缺损[14]，更加增加了手术难度，因此为了能创造出良好的手术操作条件，尽量避免“筷子效应”，需要建立理想的手术三角，所以在操作时镜头不要过于靠近手术区域，还有因能量器械可产生烟雾遮挡视野，术中尽量减少使用单极电凝，因术中器械易出现碰撞，应尽量采用单把器械操作，这样可以减少操作器械与腹腔镜间的碰触，同时助手可以应用举宫器协同显露手术视野，术中操作准确、仔细，凝切时确保避开周围重要脏器、组织[15]。行肌瘤剥除时，建议用“一长一

短”器械相互配合，这样手术将更加顺畅、安全。止血尽量一次完成，如首次电凝切割后止血不完全，血管回缩会导致止血困难和过度电凝，应保证组织离断后创面无活动性出血。进行缝合时，要尽量将缝针置于镜头前方，这样重新持针时就不用过多地调整镜头与操作器械间的相对位置，这样便能有效降低手术操作的难度，从而使手术能更加顺利地进行[1]。

对于单孔腹腔镜技术的进步，比较两组手术围术期的安全性及预后至关重要。本文两组手术均顺利完成，失血和血红蛋白下降等术中指标无统计学差异，多功能器械起着至关重要的作用，单孔腹腔镜设备系统有助于避免在手术过程中更换器械，从而可以立即控制出血。术中均无输血、膀胱损伤、输尿管损伤及肠道损伤，均未中转开腹手术。外科手术的时间和严重并发症的发生率是评估学习效果的研究终点。至少十次腹腔镜下子宫肌瘤剥除术的学习经验对于缩短手术时间和达到低水平的严重并发症是必要的[16]。与传统多孔组相比，单孔腹腔镜组手术时间更长与单孔腹腔镜手术的学习曲线有关。本文中单孔腹腔镜组手术时间长，主要是由于目前LESS治疗巨大子宫肌瘤在本院尚处于起步探索阶段，考虑与缝合技术有关，为提高手术的安全性，本文选择子宫肌瘤表面纵向切口，比横向切口更利于缝合，“倒刺线”的使用避免术中打结困难而费时间，学习曲线的完成及技术改进可以促进该技术的人体工程学使用[17]。Lee等的研究结果表明，LESS熟练程度是在大约45次手术后达到的，而且手术时间随着经验的增加而减少，且不会增加并发症发生率[18]。

LESS的优势主要还在于患者对术后切口的美观满意度，目前BIQ问卷已被国内外绝大多数研究机构用于患者对手术瘢痕满意程度的评估。本研究显示单孔组BIS评分低于多孔组及CS评分高于多孔组，差异具有统计学意义（$P < 0.05$），说明LESS突出的切口美观满意度特点，这与LESS的单一切口和自然通道操作有关，手术绝大部分瘢痕可隐藏于脐周皮纹内，减少了腹壁瘢痕，达到了美容效果。与传统多孔腹腔镜手术相比，LESS术后疼痛也会减少，24小时VAS评分低于MPLS组，差异具有统计学意义（$P < 0.05$），主要与脐部切口皮肤下面没有肌肉层，皮肤薄弱，其血管、神经分布少有关。为了减少切口疝，我们的脐部切口缝合方法分3层缝合，分别为腹膜筋膜层、筋膜脂肪层、皮下层；第一、第二层使用2-0可吸收线连续缝合，注意仔细对合，恢复其自然解剖结构，不留无效腔；皮下使用4-0可吸收线埋缝；要严格止血，如切口有渗血将影响术后切口愈合、切口感染及切口疝的发生。综上所述，经脐单孔腹腔镜与传统多孔腹腔镜子宫肌瘤剥除术的临床疗效相当，但对于子宫前壁或宫底的巨大肌瘤（本研究LESS组肌瘤最大直径为10.2cm），单孔腹腔镜手术是不错的选择，且能减少患者术后疼痛，更为微创、美观。

有文献报道LESS在妇科疾病的治疗中没有真正的优势或劣势[19]，但目前通过研究来看LESS是一种可行且安全的手术[2]，可作为选定患者的MPLS替代方案。由于本研究是本院新开展的技术，病例选择比较严格，数量有限，尚需要更多病例和进一步的研究，包括多中心前瞻性随机对照试验，以更好地评估LESS的各个方面，以便在巨大子宫肌瘤的患者中开展并应用单孔腹腔镜下子宫肌瘤剥除这一术式。

（杜　雨　徐　琳　花茂方　张耀炀）

参考文献

[1] Yoshiki N. Single-incision laparoscopic myomectomy: A review of the literature and available evidence [J]. Gynecology and Minimally Invasive Therapy, 2016, 5 (2): 54-63.

[2] Lee D, Lee JR, Suh CS, et al. A systematic review and meta-analysis comparing single port laparoscopic myomectomy with conventional laparoscopic myomectomy [J]. European Journal of Obstetrics, Gynecology, and Reproductive Biology, 2019, 239:52-59.

[3] Pontis A, Sedda F, Mereu L, et al. Review and meta-analysis of prospective randomized controlled trials (RCTs) comparing laparo-endoscopic single site and multiport laparoscopy in gynecologic operative procedures [J]. Arch Gynecol Obstet, 2016, 294 (3): 567-577.

[4] Dunker MS, Stiggelbout AM, van Hogezand RA, et al. Cosmesis and body image after laparoscopic-assisted and open ileocolic resection for Crohn's disease [J]. Surgical Endoscopy, 1998, 12 (11): 1334-1340.

[5] Saccardi C, Gizzo S, Noventa M, et al. Limits and complications of laparoscopic myomectomy: which are the best predictors ? A large cohort single-center experience [J]. Arch Gynecol Obstet, 2014, 290 (5): 951-956.

[6] 谢鑫，张瑜，田婷，等. 单孔、双孔及多孔腹腔镜子宫肌瘤剔除术的手术效果 [J]. 临床与病理杂志，2021，41 (12): 2905-2911.

[7] Yoon A, Kim TJ, Lee YY, et al. Laparoendoscopic single-site (LESS) myomectomy: characteristics of the appropriate myoma [J]. European journal of Obstetrics, Gynecology, and Reproductive Biology, 2014, 175: 58-61.

[8] 王晓樱，李妍. 改良经脐单孔腹腔镜子宫肌瘤剔除术 [J]. 中国微创外科杂志，2019，19 (10): 919-921.

[9] Chen Q, Shi H, Lu W, et al. Unexpected uterine sarcomas in 4478 patients with electric power morcellation for leiomyomas [J]. European Journal of Obstetrics, Gynecology, and Reproductive Biology, 2018, 230: 85-89.

[10] Sizzi O, Manganaro L, Rossetti A, et al. Assessing the risk of laparoscopic morcellation of occult uterine sarcomas during hysterectomy and myomectomy: Literature review and the ISGE recommendations [J]. European Journal of Obstetrics, Gynecology, and Reproductive Biology, 2018, 220: 30-38.

[11] Zullo F, Venturella R, Raffone A, et al. In-bag manual versus uncontained power morcellation for laparoscopic myomectomy [J]. The Cochrane Database of Systematic Reviews, 2020, 5 (5): Cd013352.

[12] Lee JR, Lee JH, Kim JY, et al. Single port laparoscopic myomectomy with intracorporeal suture-tying and transumbilical morcellation [J]. European Journal of Obstetrics, Gynecology, and Reproductive Biology, 2014, 181: 200-204.

[13] 吴南顺，盛庭立，杨帆，等. 垂体后叶素液体分离法在腹腔镜下子宫肌壁间肌瘤剔除术中的应用 [J]. 中国微创外科杂志，2016，16 (3): 221-223.

[14] Yoshiki N, Okawa T, Kubota T. Single-incision laparoscopic myomectomy with intracorporeal suturing [J]. Fertility and Sterility, 2011, 95 (7): 2426-2428.

[15] Chen SY, Sheu BC, Huang SC, et al. Laparoendoscopic single-site myomectomy using conventional laparoscopic instruments and glove port technique: Four years experience in 109 cases [J].

Taiwanese Journal of Obstetrics & Gynecology，2017，56（4）：467-471.

[16] Altgassen C，Kuss S，Berger U，et al. Learning laparoscopic myomectomy [J]. Gynecological Surgery，2006，3（1）：18-22.

[17] Angioni S，Pontis A，Sorrentino F，et al. Bilateral salpingo-oophorectomy and adhesiolysis with single port access laparoscopy and use of diode laser in a BRCA carrier [J]. European Journal of Gynaecological Oncology，2015，36（4）：479-481.

[18] Lee HJ，Kim JY，Kim SK，et al. Learning curve analysis and surgical outcomes of single-port laparoscopic myomectomy [J]. J Minim Invasive Gynecol，2015，22（4）：607-611.

[19] Angioni S，Pontis A，Cela V，et al. Surgical technique of endometrioma excision impacts on the ovarian reserve. Single-port access laparoscopy versus multiport access laparoscopy：a case control study [J]. Gynecological endocrinology：the official journal of the International Society of Gynecological Endocrinology，2015，31（6）：454-457.

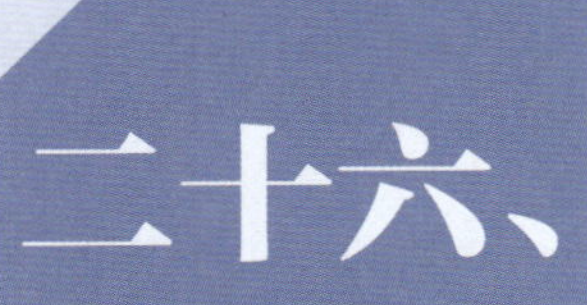

纯超声刀单孔腹腔镜全子宫双输卵管切除术

【摘要】 手术采用气管插管全身麻醉，患者取截石位，采用经脐单孔腹腔镜术式，CO_2人工气腹，压力13mmHg（1mmHg＝0.133kPa），进入腹腔后分离粘连，合理运用超声刀max键、min键及高级止血键（绿键）凝切双侧输卵管系膜、卵巢固有韧带、双侧阔韧带、膀胱反折腹膜、宫旁组织及主韧带、部分骶韧带、双侧子宫动静脉等。更换举宫杯，沿杯缘使用超声刀切开阴道前穹隆、侧穹隆及后穹隆离断子宫。自阴道取出子宫及双输卵管，用普通可吸收线缝合阴道残端，用可吸收线缝合脐孔筋膜层及皮肤并进行脐孔整形。

【关键词】 全子宫切除术；经脐单孔腹腔镜手术；超声刀

（一）病例简介

患者女性，42岁，已婚，G5P1，重度痛经10年余，进行性加重。阴道彩超：子宫长约7.8cm，厚约6.3cm，宽约9.0cm，形态饱满，肌壁内部回声不均匀，诊断为子宫腺肌病。经充分术前准备后于2021年7月行单孔腹腔镜下全子宫双输卵管切除术，术中仅使用超声刀这一种能量器械，未使用双极电凝刀等能量器械。术野清晰，烟雾少。合理使用超声刀，手术一样安全顺利，且手术画面感更好。

（二）手术步骤

麻醉满意后，常规消毒铺单。于脐孔两侧使用爱丽丝钳钳夹提起脐孔，尖刀片纵向垂直切开脐孔长度约1.5cm，逐层切开进腹，置入切口保护套后手指钝性分离切口处粘连组织，连接一次性单孔腹腔镜操作软鞘管，充入CO_2气体至压力达13mmHg。从操作孔置入30°腹腔镜镜头，初步判断盆腹腔粘连情况。以超声刀锐性分离盆壁粘连，探查双侧附件无明显异常后，以超声刀逐步凝切双侧输卵管系膜及卵巢固有韧带；超声刀小心打开子宫阔韧带的前后叶，打开膀胱反折腹膜，充分下推膀胱，处理宫旁组织；以超声刀缓慢钳夹凝切双侧子宫动静脉后逐步钳夹电凝双侧子宫主韧带、部分骶韧带及内侧部分腹膜。助手更换举宫杯，充分暴露阴道前穹隆，超声刀逐步切开阴道前穹隆、阴道侧穹隆、阴道后穹隆，离断子宫；自阴道取出子宫及双侧输卵管后以稀释碘附冲洗消毒阴道残端；用1-0普通可吸收线缝合阴道残端（可自腹部穿刺孔进入腹腔，以中弯钳体表钳夹固定线尾，缝合结束后剪断缝线打结，此法缝合可避免多次打结，减少单孔腹腔镜手术操作难度。也可通过正针反缝、反针正缝、反针反缝等缝合技巧充分缝合阴道残端），探查双侧输尿管蠕动正常；冲洗盆腹腔创面，检查无出血。充分冲洗盆腔，查创面无出血，撤去器械，排空气体，用可吸收线缝合脐孔下方筋膜层及脐孔皮肤并整形（图26-1）。

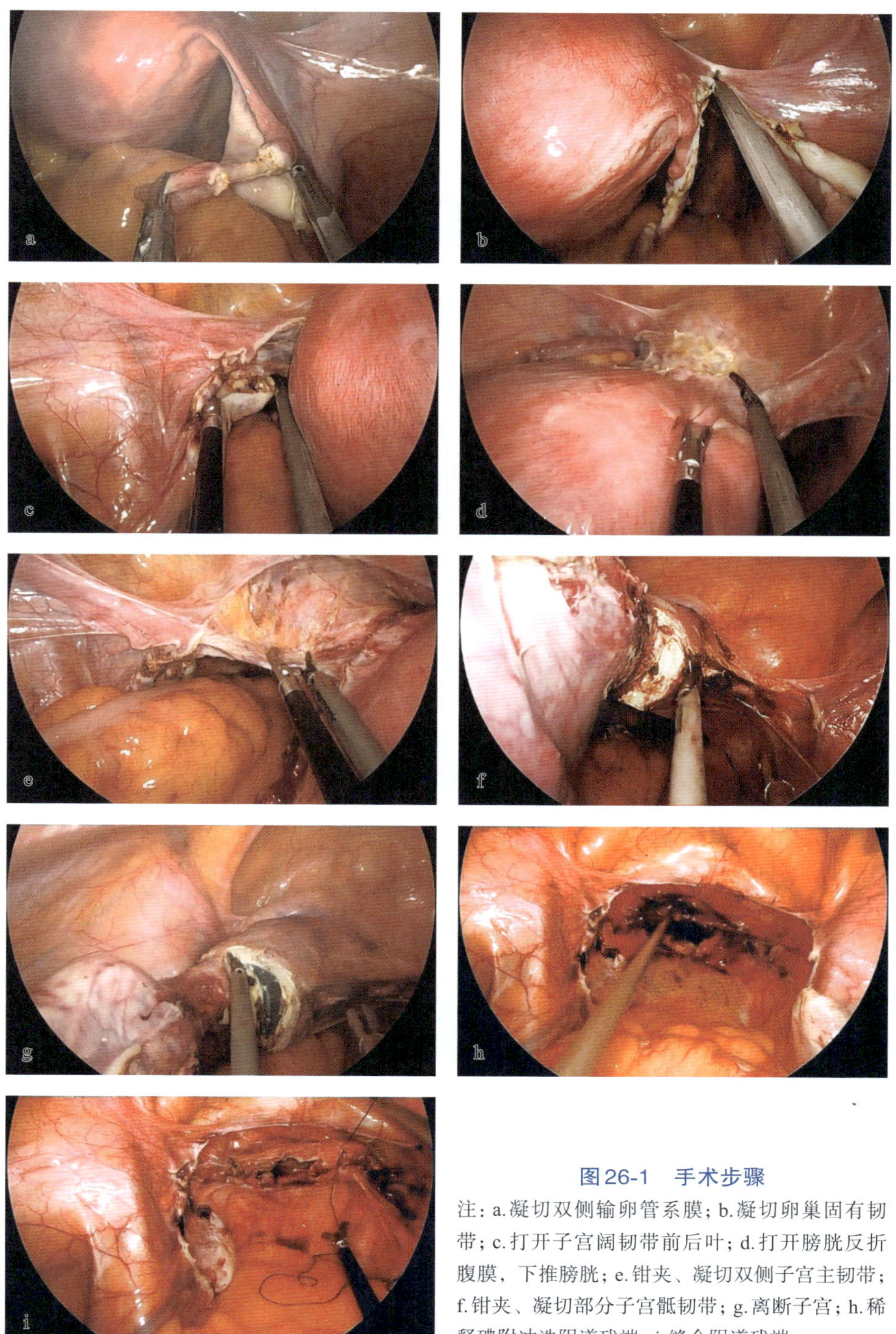

图26-1　手术步骤

注：a.凝切双侧输卵管系膜；b.凝切卵巢固有韧带；c.打开子宫阔韧带前后叶；d.打开膀胱反折腹膜，下推膀胱；e.钳夹、凝切双侧子宫主韧带；f.钳夹、凝切部分子宫骶韧带；g.离断子宫；h.稀释碘附冲洗阴道残端；i.缝合阴道残端

（三）术后情况

1.手术情况

总手术时长约90分钟，术中出血量10mL，未输血。

2.术后病理

（全子宫＋双输卵管）腺肌症伴腺肌瘤形成趋势，平滑肌瘤，分泌期子宫内膜，宫颈慢性炎症，双输卵管管壁充血。

3.术后情况

术后给予抗感染、止血、预防下肢静脉血栓、补液支持等对症治疗，术后2天拔除导尿管，术后5天顺利出院，过程无特殊。因术中出血少，术后未放置腹腔引流管。

（四）讨论

全子宫双输卵管切除术是妇科的常见术式之一，也是一名合格的妇科医师所必备的技能。随着微创理念的提出，腹腔镜术式现已普及于各级医院。随着对微创与美观的追求，经自然腔道手术的术式应运而生，对于经脐单孔腹腔镜手术来说，因操作空间狭小，在助手镜头与术者操作器械“打架”的同时，单孔腹腔镜手术操作器械模式相对传统腹腔镜术式操作模式来说相对平行，这就增加了手术的操作难度[1]。对于腔镜手术来说，由镜头术野替代开腹手术的直视术野，术野清晰度的重要性不言而喻。在全子宫切除术中，绝大多数术者都体验过使用能量器械处理血管韧带等组织时被烟雾充满术野的情况，若充满烟雾的同时伴随着术野出血情况，会直接影响到术者止血的速度及精准度，一方面影响手术的美观性和观赏性；另一方面，模糊的手术视野无法保证患者的手术质量，甚至威胁患者的生命安全[2]；此外，过多的烟雾必然造成对参与手术的医务人员的健康损害[3, 4]。本手术视频仅使用超声刀便可成功完成全子宫双输卵管的切除，同时术野清晰，出血少，没有双极及单极等能量器械所产生的烟雾，可以安全高效地完成手术。

本手术有以下几点术者认为是需要强调的：①单孔入路构建时要规避肠管损伤：单孔腹腔镜入路时要将脐孔两侧充分提起，直视下进腹，避免损伤肠管。②单用超声刀处理凝切输卵管系膜及卵巢固有韧带时，凝切应充分，才能有效止血，保持术野清晰。③打开膀胱反折腹膜时要认清膀胱宫颈阴道间隙，并充分下推膀胱。认准间隙，可有效避免膀胱损伤；充分下推膀胱，便于单孔腹腔镜下阴道残端的缝合。④高效合理使用超声刀的凝切功能替代双极电凝钳处理子宫血管及宫旁组织，当熟悉超声刀性能特点，并熟练掌握超声刀使用技巧时，采用超声刀替代双极电凝钳处理子宫血管一样安全可靠，同时术野烟雾明显减少。⑤单孔腹腔镜下缝合阴道残端：优先缝合阴道残端的两端，可有效减少断端创面的出血，掌握一些单孔缝合技巧如正针反缝、反针正缝、反针反缝等可有效应对单孔腹腔镜操作困难，不好缝合等问题。

本案例初步说明，单用超声刀这一能量器械也可以高效完成单孔腹腔镜全子宫＋双侧输卵管切除，且具有烟雾少、视野清等多种优点。但是，采用这种手术模式进行手术，术者应十分熟悉超声刀的性能，充分掌握超声刀使用技巧，才能达到事半功倍的效果。

（朱弘宇　徐　琳　花茂方）

参考文献

[1] 刘海元，孙大为，张俊吉，等.《妇科单孔腔镜手术技术专家共识》解读［J］. 中华腔镜外科杂志（电子版），2017，10（1）：1-6.

[2] 冷金花，戴毅. 合理利用能量器械，提高手术效果和安全性［J］. 中国实用妇科与产科杂志，2016，32（7）：601-603.

[3] 宋文娟，戴红霞，张石红. 手术烟雾防护的研究进展［J］. 护士进修杂志，2004，19（9）：839-842.

[4] 金哲君，王雪，瞿春华. 手术烟雾对大鼠生理功能损害的实验研究［J］. 西部医学，2019，31（12）：1837-1840.

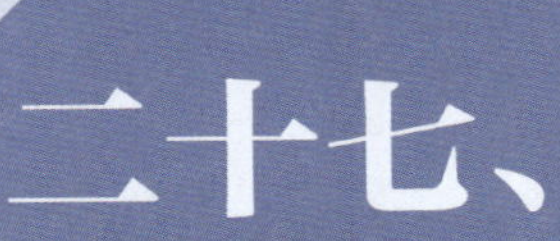

二十七、单孔腹腔镜腹膜代阴道成形术治疗MRKH综合征

【摘要】 本文报道了柳州市柳铁中心医院首例采用单孔腹腔镜行腹膜代阴道成形术的病例，并初步探讨了单孔腹腔镜下腹膜代阴道成形术的可行性与安全性。本例患者为27岁女性，因“闭经、发现生殖器官发育异常14年”入院，13岁初次发现先天性无子宫无阴道畸形，现因有性生活需求，要求手术，诊断为先天性无阴道综合征（MRKH综合征）。行单孔腹腔镜下腹膜代阴道成形术，取脐部正中纵切口约2.5cm，采用一次性切口牵开器、一次性无菌手套及普通穿刺鞘建立手术通路。手术成功完成，手术实际操作时间约90分钟，其中穿刺建立手术通路部分约3分钟。术中未增加其他通道，无中转开腹。术中出血约30mL，术后人工阴道内放置自制模具。患者术后1天即恢复肠蠕动、下床活动自如，给予半流质饮食3天，尿管留置7天。脐部切口Ⅱ/甲愈合，与脐轮完美融为一体。患者恢复情况良好，对治疗效果十分满意。在严格把握手术适应证及腔镜技术娴熟的前提下，单孔腹腔镜亦可有效进行腹膜代阴道成形术。

【关键词】 MRKH综合征；单孔腹腔镜；经脐；腹膜代阴道成形术

随着腹腔镜技术的蓬勃发展，传统的妇科诊断与治疗也发生了巨大变化，时至今日，绝大多数开腹实施的手术都能在腹腔镜下完成。完美永远是外科工作者追求的目标，因此单孔腹腔镜手术（laparoendoscopic single-site surgery，LESS）应运而生。LESS具有创伤更小、恢复更快、腹壁“无瘢痕”的优点，在妇科手术中的应用越来越广泛。先天性无阴道综合征（MRKH综合征）为女性胚胎期米勒管发育异常所致的一系列临床特征，发生率为1/5 000 ～ 1/4 000。多因青春期闭经就诊而发现，临床表现为外阴发育正常，阴道缩短为一凹窝，始基子宫或痕迹子宫，双侧输卵管、卵巢多数发育正常，有正常女性的第二性征。目前主要治疗方法为阴道成形术。腹膜具有吸收、渗透功能，愈合能力强、接触面光滑，与正常阴道黏膜相似，分泌物无异味，是人工阴道较为理想的覆盖物。2018年4月3日，作者团队对1例MRKH综合征患者采用了单孔腹腔镜下腹膜代阴道成形术，取得良好效果。报道如下。

（一）资料与方法

1.临床资料

患者女性，27岁。因“闭经、发现生殖器官发育异常14年”入院，既往史无特殊。12岁开始出现正常的第二性征发育，13岁因闭经检查发现“先天性无子宫无阴道”，被告知待有性生活需求时行阴道成形术。诊断：先天性无阴道（MRKH综合征）；始基子宫；原发性闭经。妇科检查：双侧乳房发育正常，外阴发育正常，阴毛女性分布，大小阴唇发育正常，可见正常阴道前庭形成，尿道口位于前庭中上部，尿道口下方稍凹陷，未见阴道口及通道，肛门检查直肠前方可及一条索状物，盆腔空虚，未及明显包块及压痛。B超提示：盆腔内膀胱后方低回声团（疑为始基子宫），双附件区未见明显异常声像。双肾、输尿管、膀胱未见明显异常声像。术前检查排除手术禁忌后，根据患者意愿，结合患者骨盆发育情况，与患者及其家属沟通并充分讨论后，决定采用单孔腹腔镜技术为该患者进行腹膜代阴道成形术。术前准备按常规腹腔镜手术处理，术前2～3天开始流质饮食并行肠道准备。

2. 手术方法

（1）手术器械：全套高清腹腔镜系统、常规穿刺Trocar 3只（10mm Trocar一只，5mm Trocar两只）、30°的常规腹腔镜镜头、气腹针、阴道扩张棒（网购扩肛棒替代）及腹腔镜常规器械（无损抓钳、分离钳、吸引器、持针器等）。使用普通Trocar连接一次性无菌手套、一次性切口牵开器建立工作通道，顺利完成手术。

（2）麻醉、体位、手术通路的建立：采用气管内插管全身麻醉，取膀胱截石位（头低足高30°）。常规消毒铺巾后，在脐部正中取长约25mm的纵向切口，切开皮肤、皮下组织至腹膜，将一次性切口牵开器放置切口内撑开切口。将一次性手套腕部套在切口牵开器上并固定密封，手套各指端剪开小口，放入常规Trocar（中指放置10mm Trocar，旁边两指分别放入2只5mm Trocar），充入CO_2气体形成气腹，使腹腔内压力维持在10～12mmHg。其中中间10mm Trocar用于放置腹腔镜，并连接气腹机；旁边两只5mm Trocar用于放置操作钳进行手术操作。

（3）术中探查与手术程序：腹腔镜探查盆腔，可见双侧附件外观正常，之间可见一条索状始基子宫，显露道格拉斯窝，吸净积液；留置导尿，在阴道前庭正中用气腹针穿刺进道格拉斯窝腹膜外，腹腔镜下监视可看到针尖进入腹膜下，勿穿透腹膜层，注入充填液（生理盐水500mL＋肾上腺素1支＋垂体后叶素12U）；水压法分离道格拉斯窝处腹膜，直至水垫将直肠前壁完全分离开，两侧到达双侧骶韧带；穿刺针逐步退出，退出过程继续注入充填液，使隧道内充满液体，用中弯钳从外阴切口平行导尿管穿刺进道格拉斯窝腹膜下后撑开，进一步分离腹膜间隙；阴道前庭稍切开，用16号阴道扩张棒从隧道口进入顶起腹膜，腹腔镜下用电刀切开扩张棒尖端顶起的腹膜，扩大切口，依次增大扩张棒进行扩张；完成扩张后通过阴道隧道送入可吸收线，依次缝合牵引切口边缘腹膜12点、3点、6点、9点；对应牵拉腹膜缘至隧道外口，对应缝合于12点、9点、6点、3点阴道前庭黏膜；用5mL注射器外鞘外包裹凡士林纱布做阴道模具，套上避孕套，做好的模具长度约8cm，直径约1cm；模具送入阴道隧道内，于模具前端的水平，腹腔镜下用不吸收线荷包缝合周围腹膜，结扎封闭后形成人工阴道的顶端；外阴缝合固定模具，留置导尿，术毕（图27-1至图27-8）。

（4）术后观察与临床处理：术后患者安返病房，密切监测患者生命体征及血常规情况，给予抗感染、补液及支持治疗，术后留置阴道模具7天。该患者于术后第5天尝试拔除导尿管，但出现尿潴留，考虑与阴道模具压迫尿道有关，遂继续留置尿管，至取出阴道模具后顺利拔除导尿管。取出阴道模具后，每天自行使用阴道扩张棒进行阴道扩张，每1～2天1次，每次5～10分钟，持续3个月。注：此手术应特别注意预防感染，因人工阴道感染后会造成隧道挛缩变形，甚至手术失败。

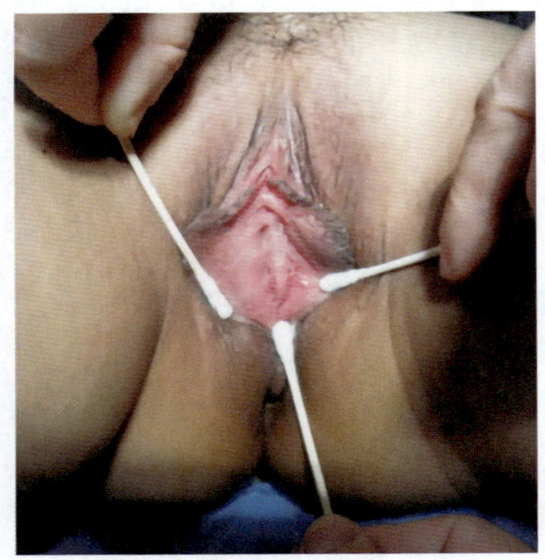
图27-1 外阴发育正常但未见阴道口及阴道

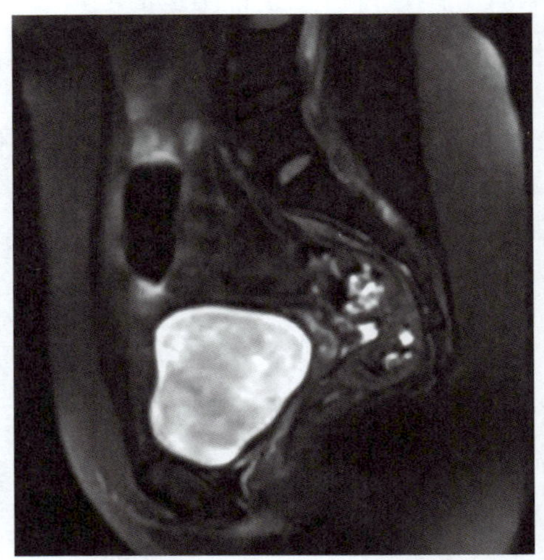
图27-2 MRI示盆腔仅见索状始基子宫

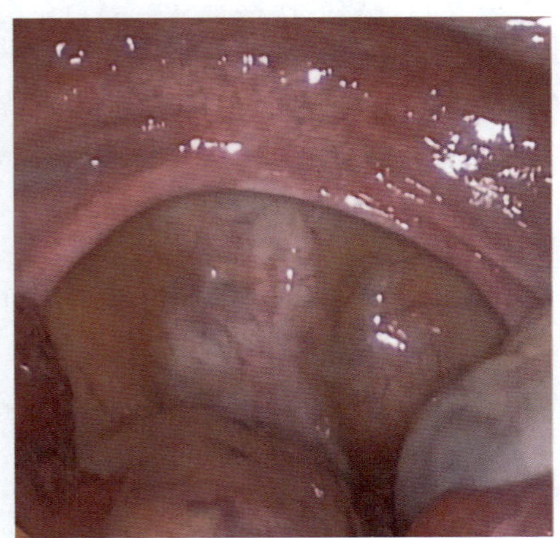
图27-3 始基子宫及双附件外观正常

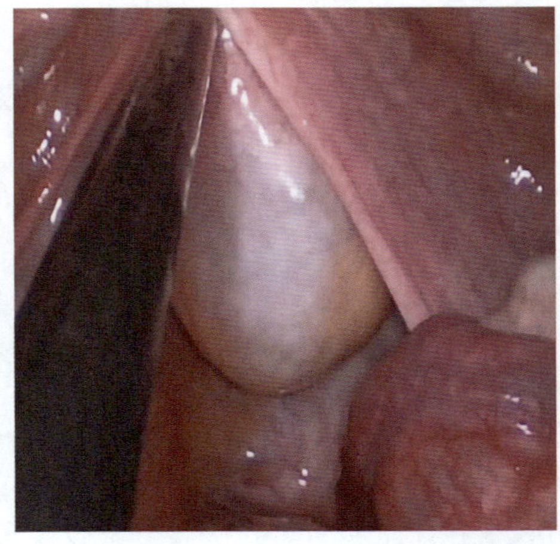
图27-4 穿刺道格拉斯窝腹膜外注入填充液

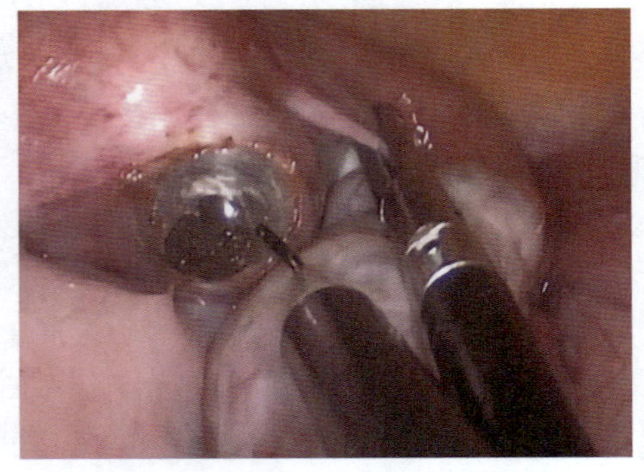
图27-5 电刀切开扩张棒尖端顶起腹膜

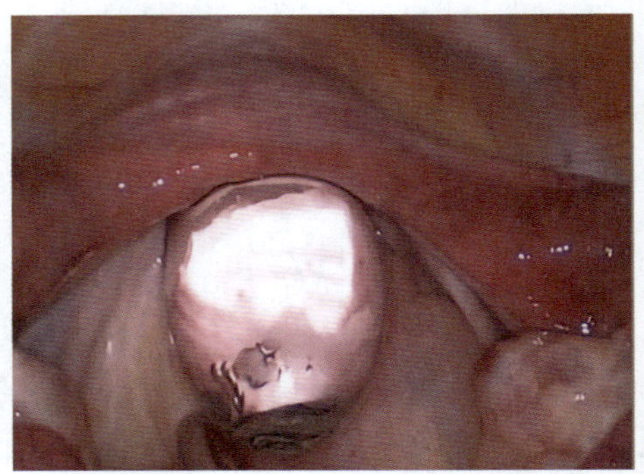
图27-6 扩张棒逐步扩张隧道

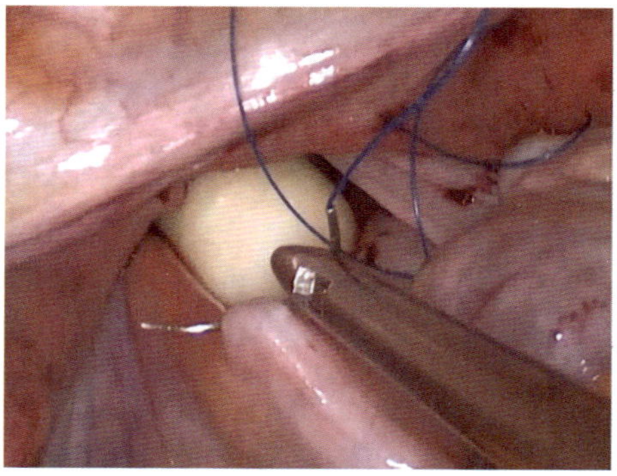

图27-7　不可吸收线荷包缝合顶端腹膜

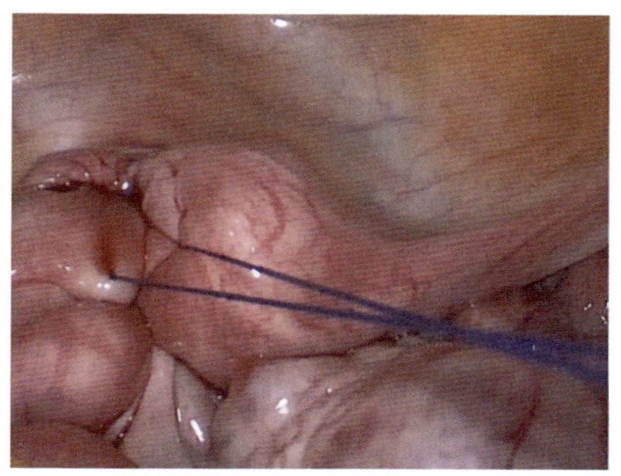

图27-8　收紧缝线，打结形成阴道顶端

（二）结果

该患者手术顺利完成，手术实际操作时间约90分钟，其中穿刺建立脐部手术通路部分3分钟，阴道造穴35分钟。术中未额外增加手术通道或中转开腹手术。术中未损伤输尿管、膀胱、结直肠等邻近脏器及大血管、神经等。术中出血约30mL，术后人工阴道内放置模具。患者术后1天肠蠕动恢复、下床活动自如，给予半流质饮食3天。该患者于术后第5天尝试拔除导尿管，但出现尿潴留，考虑与阴道模具压迫尿道有关，遂继续留置尿管，至取出阴道模具后顺利拔除导尿管，检查无膀胱残余尿。术后酌情使用镇痛药物。术后腹部手术切口呈Ⅱ/甲愈合，藏匿于脐孔皱襞处，与脐孔完美融合，近乎无瘢痕，人工阴道愈合满意，放置阴道扩张棒顺畅，无瘢痕挛缩。术后未发生感染、切口愈合不良、切口疝、皮下气肿、静脉血栓等并发症。患者恢复情况良好，对治疗效果十分满意。目前患者仍在随访观察中。

（三）讨论

MRKH综合征是一种没有生殖潜力特征的生殖系统功能缺陷，表现为子宫、阴道未发育或仅有始基子宫、第二性征发育正常、染色体检查提示为46XX，往往合并泌尿系畸形[1]。MRKH综合征患者有正常的卵巢，第二性征发育正常，具备女性的正常生殖内分泌系统。随着社会的发展和人们对生活质量需求的提高，MRKH综合征患者已经能够通过现代医学的治疗具备正常的女性性交器官，理想的治疗是为患者建立一个解剖上和功能上接近正常的阴道[2]。目前常见的方法有：①顶压法阴道成形法：该方法简单易行，虽患者可独自完成，但比较痛苦，疗程时间长（4～6个月）。而且与阴道前庭发育有关，阴道容易干涩、回缩，效果差[3]。②皮瓣移植阴道成形术：手术简单、安全、成功率高。但阴道干涩，植皮容易感染而使阴道变浅或瘢痕挛缩[4]。③羊膜移植阴道成形术：手术简单，形成的阴道与自然阴道近似。但术后阴道全部被正常黏膜覆盖的时间较长，易感染而形成瘢痕挛缩。④肠管代阴道成形术：形成阴道的宽度、长度充分，黏膜皱襞柔软湿润。但乙状结肠阴道分泌物有粪臭味，回肠阴道分泌物异味有所减轻。两种术式若发生吻合口瘘，均可引起严重感染。而且创伤大，易引起腹（盆）腔脏器粘连，影响肠道功能[5, 6]。腹腔镜下腹膜代阴道是近几年国内开展的新术式[7]，具有切口小、术中出血少、腹壁无明显瘢痕等优势。而且术野清晰，利于术者精准观察和操作，安全性高，目前已成为较多采用的治疗方法。

与以往微创手术不同的是，LESS利用人体自身退化的自然通道——脐部作一小切口，置入腔镜器械即可完成多种腹腔镜手术。其最大的优势在于脐部这一天然皱褶掩藏了手术瘢痕，从而达到极佳的美容效果，同时，由于创口的进一步减小，术后疼痛更轻，恢复更快[8-11]。目前，LESS在妇科领域主要应用于子宫、附件良性疾病的手术，用于子宫切除术或盆腔淋巴清扫术近年来开始有少量报道[12-14]，国内近年来也有少量报道运用于MRKH综合征的治疗，如苏洋[15]、殷丽丽[16]等报道单孔腹腔镜下乙状结肠代阴道成形术，但目前尚未见单孔腹腔镜下腹膜代阴道成形术的报道。近年来，随着设备的改进和腔镜操作技术的不断提高，可以预见LESS将成为未来微创手术的发展趋势[17]。

虽然LESS这种符合微创的审美操作理念已逐渐被越来越多的微创外科医师及患者所接受[18]。但是就目前来说，仍有许多困难阻碍其推广，手术中依然面临着手术器械因操作三角的缺失而出现的相互干扰的问题；扩大适应证必然伴随着操作难度的增大，对术者也提出更高的要求；与传统腹腔镜手术入路通道的不兼容等。目前市面上已经出现诸多适用于单孔腹腔镜手术的通道、器械和镜头，如Tri-port、可弯折的操作钳，管径更细或可转动的目镜，但是此类手术设备费用昂贵，特别是入路通道的必要性对于单孔腹腔镜技术的推广造成阻碍。但是各种巧妙自制的、简易可行的替代方案不断涌现，如单孔三通道穿刺法、橡胶手套通道、无气腹悬吊法等，均可使用传统常规的腹腔镜器械来完成难度越来越大的妇科手术，取得了十分满意的效果[19, 20]。

在先前经验积累的基础上，本研究选择普通Trocar连接一次性无菌手套、一次性切口牵开器建立入路通道，联合传统常规腹腔镜器械，顺利完成了单孔腹腔镜下腹膜代阴道成形术。目前有诸多报道采用无菌手套连接Trocar的简易通道，似乎花费更少，更简便易行，但其弊端在于脐部的纵向切口会因为腹肌的张力将通道横向的空间挤压，导致多个器械之间横向操作空间不足，干扰较大，尤其是镜下缝合的过程。而增加切口牵开器后能对脐部切口进行良好撑开，特别是横向空间的增大，大大减少了双手操作钳的相互干扰，而且与无菌手套进行翻折连接后气密性更加可靠，为手术的顺利完成提供了必要的条件。

总之，LESS的发展可以进一步满足广大女性患者追求完美的要求，如以上病例报道。我们认为采用单孔腹腔镜进行腹膜代阴道成形术在临床病例选择合理、手术技巧娴熟的情况下是可行的。并且此术式避免了腹壁瘢痕，保护了患者的隐私；在较短的手术时间内实现了微创、出血少、恢复快、美观的要求，重建了近似天然的人工阴道[21, 22]；同时满足了患者正常的生理和性心理需求[23]。另外，由于我国的基层医疗条件相对薄弱，设备和器械的更新难以跟上现代医学的发展。而本研究所需的都是常规腹腔镜手术器械，并对入路通道进行了一些改进，不增加医疗成本，更适合推广应用到广大的基层医疗单位。由于病种少见，尚需大样本的临床对照研究进一步比较该术式与传统腹腔镜或其他方式阴道成形术的安全性和效果的差异。

（孙　静　陈　坤　杜　雨　徐　琳）

参考文献

[1] Morcel K，Camborieux L，Guerrier D. Mayer-Rokitansky-Küster-Hauser（MRKH）syndrome.［J］. Orphanet Journal of Rare Diseases，2007，2：13.

[2] 黄伟容，吴玉英，赵仁峰. 腹腔镜下腹膜代阴道成形术的临床研究［J］. 中国临床新医学，2015（6）：527-530.

[3] 张励，刘建华，陈鸣，等. Frank压迫法阴道成形术治疗先天性无阴道［J］. 上海交通大学学报（医学版），2006，26（12）：1384-1386.

[4] 张虹，赵倩，张斯森，等. 脱细胞异体真皮与腹腔镜腹膜代阴道成形术临床分析［J］. 中国实用医刊，2017，44（13）：8-11.

[5] 成九梅，段华，陈芳，等. 先天性无阴道26例临床分析［J］. 北京医学，2017，39（3）：246-248.

[6] 韩春冉，高秀珍. 腹腔镜乙状结肠代阴道成形术患者的护理［J］. 中华护理杂志，2013，48（11）：1018-1019.

[7] 纪妹，史惠蓉，符庆瑞，等. 改良腹腔镜下腹膜代阴道成形术治疗先天性无阴道19例疗效分析［J］. 实用妇产科杂志，2012，28（11）：967-968.

[8] Kim YW. Single port transumbilical myomectomy and ovarian cystectomy［J］. J Minim Invasive Gynecol，2009，16（6）：74.

[9] Escober PE，Starks DC，Fader AN，et al. Single-port risk-reducing salpingo-oophorectomy with and without hysterectomy：surgical outcomes and learning curve analysis［J］. Gynecol Oncol，2010，119（1）：43-47.

[10] Russell PA，Michael LN，Vrunda B. Applying single-incision laparoscopic surgery to gyn practice：What's involved［J］. OBG Management，2011，23（4）：28-36.

[11] Jeon HG，Jeong W，Oh CK，et al. Initial experience with 50 laparoendoscopic single site surgeries using a homenmade，single port device at a single center［J］. J Urol，2010，183（5）：1866-1871.

[12] Escober PE，Starks DC，Fader AN，et al. Single-port risk-reducing salpingo-oophorectomy with and without hysterectomy：surgical outcomes and learning curve analysis［J］. Gynecol Oncol，2010，119（1）：43-47.

[13] 刘木彪，蔡慧华. 全国首例单孔腹腔镜手术治疗妇科恶性肿瘤［J］. 南方医科大学学报，2011，31（9）：1619-1621.

[14] 王延洲，陈功立，徐嘉莉，等. 单孔腹腔镜广泛子宫切除盆腔淋巴结清扫治疗宫颈癌：一项单中心的初步研究［J］. 第三军医大学学报，2017，39（13）：1392-1395.

[15] 苏洋，吴硕东，杨清. 单孔腹腔镜手术治疗先天性无阴道初步尝试［J］. 中国内镜杂志，2013，19（9）：902-905.

[16] 殷丽丽，杨清，王光伟. 单孔腹腔镜乙状结肠代阴道成形术治疗先天性无阴道的临床效果分析［J］. 中国医科大学学报，2016，45（5）：467-469，472.

[17] Hughes-Hallett A，Mayer EK，Pratt PJ，et al. Quantitative analysis of technological innovation in minimally invasive surgery［J］. The British Journal of Surgery，2015，102（2）：e151-e157.

[18] Eugene PS，Grace HK，Alfred AS，et al. Minimally invasive video-assisted thyroidectomy：A retrospective study over two years of experience［J］. Otolaryngol Head Neck Surg，2009，141（1）：29-33.

[19] Jeon HG，Jeong W，Oh CK，et al．Initial experience with 50 laparoendoscopic single site surgeries using a homenmade，single port device at a single center [J]．J Urol，2010，183（5）：1866-1871．

[20] 陈继明，丁屹，杨璐，等．单孔三通道法行单孔腹腔镜手术治疗妇科良性肿瘤 [J]．中华腔镜外科杂志（电子版），2014，7（5）：410-413．

[21] Mhatre P，Mhatre J，Sahu R．New laparoscopic peritoneal pull-through vaginoplasty technique [J]．Journal of Human Reproductive Sciences，2014，7（3）：181-186．

[22] Leithner K，Naderer A，Hartung D，et al．Sexual and psychosocial functioning in women with MRKHs after neovaginoplasty according to Wharton-Sheares-George：a case control study [J]．PLoS One，2015，10（4）：e0124604．

[23] Cao LL，Wang YZ，Li YD，et al．Prospective randomized comparison of laparoscopic peritoneal vaginoplasty with laparoscopic sigmoid vaginoplasty for treating congenital vaginal agenesis [J]．International Urogynecology Journal，2013，24（7）：1173-1179．

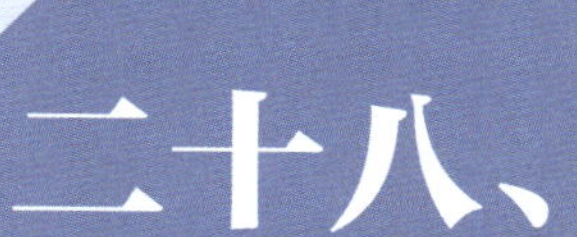

二十八、单孔腹腔镜腹股沟淋巴清扫术在早期阴道恶性肿瘤中的应用

【摘要】 本手术方式采用膀胱截石位，全身麻醉后消毒铺单。沿阴道病灶周围2cm界限局部完整切除阴道后壁病灶，进行缝合。于右侧腹股沟韧带上方3cm斜行切开皮肤长约2.5cm，置入单孔腹腔镜镜鞘，分离显露腹股沟韧带及周围组织，切除腹股沟上部淋巴结；显露股三角，将腹股沟下部淋巴结系统切除。同法处理对侧腹股沟淋巴结。充分止血后缝合伤口，放置闭式负压引流，关闭腹壁伤口完成单孔腹腔镜腹股沟淋巴结清扫术。

【关键词】 单孔腹腔镜；阴道恶性肿瘤；腹股沟淋巴结清扫

（一）病历资料

患者女性，55岁，已婚，G1P1，因“同房后出血3个月”于2023年8月3日入院。患者3个月前同房后阴道出血，量少，色鲜红，伴有阴道外口局部疼痛，无其他不适。于外院就诊，妇科检查示阴道后壁近处女膜缘见一1cm左右赘生物，伴有接触性出血，行阴道赘生物切除术，术后病理提示：阴道壁黏液性癌，建议手术治疗。

入院辅助检查：SCC：3.6μg/L。磁共振3.0T平扫＋增强：①结合病史，阴道MT术后改变。②子宫肌瘤。③子宫颈管囊肿。全身PET-CT显像：①阴道壁黏液性癌术后，阴道术区未见明显异常密度影及糖代谢异常增高灶。②肝左叶囊性灶；右侧肾盂稍扩张。③右肺微小结节，建议随访观察。④双侧扁桃体区糖代谢增高，考虑炎性病变。⑤颈、胸、腰椎部分椎体退行性变；右侧髂骨致密影，考虑良性病变。宫颈癌筛查：TIS来源不明的非典型腺细胞，HPV均阴性。胃肠镜：均未见明显异常。

患者2023年8月11日先于笔者所在医院行宫腔镜检查、诊断性刮宫、宫颈管搔刮和宫颈活检，术后病理提示慢性炎症。排除手术禁忌后于2023年8月17日行阴道部分切除术＋单孔腹腔镜下腹股沟淋巴结清扫术。

（二）手术步骤

阴道部分切除术＋单孔腹腔镜下腹股沟淋巴结清扫术：患者取膀胱截石位，静脉麻醉后消毒铺单。阴道结痂外侧2cm范围，包括部分会阴后联合切除完整阴道壁，示指置于肛门内指示，采用2-0可吸收线及1-0可吸收线间断缝合阴道壁，右侧腹股沟韧带上方3cm斜行切开皮肤及筋膜，长约2.5cm，置入单孔腹腔镜鞘，上至腹股沟韧带上方3cm，向下由外自髂前上棘向内侧，内侧止于耻骨结节，下端至股三角尖端内，深部分离皮下组织显露腹外斜肌，显露皮瓣下脂肪包含浅淋巴结，超声刀切除腹股沟上部淋巴结。沿腹股沟韧带下缘继续向下分离，检查出长收肌内侧肌束及筋膜，缝匠肌筋膜，明确股三角界限，股三角尖端处的软组织中分离出大隐静脉，充分显露股三角顶端皮瓣，将腹股沟下部淋巴结提起，超声刀切断，追踪辨认左侧大隐静脉汇入股静脉的界限，注意保护左侧大隐静脉主干及属支。完整解剖出大隐静脉的主要属支。创面用稀释碘附冲洗，生理盐水及蒸馏水冲洗，彻底止血后放置闭式负压引流，并缝合切口，引流管置入腹股沟区，用2-0可吸收线间断缝合皮下组织，用4-0可吸收线间断缝合皮肤切口，同法处理左侧腹股沟淋巴结。予以纱布压迫阴道伤口，注意患者导尿管、阴道出血及伤口情况（图28-1）。

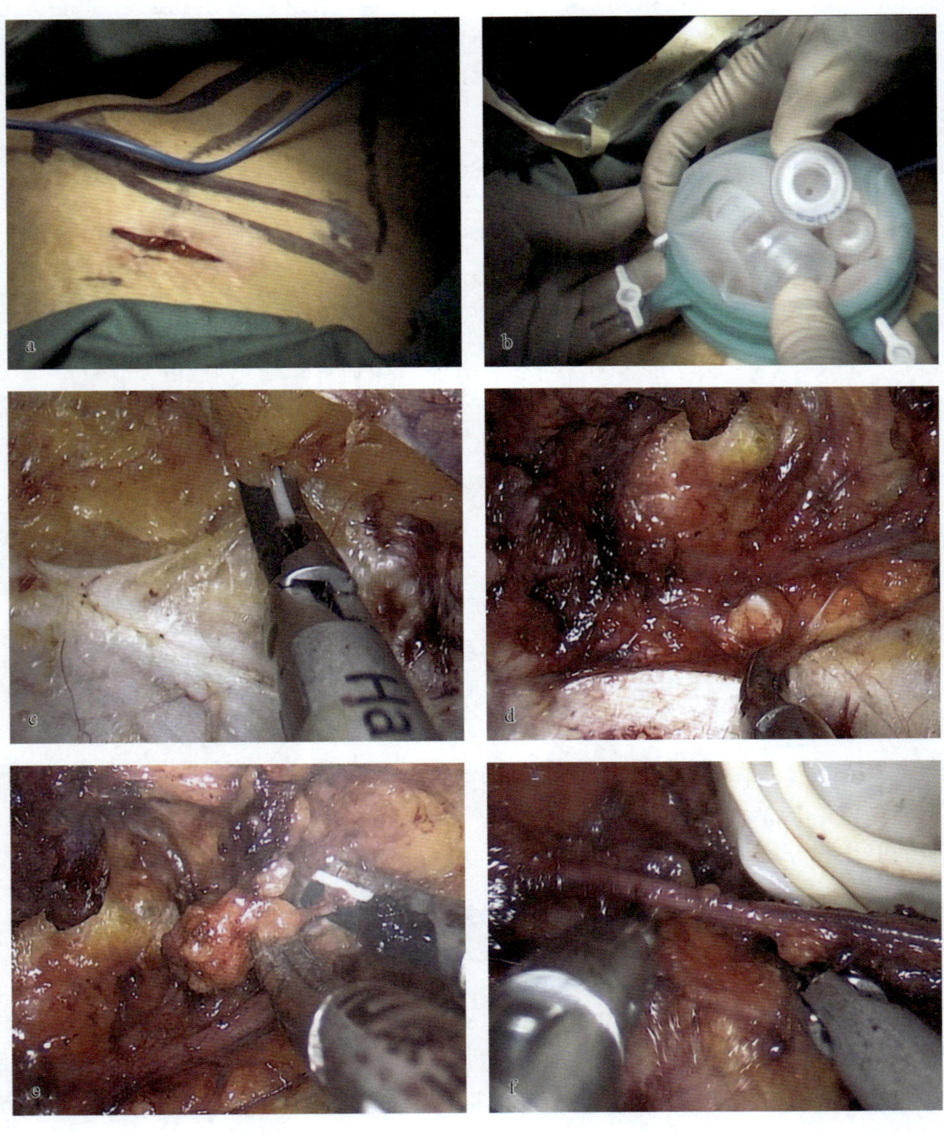

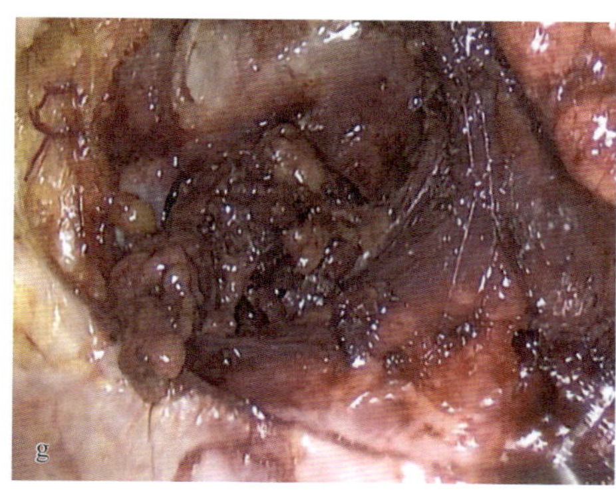

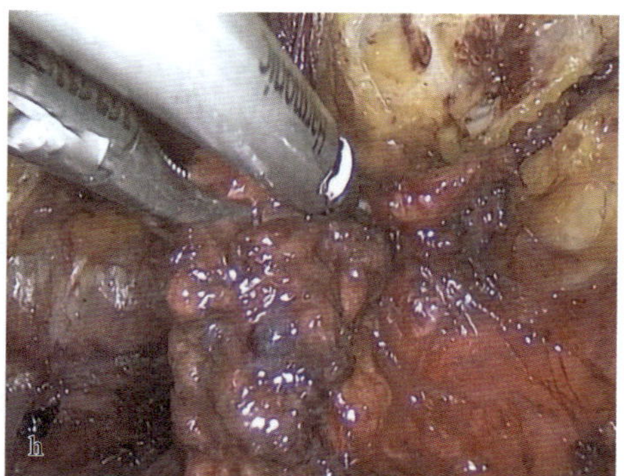

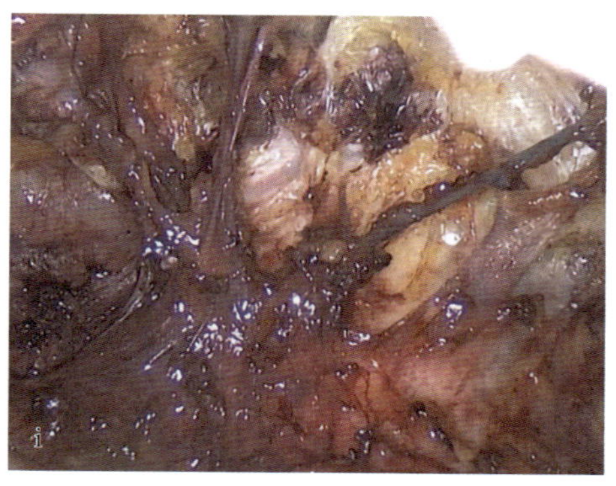

图28-1 手术步骤

注：a.腹股沟韧带上方3cm斜行切开皮肤及筋膜；b.置入单孔腹腔镜鞘；c.分离皮肤与皮下脂肪间隙，见腹股沟韧带；d.分离显露旋髂浅静脉；e.明确股三角界限，沿外侧分离脂肪淋巴组织至缝匠肌内侧缘；f.分离、取出旋髂浅静脉周围脂肪淋巴组织；g.找到大隐静脉根部；h.分次分离、切除大隐静脉属支周围浅层淋巴脂肪组织；i.术后腹股沟区视图

（三）术后情况

手术时间125分钟，术中出血30mL，未予以输血治疗。

术后：予以预防静脉血栓、抗感染、止血等对症支持治疗，术后第4天拔除导尿管，术后第10天出院。

术后病理：（部分阴道）固有层见少量异型腺体，结合病史及免疫组化可符合黏液腺癌，结合临床进一步除外转移性。左侧腹股沟淋巴结及右侧腹股沟淋巴结均未见癌转移。免疫组化：IHC202302699异型腺体：P16（＋），Ki-67（＋，20%），CK20（＋），CDX-2（＋），CK7（－），P40（－）。

（四）讨论

阴道恶性肿瘤指所有发生在阴道内的恶性肿瘤，可分为原发性及继发性。大多数阴道癌为继发性，由邻近组织直接蔓延或者经血液、淋巴结转移。约10%阴道癌为原发性，其发生率仅占妇科恶性肿瘤的1%～2%[1]。其最常见的病理类型为鳞癌和黑色素瘤，好发于绝经期女性，而腺癌好发于青春期[2]。有关原发性阴道癌的病因尚不明确，目前认为其发生可能与HPV感染有关，有研究表明原发性患者中65%～70%有HPV感染，最常见为16型[3]。

阴道癌早期症状通常表现为阴道不规则出血、接触性出血或分泌物增多。阴道可出现大量水样或者血性分泌物，伴有臭味。当病灶累及周围组织时，可伴有腹痛、尿频、尿急、排便困难等。处于晚期时，查体可扪及腹股沟处或者锁骨上淋巴结肿大，如果有肺部转移，也可伴有咳嗽、咯血症状[3]。

关于阴道恶性肿瘤的诊断主要为病理学，可以在妇科检查直视情况下进行活检或者经阴道镜做到更好定位。阴道癌好发部位为阴道上端1/3，因此在进行活检时应重点关注该部位，同时做到不遗漏中下段[4]。也可以完善肿瘤指标的检查，如鳞状细胞癌抗原等。影像学主要包括盆腹腔CT、磁共振、PET/CT，可以了解病变范围，如局部淋巴结、肠道、膀胱是否受累，是否发生远处转移等[5]。

阴道癌的治疗方式主要以手术及放疗为主，化疗为辅。由于阴道位置的局限性，其周围邻近膀胱及直肠，手术的作用通常有限，通常适用于早期、小病灶局限的患者。其手术指征有：①如病灶位于阴道下端1/3，且局限于阴道壁的Ⅰ期患者，可以采取病灶局部广泛切除和双侧腹股沟韧带淋巴结清扫。②病灶位于阴道壁上段，且局限于阴道壁的Ⅰ期患者，可以采取广泛全子宫＋阴道上端切除＋盆腔淋巴结清扫。③对于首选放疗的患者可以采取卵巢移位。④晚期尤其是合并直肠阴道瘘、膀胱阴道瘘或放疗后中心性复发的患者，建议行盆腔器官廓清术[6]。

本例患者病灶位置位于阴道黏膜下1/3，且病灶直径约为1cm。在手术前完善胃肠镜、宫腔镜、磁共振及全身PET/CT，对宫颈、内膜组织进行活检，排除病灶局部浸润或远处转移的可能。根据阴道癌FIGO分期系统及术后病理，初步考虑患者为Ⅰ期阴道黏液性腺癌，术后应补充阴道壁病灶切除＋腹股沟淋巴结清扫。本例患者由于位置偏下端，通常采用外阴癌的手术范围且进行下端阴道壁的切除，避免残余病灶的遗留。而腹股沟淋巴结清扫的手术方式主要包括开腹和腹腔镜。开腹手术已被证明术后并发症较高，包括伤口感染、淋巴水肿等，可能与手术范围较大且局部血供减少相关[7]。随着腹腔镜技术的开展及器械水平的提高，腹腔镜下淋巴结清扫已逐渐在临床中开展，其可增加局部手术空间，提高盆腔结构可视化，进而减少手术对周围组织的损伤[8]。相关研究表明，腹腔镜下手术相对于传统开腹手术其手术时间、术中出血、术后疼痛指数及术后并发症较少[9]。随着近些年来寻求更小的外科切口，多孔腹腔镜逐渐向单孔发展，最先被广泛应用于良性疾病治疗。单孔腹腔镜腹股沟淋巴结清扫术最先报道于一例阴茎癌患者，其与多孔腹腔镜对比手术时间、肿瘤预后等无明显差异，而且具有较高的美容效果[10]。2018年有学者[7]报道了两例单孔腹腔镜用于阴道癌腹股沟淋巴结清扫，证实其应用于妇科恶性疾病的手术具有可行性。

本例患者也是采用单孔腹腔镜进行腹股沟淋巴结清扫。术中注意事项：①手术切口通常以2.5～3cm大小适宜，满足腹腔镜器械进出，同时也满足病灶完整取出。②腹股沟区空间较小，可以采用钝性或者加大气体压力进行分离，同时注意压力不可太大，减少局部气肿。③手术过程中要注意“筷子效应”。术前排除肥胖、脂肪层较厚，术中单手操作并合理使用电凝、电切相结合的器械，减少器械数量以解决“筷子效应”。④术中能量器械使用，使用超声刀或者双极充分凝断血管及淋巴管，降低淋巴液渗出，降低术后淋巴囊肿形成概率[11]。⑤术中保留大隐静脉，避免术中患者下肢水肿。⑥术后腹股沟区放置引流管，保证充分引流，减少局部皮下血肿及皮瓣漂浮。

（刘崇东　杜　雨　徐　琳　花茂方）

参考文献

[1] 中国抗癌协会妇科肿瘤专业委员会. 阴道恶性肿瘤诊断与治疗指南（2021年版）[J]. 中国癌症杂志，2021，31（6）：546-560.

[2] 袁雨钦，李红英. 原发性阴道癌治疗的研究进展[J]. 国际生殖健康/计划生育杂志，2023，42（2）：172-176.

[3] Horn LC，Höhn AK，Hampl M，et al. Interdisciplinary S2k guidelines on the diagnosis and treatment of vaginal carcinoma and its precursors-recommendations on surgical pathology for histopathological workup，diagnostics，and reporting[J]. Pathologe，2021，42（1）：116-124.

[4] 任尧尧，马力，马晴，等. 化疗联合重组人血管内皮抑素治疗阴道癌肺转移1例[J]. 临床肿瘤学杂志，2012，17（2）：190-191.

[5] Lima M，Rio G，Horta M，et al. Primary vaginal malignancies：a single oncology centre experience[J]. J Obstet Gynaecol，2019，39（6）：827-832.

[6] 凌小婷，彭永排，林仲秋.《FIGO 2018癌症报告》——阴道癌诊治指南解读[J]. 中国实用妇科与产科杂志，2019，35（2）：202-205.

[7] 徐敬云，杨鑫，丁波，等. 单孔腹腔镜腹股沟淋巴结清扫术在原发性阴道癌中的应用[J]. 中华腔镜外科杂志（电子版），2018，11（5）：281-285.

[8] Kulkarni A，Dogra N，Zigras T. Innovations in the management of vaginal cancer[J]. Curr Oncol，2022，29（5）：3082-3092.

[9] Jiang H，Qu L，Liu X，et al. A comparison of laparoscopic and abdominal radical parametrectomy for cervical or vaginal apex carcinoma and stage Ⅱ endometrial cancer after hysterectomy[J]. JSLS，2013，17（2）：249-262.

[10] Tobias-Machado M，Correa WF，Reis LO，et al. Single-site video endoscopic inguinal lymphadenectomy：initial report[J]. J Endourol，2011，25（4）：607-610.

[11] 贾秋成，汤慧敏，陈继明，等. 腹腔镜开窗引流术治疗子宫内膜癌放化疗后局部盆腔脓肿[J]. 手术电子杂志，2023，10（3）：9-12，40.

总结与展望

二十九、妇科单孔腹腔镜手术理念创新与程序优化

【摘要】 单孔腹腔镜技术作为近些年发展迅速的新型腔镜技术，具有创伤小、美容效果佳、疼痛轻、恢复快等优势，被广泛用于妇科良恶性疾病的诊治。但是其存在操作困难、学习曲线久等缺点，因此临床医师不断提出新的观点理念，探索新的手术模式，并进行相应的手术程序优化，以解决目前妇科单孔腹腔镜手术面临的难题。本文主要围绕妇科单孔腹腔镜手术的理念创新、路径优化、技术优化、程序优化等方面进行阐述，以期对妇科单孔腹腔镜技术的进一步推广和应用有所裨益。

【关键词】 单孔腹腔镜技术；理念创新；路径优化；技术优化；程序优化

近些年随着医疗技术的发展及医务人员技能的提升，腹腔镜技术有了突飞猛进的发展。为了追寻更小的切口及迎合患者对美容的需求，单孔腹腔镜手术应运而生并逐渐发展。单孔腹腔镜手术主要分为经自然腔道内镜手术（nature orifice transluminal endoscopic surgery，NOTES）及经脐单孔腹腔镜手术（transumbilical laparoendoscopic single-site surgery，TU-LESS）。与传统腹腔镜手术相比，其在遵循无瘤技术的同时具有创伤小、术后疼痛轻、伤口美容效果佳等特点，而且研究证实单孔腹腔镜在妇科疾病治疗具有安全性、可行性。因此其逐渐应用于临床，且技术日益成熟。近几年有关妇科单孔腹腔镜手术的新观点层出不穷。本文就单孔腹腔镜手术的新理念、入路优化、技术优化及程序优化等方面进行概述。

（一）妇科单孔腹腔镜手术的发展概况

1981年，Tarasconi等[1]首次报道经脐单孔腹腔镜双侧输卵管切除。当时由于受到多种条件的约束，单孔腹腔镜技术发展较为缓慢。近年来，随着临床操作技术的提高，医疗器械的改进，单孔腹腔镜入路平台的完善，单孔腹腔镜技术已被广泛用于妇科良性疾病的诊治，也逐渐被应用于妇科恶性肿瘤手术。2011年，刘木彪[2]首次报道了国内第一例单孔腹腔镜子宫内膜癌分期手术。2020年，徐敬云[3]报道单孔腹腔镜下腹股沟淋巴结清扫术在阴道癌治疗中的应用。2021年，黄晓斌[4]报道16例单孔腹腔镜盆腔淋巴结切除联合阴式广泛子宫切除术治疗宫颈癌。至此，单孔腹腔镜手术与传统腹腔镜手术范围逐渐近乎一致。2021年，Lee等[5]回顾性分析机器人单孔子宫肌瘤剥除术，证实该项技术的临床安全性与有效性。随着机器人技术不断完善，单孔机器人手术在提供高清图像的同时解决了器械冲突、视觉效果不佳、术者疲劳等缺点[6]，在不降低手术

安全性的同时达到了最佳效果，因此有理由相信单孔技术与机器人技术的结合在临床上将会有更好的发展趋势和应用前景。

（二）妇科单孔腹腔镜手术的理念创新

1.脐孔解剖结构的认识及脐孔美学原理的应用

脐是腹前壁位于腹白线下缘的凹陷褶皱，通常对应于L_3和L_4椎骨交界处的垂直水平。腹壁上脐孔处的组织结构最为薄弱，解剖结构由外向内依次为皮肤、皮下组织、腹直肌腱划及后鞘和壁腹膜，利于操作器械灵活运动。相对于腹壁其他位置，脐孔处血管、神经更少，位于腹腔中部，通过影像设备观察盆腹腔较为方便，且较其他路径（如阴道等）有着更低的感染风险，因此通常作为腔镜手术的入路途径之一[7]。脐孔作为人体天然存在的瘢痕，其切口愈合与脐孔原有的褶皱相融合，隐蔽性好，美学效果更佳，受女性患者青睐，因此是妇科单孔腹腔镜最常见的入路[8]。

肚脐的形态多种多样，但尚无统一的分类方法。目前，临床上常用的分类方法是依据Craig等的研究将脐分成五型：T型、卵圆型、垂直型、水平型和扭曲型。其中T型、垂直型的脐在美学吸引力上得分最高，T型脐的脐窝大小适中、深度充分、脐檐突出、脐沟朝下；垂直型脐的脐窝呈垂直的窄缝，脐檐不明显，脐沟向下。实施脐整形术时，首先应忠于脐孔原来的样子，尽可能恢复脐部原型；其次还要考虑到大小适当，有一定的深度，脐孔周围稍突起，当然手术的瘢痕也应隐蔽在脐窝内。虽然单孔腹腔镜妇科手术术后脐整形的方式各有千秋，但脐整形术追求的目标始终未变——通过隐藏的脐部切口来达到经脐单孔腹腔镜的绝对无痕和美容效果，在减少脐部切口并发症的同时遵循脐孔的美学原理，还原脐孔天然的凹陷美。脐孔美学原理提出、应用的过程也是单孔腹腔镜手术不断完善的过程，相信通过不断地创新与实践，单孔手术能真正实现其本身的价值和意义，也能让更多人感受到单孔的真谛不在于微创，更在于美观。

2.微型切口妇科单孔腹腔镜手术理念

与多孔腹腔镜0.5～1cm的切口相比，传统单孔腹腔镜需要在脐部纵向切开15～30mm，超过脐轮位置，破坏了脐孔原有形态，留下不可还原的体表瘢痕，而且还增加了脐孔处切口疝、切口裂开或感染的风险[9]。为了达到更好的治愈、美容效果及较低的并发症，临床工作者积极探寻更小切口的可行性。2018年，陈继明等[10]创新性提出5mm微切口的新理念，应用于全子宫切除并取得成功。其在传统单孔腹腔镜的基础上，脐孔切口缩小至5mm，使切口完全局限于脐孔内，手术结束后进行脐整形术，恢复脐孔原有的自然凹陷状态，术后切口与脐孔处褶皱完全融合，做到真正“无痕”。

3.间隙解剖理念在妇科单孔腹腔镜手术中的应用

盆壁筋膜与盆脏筋膜之间或相邻的盆脏筋膜之间形成多个潜在的盆筋膜间隙，间隙内充满脂肪组织，并有血管、神经通过。其主要包括耻骨后隙、骨盆直肠间隙、膀胱侧间隙、直肠侧间隙、膀胱宫颈阴道间隙、直肠后间隙等。间隙解剖理念在单孔腹腔镜妇科手术中的应用逐渐深入人心，尤其在治疗妇科恶性肿瘤和盆腔深部子宫内膜异位症时优势明显。2022年，陈继明团队[11]报道单孔技术在盆腔深部子宫内膜异位症的临床研究，虽然手术难度较大，术中所需时间较久，但是术后复发率低、术后恢复时间短，因此其安全有效性仍需大量样本证实。在前期探索的基础上，该团队正式提出单孔腹腔镜盆腔深部子宫内膜异位症切除术的间隙解剖理念，进一步完善了手术策略，优化了手术程序，从而大大降低了单孔腹腔镜盆腔深部子宫内膜异位症切除术的难度，缩短了手术时间，提高了手术的安全性。

（三）妇科单孔腹腔镜手术入路优化与技术优化

1. 妇科单孔腹腔镜手术入路优化

（1）V-NOTES入路：经阴道自然腔道内镜手术（transvaginal nature orifice transluminal endoscopic surgery，V-NOTES）指以女性阴道作为手术切口入路（通常为阴道后穹隆），使用常规的腹腔镜镜头和器械完成的手术操作[12]。该手术方式属于较新的领域，也是当今妇科微创手术较为热门的手术方式之一。其相对于其他腹腔镜有以下优势[13，14]：①V-NOTES切口位于阴道内，避免体表伤口的产生，真正实现体表无瘢痕，降低术后疼痛指数，且避免切口疝等并发症发生。②阴道后穹隆的切口大，且阴道的延展性较好，具有较大的手术操作空间，减少器械的相互干扰，且利于病灶取出。③与传统阴式手术相比，V-NOTES可清晰地观察整个盆腔，使手术直视化，降低了手术难度。④与经腹手术相比，该手术方式所需麻醉剂量少，降低麻醉深度和风险，减少麻醉后不良反应的产生。

2012年，Ahn、Su等[15，16]对26例妇科良性疾病患者采用V-NOTES治疗，主要包括输卵管结扎、切除、复通，卵巢囊肿剥除、切除，子宫切除，患者手术均顺利，且术后无明显不良反应，最先证实该手术方式在妇科良性疾病应用中的可行性。有关于恶性肿瘤，V-NOTES报道较少。2018年，王延洲[17]报道早期子宫内膜癌V-NOTES治疗，且进行盆腔淋巴结清扫和腹主动脉周围淋巴结切除。2022年，Huang等[18]回顾性分析该团队三年间接受的1147例V-NOTES患者，主要包括附件手术、子宫肌瘤剥除、盆底重建和恶性肿瘤手术，其中38例术后出现并发症，以感染、血肿、伤口愈合不良为主，证实其对大多数妇科手术的安全可行性。该手术方式虽然无法完全替代腹腔镜手术，但是为临床提供了一种新的选择，有关其远期潜在风险及获益程度仍需多中心、大样本量研究证实[19]。

（2）经腹壁瘢痕入路：经腹壁瘢痕入路是近几年单孔腹腔镜手术新的观念之一。对于已有腹壁瘢痕的患者，可在原有瘢痕处取1～1.5cm切口作为手术路径，置入单孔平台。该手术方式最大的优势是可以借助其他器械将盆腔部分器官如卵巢、输卵管提至切口外，达到类似“开腹”效果，且对于子宫肌瘤手术，术者可通过手指触觉更好地识别、剥除较小肌瘤。较经脐单孔手术，该手术方式经原有腹壁陈旧性瘢痕，避免产生新的切口，且降低出现脐部红肿、渗水等并发症的风险。2021年，陈继明团队[20]汇报了经腹壁瘢痕入路单孔腹腔镜下双侧输卵管端端吻合术案例，手术过程中配合举宫器，提拉输卵管至体外，直视下做到精确缝合，整个过程顺利且无不良反应。2022年，该团队[21]汇报经腹壁瘢痕单孔腹腔镜下子宫肌瘤剥除术案例，根据肌瘤的位置采取不同高度的切口，手术均取得成功，证实其用于子宫良性手术的可行性。

但是，该手术入路方式也存在的一定的弊端：①剖宫产瘢痕距离子宫较近，腹腔镜器械操作空间较小，手术难度较大。②瘢痕处位置较低靠近膀胱，手术时容易损伤膀胱，因此在分离的过程中应注意解剖结构，避免误伤。③患者通常有盆腔手术史，粘连时有发生，存在肠管粘连于腹壁的可能，增加了手术风险和术中更换手术方式的概率。因此，进腹时需注意分层，避免造成肠管及周围脏器的损伤。

（3）腹膜外间隙入路：腹膜外间隙位于横筋膜与腹膜之间，含有一层厚度不等的组织，其中含有脂肪和结缔组织，包括腹膜后间隙、腹膜前间隙、耻骨后间隙及腹股沟后间隙。与经腹手术相比，该种手术入路方式具有不受肠管影响、术后粘连少、适合肥胖患者等优势。该术式首先应用于妇科恶性肿瘤的腹主动脉旁淋巴结清扫，被证实不受手术体位影响、术中更便捷、术野显露效果佳、可以切除更多高水平层次淋巴结等优点，且术后并发症不会增加[22]。因其优势明显，后临床逐渐应用于腹腔镜下腹股沟淋巴结清扫、骶棘韧带解剖、骶骨固定术等。随着单孔腹腔镜技术的成熟，临床工作者尝试将此入路途径与单孔相结合。2018年，徐敬云[3]将此技术应用于早期阴道癌的腹股沟淋巴结清扫，手术时间、术中出血、并发症、淋巴清扫与传统腹腔镜无明显差异，且在术后美容效果与患者满意度方面明显更优。2021年，康旻[23]报道内膜癌及宫颈癌患者经脐腹膜后间隙行腹主动脉旁淋巴结、盆腔淋巴结、全子宫、双附件切除术，其术后疼痛评分和淋巴囊肿发生率较多孔、开腹手术低，证实其安全有效。单孔腹膜外间隙入路除了应用于恶性肿瘤淋巴结清扫，应用于盆底脱垂手术-骶骨固定术、骶棘韧带悬吊术等也有着不错的效果[24]，术后盆底功能及生活质量均取得明显改善。

2.妇科单孔腹腔镜手术技术优化

随着单孔腹腔镜的发展，其存在的弊端也逐渐浮现于人们的视野。传统多孔腹腔镜通过各个切口进入腹腔，较容易形成操作三角；而单孔腹腔镜所有的器械需从脐部较小的切口近乎平行进入，器械和镜头相互碰撞，难以形成操作三角，被称为“筷子效应”[25]。而且大多数妇科手术需要进行复杂的打结、缝合，这对于术者来说是一项难度不小的挑战。为了解决这些问题，临床工作者总结了以下几点技术优化，以达到更好的临床效益。

（1）交叉手法：单孔腹腔镜手术时，器械从与外科医师同一侧的通道进入，左手器械主要用于提升和显露，右手器械主要用于组织分离和解剖，左手器械围绕右手器械做圆周运动。整个手术过程为左右两个器械在脐部周围交叉完成，因此这种技术称为“交叉手法”。交叉手法首先由Ishikawa[26]提出应用于单孔胆囊切除，并取得了不错的临床效果。交叉手法在克服筷子效应的同时存在手术过程中双手碰撞、难以操作器械等弊端，而且对于一些精细手术如阴道残端缝合也是一个很大的挑战[27]。

（2）筷子技术：为了快速完成复杂手术，更好地完成精细操作，“筷子技术”应运而生。该方法的灵感来自于亚洲人使用筷子，将单孔腹腔镜手术中单个支点变为双支点，更有利于精细操作。手术过程中，将操作器械尽量从单孔腹腔镜平台中密封盖的两个通道进入，增加器械之间的距离，将10mm腹腔镜的镜头放在两个操作器械之间，利用器械尽量向外布局形成空间，而且可以在镜头与两个操作器械尖端形成手术三角，利于手术操作[28]。这种操作方式首先由王延洲等提出，且在宫颈癌手术和全子宫切除手术中应用，被证明是安全、可行的[29, 30]。

（3）缝合技巧优化：由于单孔腹腔镜的“筷子效应”和直线视野，画面立体感、稳定性较差，其较传统的腔镜手术镜下打结和缝合更加困难，为了解决该类问题，可以采取以下措施：①选择免打结的倒刺线，可以解决单孔镜下打结松动、困难的问题。②使用关节连动杆器械和直器械配合进行缝合、打结。③使用预先滑结抽紧方法。④对于全子宫切除的阴道残端缝合，可以经阴道进行缝合。⑤使用腔内带腕关节自动归位的持针器。⑥术中可以放置举宫器，协助显露[7, 8, 31]。⑦为了降低术中缝合难度，可以联合应用棒球式缝合法、“8”字缝合法、连续缝合法等多种缝合方式，灵活应用，必要时单手操作解决“筷子效应”，以达到最佳缝合效果。

针对子宫肌瘤缝合难题，陈继明等以子宫纵向切口为例，总结归纳了经脐单孔腹腔镜下前、后壁子宫肌瘤分别采用连续缝合与棒球式缝合的缝合口诀技巧[32]。若选择单纯连续缝合，前壁肌瘤：正针正缝；后壁肌瘤：正针反缝。若选择棒球式缝合，前壁肌瘤：左缘正针正缝，右缘反针反缝；后壁肌瘤：左缘倒针正缝，右缘正针反缝。特别是在进行子宫后壁肌瘤缝合时，采用举宫杯或其他辅助方式尽量抬起子宫获得操作空间，可极大限度降低操作难度，缩短手术时间。灵活运用技巧口诀，合理综合运用各种缝合方式与技巧，一定程度上能够改善缝合技能，更大限度提高缝合效率。

单孔腹腔镜大部分经脐部，其重建的难度远大于破坏，为了恢复脐部正常解剖层次和形态，避免出现脐部切口并发症，临床工作者不断摸索设计简便可行的脐部缝合技巧。吴忆寒等[33]提出“定锚法”在脐部整形应用，保证脐孔修复完美的同时无切口疝等并发症的产生；近期，任玉环等[34]提出Sturmdorf缝合法，使得脐部缝合更加简洁、易学，伤口隐蔽性好，无远期并发症。目前脐部切口的缝合并无统一标准的模式，可依据术者习惯采用不同的缝合方法，以达到更好的效果。

（4）辅助技巧应用：辅助技巧的应用在于协助显露，降低手术难度。单孔腹腔镜手术过程中存在术野显露困难、器械相互打架等难点。为了解决难题、协助显露，临床衍变了诸多辅助技巧。例如，自制Port入路，将腹腔镜镜头置于中间，操作器械位于两侧，便于形成操作三角；使用弯曲、带有活动关节或者加长的操作器械，克服器械过短、器械前方相互碰撞的难题；通过举宫器械调整位置，方便病灶更好显露。李晓红等[35]将举宫器械联合单孔腹腔镜在子宫肌瘤病灶切除术中应用，发现其在充分显露的同时，对患者机体创伤小，术后恢复快。

针对较大病灶，如超过10cm的卵巢囊肿，为了降低手术难度、减少囊肿破裂污染伤口，庄良武等[36]提出在经脐单孔腹腔镜的同时，左下腹增加5mm切口，辅助显露视野，形成操作三角，使得操作更加简单，便于病灶取出。且与传统腹腔镜手术相比，术后疼痛评分、腹壁美容评分、胃肠道恢复时间、囊肿破裂率、术后卵巢功能均更加满意，证实该改良单孔腹腔镜技术安全有效[37]。

（四）妇科单孔腹腔镜手术的程序优化

单孔腹腔镜通过脐孔或者自然腔道进入盆腔，寻找并切除病灶，进行缝合。手术操作困难和入路构建是目前单孔手术存在的主要难点。由于“筷子效应”和“同轴平行”的存在，手术过程存在不小的困难。目前，单孔腹腔镜手术程序较为烦琐，因此程序优化的重要性不可言喻。为了降低手术操作难度，提高手术安全性和有效性，减少手术时间和术中出血，避免并发症的发生，促进患者术后伤口恢复，临床医师积极探索、改进，近些年新的操作模式大量涌现。其中单孔腹腔镜镜下联合体外操作模式因其巧妙结合开腹手术和腹腔镜手术优点于一身，逐渐进入人们视野。其可像传统开腹手术在直视下对病灶进行切、割、缝等精细操作，降低手术难度的同时又可减少患者伤口，达到较好的美容效果[25]。引入联合操作模式以优化手术程序：首先在腹腔镜下进行全面探查，确认操作部分、范围后转为体外操作模式，并尽可能在体外模式下完成手术操作。对于无法体外操作的部分，可再次转为镜下操作。最后使用腹腔镜探查，对腹腔进行止血、冲洗等。

单孔腹腔镜手术镜下联合体外操作手术模式的产生，可有效克服传统妇科单孔腹腔镜手术的难点与不足，降低手术难度，提高手术效率，在临床实践中显示出独特的优势和良好的应用前景，但尚需不断拓展手术适应证。该操作模式已被证实应用于良性妇科疾病是安全可行的，而且相对较优。虽已有研究报道将此模式应用于卵巢交界性肿瘤的全面分期手术或卵巢恶性肿瘤的不完全分期手术[38, 39]，但是样本量较少，其远期安全、有效性尚需进一步证实。

（五）结语与展望

综上所述，随着医疗技术水平的发展、患者对微创和美容的追求，妇科疾病的手术治疗方式正在发生改变。近年来，腹腔镜技术已在大多数妇科疾病的诊治中得到广泛应用，单孔腹腔镜技术是对手术微创化的进一步探索，目前在妇科疾病的诊治中占据着重要的地位[25]。尽管单孔腹腔镜技术存在操作难度大、设备要求高、适用范围相对较小等缺点，但妇产科同仁仍在不断地更新理念、优化程序，探索新技术、锤炼新技巧。随着器械的持续改进，临床操作技能的逐渐提高，单孔腹腔镜技术日益成熟，其发展空间巨大，具有广阔的应用前景。临床工作者仍在不断探索，不断寻求理念创新及手术程序优化，妇科单孔腹腔镜手术局限性较多、操作难度较大、学习曲线长等缺陷终将被逐渐解决，必定能更好地服务于患者，降低患者治疗疾病的痛苦，并达到最佳的治疗效果。

（徐　琳　汪俊涛　张宗峰　花茂方）

参考文献

[1] Tarasconi JC. Endoscopic salpingectomy [J]. J Reprod Med，1981，26（10）：541-545.

[2] 刘木彪，蔡慧华. 全国首例单孔腹腔镜手术治疗妇科恶性肿瘤 [J]. 南方医科大学学报，2011，31（9）：1619-1621.

[3] 徐敬云，杨鑫，丁波，等. 单孔腹腔镜腹股沟淋巴结清扫术在原发性阴道癌中的应用 [J]. 中华腔镜外科杂志（电子版），2018，11（5）：281-285.

[4] 黄晓斌，谢庆煌，柳晓春，等. 单孔腹腔镜盆腔淋巴结切除联合阴式广泛子宫切除术治疗早期宫颈癌 [J]. 中国微创外科杂志，2019，19（6）：512-514.

[5] Lee SR，Kim JH，Lee YJ，et al. Single-Incision versus Multiport Robotic Myomectomy：A Propensity Score Matched Analysis of Surgical Outcomes and Surgical Tips [J]. J Clin Med，2021，10（17）：3957.

[6] 张可欣，孙大为，任常. 单孔腹腔镜机器人在妇科领域的应用现状和展望[J]. 实用妇产科杂志，2023，39（10）：732-735.

[7] 刘海元，孙大为，张俊吉等.《妇科单孔腔镜手术技术专家共识》解读[J]. 中华腔镜外科杂志（电子版），2017，10（1）：1-6.

[8] 郑莹，熊光武，刘娟，等. 经脐单孔腹腔镜手术脐部切口管理专家共识（2022年版）[J]. 实用妇产科杂志，2022，38（3）：192-197.

[9] 鲍明月，秦真岳，陈继明，等. 微切口单孔腹腔镜妇科手术现状与进展[J]. 中国实用妇科与产科杂志，2021，37（2）：264-267.

[10] 陈继明，刘俊玲，陆冰颖，等. 5 mm 微切口单孔腹腔镜全子宫切除术初探[J]. 中华腔镜外科杂志（电子版），2019，12（2）：118-121.

[11] 秦真岳，鲍明月，陈继明，等. 单孔腹腔镜手术治疗盆腔深部浸润型子宫内膜异位症临床研究[J]. 中国实用妇科与产科杂志，2022，38（3）：355-358.

[12] 杨鑫. 单孔腹腔镜技术在妇科疾病中的应用探索[D]. 南京：东南大学，2023.

[13] 韩璐. 经阴道自然腔道内镜手术在妇科领域的应用发展现状与展望[J]. 中国实用妇科与产科杂志，2019，35（12）：1300-1304.

[14] 关小明，陈琳，郑莹. 妇科经自然腔道内镜手术[J]. 中国实用妇科与产科杂志，2019，35（12）：1305-1307.

[15] Ahn K H，Song J Y，Kim S H，et al. Transvaginal single-port natural orifice transluminal endoscopic surgery for benign uterine adnexal pathologies [J]. Journal of Minimally Invasive Gynecology，2012，19（5）：631-635.

[16] Su H，Yen CF，Wu KY，et al. Hysterectomy via transvaginal natural orifice transluminal endoscopic surgery（NOTES）：feasibility of an innovative approach [J]. Taiwan J Obstet Gynecol，2012，51（2）：217-221.

[17] 王延洲，姚远洋，李宇迪，等. 经阴道自然腔道内镜手术治疗子宫内膜癌的可行性和安全性分析[J]. 中华腔镜外科杂志（电子版），2018，11（6）：335-338.

[18] Huang L，Feng D，Gu DX，et al. Transvaginal natural orifice transluminal endoscopic surgery in gynecological procedure：experience of a Women's and Children's Medical Center from China [J]. J Obstet Gynaecol Res，2022，48（11）：2926-2934.

[19] Kapurubandara S，Lowenstein L，Salvay H，et al. Consensus on safe implementation of vaginal natural orifice transluminal endoscopic surgery（vNOTES）[J]. Eur J Obstet Gynecol Reprod Biol，2021，263：216-222.

[20] 秦真岳，鲍明月，陈继明，等. 经腹壁瘢痕入路单孔腹腔镜下输卵管再通术[J]. 中国现代手术学杂志，2021，25（1）：55-59.

[21] Tang H，Dong Z，Qin Z，et al. Preliminary analysis of safety and feasibility of a single-hole laparoscopic myomectomy via an abdominal scar approach [J]. Front Surg，2022，9：916792.

[22] 蓝建发，林典超，许雅云，等. 腹腔镜下腹膜外高位腹主动脉旁淋巴结切除术临床价值研究[J]. 中国实用妇科与产科杂志，2019，35（12）：1379-1383.

[23] 康旻，蒋莎，陈畅乾，等. 经脐单孔腹腔镜后腹膜入路淋巴结切除三例[J]. 妇产与遗传（电子版），2021，11（2）：17-20.

[24] 刘启煌，符华影，刘娟. 单孔腹腔镜手术在妇科盆腔脏器脱垂疾病中的应用[J]. 中国临床新医学，2020，13（8）：756-758.

[25] 中国医师协会妇产科医师分会妇科单孔腹腔镜全国科研协作组. 妇科单孔腹腔镜手术镜下联合体外操作模式临床应用专家共识[J]. 中华腔镜外科杂志（电子版），2023，16（4）：200-209.

[26] Ishikawa N，Arano Y，Shimizu S，et al. Single incision laparoscopic surgery (SILS) using cross hand technique [J]. Minimally Invasive Therapy & Allied Technologies，2009，18 (6)：322-324.

[27] Dou Y，Deng L，Tang S，et al. Chopstick technique versus cross technique in LESS hysterectomy (CCLEH study)：a prospective randomized controlled trial [J]. Trials，2022，23 (1)：702.

[28] 王延洲，陈诚，徐嘉莉，等. "筷子法" 单孔腹腔镜技术在宫颈癌中的应用 [J]. 中华腔镜外科杂志（电子版），2018，11 (1)：28-31.

[29] Dou Y，Deng L，Tang S，et al. Chopstick technique versus cross technique in LESS hysterectomy (CCLEH study)：a prospective randomized controlled trial [J]. Trials，2022，23 (1)：702.

[30] Wang Y，Yao Y，Dou Y，et al. Chopstick technique used in laparoendoscopic single site radical hysterectomy for early stage cervical cancer [J]. Sci Rep，2021，11 (1)：6882.

[31] 刘俊玲，曹颖，陈继明，等. 微切口单孔腹腔镜卵巢缝合术的方法初探 [J]. 中华腔镜外科杂志（电子版），2019，12 (5)：298-300.

[32] 施艳军，徐流凤，闵玲，等. "定锚法" 脐部整形在单孔腹腔镜术中的应用 [J]. 实用妇科内分泌杂志（电子版），2018，5 (36)：4-6.

[33] 吴忆寒，缪妙，陈继明，等. 单孔腹腔镜子宫肌瘤剥除术子宫切口选择与缝合口诀 [J]. 手术电子杂志，2023，10 (5)：26-31，80.

[34] 任玉环，甘芳，王佳倞. Sturmdorf缝合法在经脐单孔腹腔镜脐部重塑中的应用 [J]. 中国内镜杂志，2023，29 (7)：79-82.

[35] 李晓红，陈真云，李国福，等. 举宫杯联合经脐单孔腹腔镜在子宫肌瘤剔除术中的应用研究 [J]. 中国医学创新，2020，17 (25)：157-160.

[36] 庄良武，吕新萍，陈捷. 增加辅助孔的经脐单孔腹腔镜巨大卵巢囊肿手术 [J]. 中国微创外科杂志，2020，20 (4)：314-317.

[37] 宋黎涛，张雪，张春燕. 经脐单孔腹腔镜囊肿剥除术中增加辅助孔治疗巨大卵巢囊肿效果 [J]. 中国计划生育学杂志，2021，29 (9)：1973-1978.

[38] 秦真岳，王慧慧，陈继明，等. 单孔腹腔镜下保留生育功能的卵巢交界性肿瘤手术初探 [J]. 中国现代手术学杂志，2020，24 (5)：353-358.

[39] 吕净上，付秀虹，梁金玉，等. 手辅助经脐单孔腹腔镜保留生育功能的卵巢恶性肿瘤手术的临床效果 [J]. 现代肿瘤医学，2022，30 (12)：2224-2228.